歯科における放射線の役割

―一万枚のパノラマ写真から学んだ―

橋本　光二

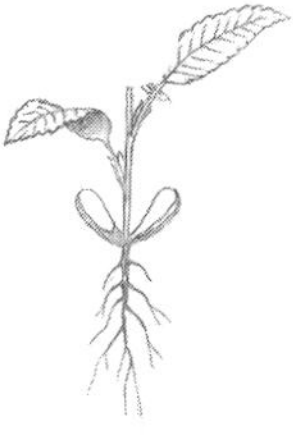

一般財団法人　口腔保健協会

扉のイラストは、ゲーテの「植物の原型と変態」の概念に基づいて描かれたA. K. von Marilaunによる『ゲーテの原植物』（一八八八）の図一部改変

はじめに

「歯科における放射線の役割」というこの本のタイトルを見て何を思われたでしょうか。歯科医院で何回も治療を受けている方は、「そういえば治療の途中で何回か『レントゲンを撮ります』と言われたけれどあの事か」と思われたか、歯科治療を受けた経験のない方は「医科の病院で撮ったCTなんていう物を歯科でも撮るのかな?」などと思われるかもしれません。また「歯科で撮るX線写真は、浴びるX線の量が多いと以前に聞いた事がある」と思われた方もおられるかもしれません。医科に関しては、放射線というと「がん」の放射線治療を思い浮かべる方が多く、また診断については胸部X線写真のイメージがあるかもしれません。テレビの医療ドラマでは胸部X線写真やCTの画像が必ず出てきますが、歯科のX線写真が出てくる事はほとんどありません。随分前ですが、刑事ものの連続ドラマで使いたいので、パノラマX線写真を貸してくださいと頼まれ、私も毎週みていた番組でしたので、「くれぐれも上下を間違えないで使って下さいよ」と注意したのですが、番組を見てみたら案の定逆でした。胸のX線写真なら上下逆にはしませんよね。

このように、一般の方の認識度は低く、歯科の中での放射線というのはどんな存在なのかよく分からない方がほとんどと思います。そこで歯科の中で放射線の果たしている役割を少しでも知ってほしいことと、歯科医師や歯科衛生士のような歯科医療に従事されている方にも歯科放射線とは何かをもっとよく知っていただきたいと思い本書を企画しました。

歯科では放射線治療というのは幾つかの歯科大学や歯学部で行っているだけで、一般の歯科医院とは関係がなく、ほとんどが放射線、なかでもX線を使い、むし歯（う蝕）、歯周病などの診断が行われています。大学付属の歯科病院の歯科放射線科では、一般の歯科医院では撮影できないCTやMRI等の装置で撮影し、画像の診断を行っています。患者さんに対してよく使われる言葉「レントゲン」はもともと「X線」を偶然発見した人の名前です。今では「レントゲン」という言葉は、違う意味で使われているという考え方が正しく、正確に言えば「レントゲンを撮る」という言い方はないのです。しかし患者さんにはこの言い方が一番分かりやすいので使われているのです。X線はガンマ線、紫外線などと共に「放射線」の一種で、夏に紫外線を浴びて日焼けし、疲れるのも「放射線被曝」の一つの症状という事になります。ちなみに、学問的には「X線」と書かれますが、法律では「エックス線」と書くようです。そのため、歯科医師国家試験の問題でも「X線」ではなく、「エックス線」が使われています（本書ではX線とします）。

はじめに

　X線の発見は一八九五年一一月八日金曜日の夕方とされ、実験中偶然レントゲン博士の指の中の骨が写し出され不思議な線を発見したとされています。この不思議な線について、レントゲン博士はよくわからない物を現す「X＝エックス」という文字を使って「X線」と呼びましたが、他の研究者が彼の業績を称えて「レントゲン線」と呼んだとされています。もう一〇〇年以上前の出来事です。

　X線は放射線の一種ですから、これを浴びる事も「放射線被曝」です。二〇一一年の東日本大震災で福島原発事故による放射線被曝が現在も言われていますが、当時は私が勤務していた歯科病院歯科放射線科でも、撮影が済むと「今の撮影でどれ位被曝したのでしょうか？」と聞いてくる小学生の患者さんもおられました。今はそういう事もなくなりましたが、実は診断や治療のための撮影は「医療被曝」といって医師や歯科医師が必要であると判断すれば何枚でも、何回でも撮影できるのです。もちろんその場合医師や歯科医師は患者さんに対して、最低限必要な撮影としたり撮影時に無駄な被曝をしないように十分注意する事が要求されていますが…。

　被曝というデメリットはあっても、X線写真による診断はそれ以上のメリットをもたらすため現在まで行われてきました。いろいろなX線撮影法も一〇〇年以上前に考えられたものが、少しずつ変化して現在まで連綿と行われてきました。

もちろんその間にX線を受けるものが、X線フィルムからもっと感度が高いCCDやIPなどを使ったデジタル撮影になったり、撮影の失敗を減らすためにフィルムホルダーという簡単に撮影ができる器具（注：74頁参照）を使うなどの変化はありました。

さて、歯科の放射線になぜ私が関わるようになったかというと、歯科医院の二男として生まれた私ですが、日本大学歯学部を卒業し、国家試験に合格した後、一般の歯科治療をする道は選びませんでした。日本大学大学院歯学研究科歯科放射線学専攻という課程を修了して、一九八〇年（昭和五五年）に日本大学助手に採用され歯学部歯科放射線学講座所属で、同大付属歯科病院歯科放射線科で働く事になりました。兄も日本大学歯学部を二年前に卒業し、父の歯科医院はいずれ兄が継承していくだろうから、自分は別の道を考えた結果です。もともと大学の教員に興味はあったし、歯科医師になる学生の教育に関わるのもいいかと思い、大学院に進みました。なぜ放射線を専門としたかというと、高校生の頃から父の診療室を手伝わされ、歯を削ったり、詰めたり、被せたりという仕事を見ており、大学では臨床系の科目で実習をしましたが、自分がこういう仕事をしていくとは思えませんでした。歯科の中でも他の人と違う事をやってみたかったのですが、解剖学や病理学などの基礎系科目を専門にするとまでは考えられませんでした。卒業も近づいた頃、同級生が皆進路を決め始め、人気のある臨床講座はさっさと定員が埋まってしまい、私が選択したのが臨床系でもそれ程人気のない「歯科放射線」の大学院を受験する事でした。大学に残って暫くは、歯科医院に勤めた同級生からは「なぜ大学の、しかも放射線に残ったの？」とよく聞かれました。その頃の歯科医師は高収入が得られる職業でしたから、すぐに働かないばかりか、一番しなければならない一般の歯科治療の修行をしないめずらしい人と思われていたのでしょうか。

放射線といえば父の診療室に古いX線装置があり、診療の手伝いをしていた時に、撮影した写真の現像をさせられた記憶があります。でき上がってきたX線写真を見ても何が写っているのかさっぱり分かりませんでしたが、後年その診断を専門として四〇年も続ける事になるとは。本当に運命とは分からないものです。

実は歯学部の五年生後期から六年生前期の一年間は臨床実習といって、歯科医師の指導の下で患者さんを担当する期間がありました。もちろん資格のない学生ですから歯を削ったり、抜いたりなどという事は余程センスが良くて先生に見込まれた学生以外させてもらえませんでした。そんな中で歯科放射線科では、学生ができるだけ自分で撮影を行い（もっとも口内法のデンタル撮影だけでしたが）、撮影した写真について三日間以内に読影所見のレポートを提出する実習を三〇例行うというノルマ（ケースといっていました）が課されていました。他の実習はさっぱりうまくいきませんでしたが、どういうわけか歯科放射線だけは順調に進み、なんと学年で一番早くケースを修了してしまいました。そうなると不思議なものでせっかく撮影したX線写真にどんな物が写っているのか、どんな病気があるのか知りたくなり、火曜日の朝八時半から行われていた歯科放射線学臨床講義を熱心に聴くようになりました。当時は安藤正一教授が講義をされ、画像診断というのはこういうふうに進めていくものなのだと一人で感激していました。臨床実習を行う前に各科で登院試験というものがあり、歯科放射線科では学生同士がお互いにX線撮影をしてその写真を安藤教授自らが評価され、OKにならないと合格しません。一班三〇人程度が受けて合格者三人（合格率一〇％）という難しい試験でしたが、それも何と一回で合格してしまいましたから余程相性が良かったのかもしれません。それで卒業も近付いた頃、進路として歯科放射線を思いつき安藤教授のところに大学院受験希望を伝えに伺いました。多分名前と顔が一致しなかった私でも快く受け入れて頂きました。大学院に入学後は興味のあった診断系を中心として仕事ができて幸運でした。

全くの私見ですが、X線写真を読んで病気を診断する作業は推理小説を読んで犯人を考える行為に似ているような気がします。放射線専門というといかにも理系の人間という感じがするかもしれませんが、私は大学受験時は最初文系志望でした。後年歯科放射線学会で他の大学の先生と話をしていたら、文系志望だったという方が結構おられました。

記憶が定かではないのですが、歯科放射線学講座に残った時、当時歯科で普及し始めていた「パノラマX線写真の診断がよく分からない」と言った時に安藤正一教授から、「医科では胸のX線写真を一万枚見れば何かが分かるようになるというらしい」と聞いた記憶があります。これについては「終わりに」で書かせて頂きます。

私は二〇一六年三月に日本大学を定年となりました。今思えば自分の希望した処に職を得て四〇年を過ごし、しかも二年近くアメリカに留学させてもらえたわけですから本当に良かったと思っています。

口腔保健協会とは何冊か放射線関係やそれ以外にも本を出す仕事を一緒にさせてもらってきましたが、歯科放射線に携さわって四〇年の総決算として、何か書いてみたらという有り難い話を頂きました。自分の大学人としての四〇年を振り返りながら、学んできた歯科放射線とは何かについて、少しでも歯科医師を始めとした、歯科医療関係者や学生の知識の一端になれば幸いです。読み物としては専門用語が多いですが、読んで頂いて決して損はないはずです。

目次

第一章　放射線被曝の問題

一　東日本大震災による原発事故

二〇一一年三月一一日の午後、研究室で今まで経験した事のない大きな揺れを感じました。揺れの時間の長さ、程度からも通常の地震とは違うという感じがありましたが、これが日本で過去最大、後に東日本大震災と呼ばれた地震の発生でした。勤務先の日本大学歯学部付属歯科病院（千代田区）を午後五時に出て、車で大渋滞の中を江戸川区の自宅に帰り着いたのが翌日の午前三時頃でした。その途中も大勢の人が歩いて帰宅されていたり、道端で座り込んでいるような状況でした。

各地で甚大な被害があり、東北地方ではその後発生した津波により亡くなられた人も多く、大打撃を受けた東京電力福島第一原子力発電所からの放射線物質漏洩という問題が発生し現在も続いています。周辺住民の避難や、土壌汚染、また食品の汚染など、人とくに子どもへの影響についての不安材料は多く、根本的な解決策は五年以上経過した今でも見い出されていません。「放射線被曝」によるどのような影響が発現するか否かについても、数十年という年月を経ても明確には分からないかもしれません。日本は世界で唯一の被爆国であり、また東海村の原子力研究所の事故など、放射線の急性被曝*についての経験はありますが、今回のような想定外（想定内であったとする人もいますが）の津波による原子力発電所の事故、そして周囲に広がった放射線がどのような影響（多分長期的な）を人に及ぼしていくのか、土壌や栽培されている野菜などの食物汚染など問題が広がり過ぎてよく分からなくなっているのが現状であり、発生状況に違いのあるチェルノブイリの例を参考にするしかないようです。しかも、もし人に障害が現れても、それが放射線被曝によるものと特定できるかどうかは難しいと思われます。私の手元に一九八七年に日本消費者連盟が発行した「放射線は微量でもあぶない―ムラサキツユクサの証言―」という小冊子があります。この本は当時埼玉大学理学部遺伝学教授であった市川貞夫氏が書かれたもので、初版は一九七九年に発行されていますが、一九八六年四月のチェルノブイリの原発炉心溶融事故による放射能汚染が発生したため改訂されました。原発反対の立場で書かれ、「微量放射線の影響」「体内被曝の重要性」な

＊一般的に放射線を浴びる場合は「曝される」という意味で放射線被曝（新聞などでは「被ばく」と書かれます）、原子爆弾などに被災した場合は被爆と書きます。時々混同が見られます。

ど原発の安全性にも触れています。原発で冷却水がなくなるなどの大事故があれば大量の放射能が一瞬にして周辺に放出され、想像を絶する大惨事となる事も既に触れられています。三〇年以上前から分かっていましたが、そんな事態は起こらないとされてきたわけです。ICRP（国際放射線防護委員会）の委員であった中村仁信氏は原発に関して、賛成でも反対でもなく、電力確保のためには仕方がないという認識があった、そして今回の事故の被害の大きさから、原発はいずれなくすべきであるとしています。これは多くの日本人に共通する思いではないでしょうか。

放射線の年間総被曝量が一〇〇 mSv（ミリシーベルト）までならば健康被害はないと中村氏は述べていますが、この根拠は、一〇〇 mSv の放射線を浴びても、損傷するDNAの数は僅かでありその修復は数日で行われ、修復されないものがあった時に突然変異して癌の原因になりますが、癌細胞のほとんどは免疫細胞が殺してしまうので一〇〇 mSv でもただちに癌にはならず、まして一 mSv や一〇 mSv の被曝ではその可能性はほとんどない、という事です。

この一〇〇 mSv 以下を低線量といい、早期に影響は現れないとされています。彼の著書のタイトルは「低量放射線は怖くない」です。市川氏のタイトルと比べて二〇年以上の時を経ているとはいえ、正反対の立場という事になります。この問題の難しさを物語るものではないでしょうか。中村氏は前述のように放射線の年間被曝量が一〇〇mSvまでならば健康被害はないとしていますが、ICRPが勧告する一mSvという値は、一〇〇mSv以下なら影響は起こらないであろうが、それよりも少ないに越した事はないので設定されたようです。「できるだけ浴びないほうがいい」という考え方からすれば当然でしょうし、それが今特別に強調される事態になっているのでしょうか。

「しきい線量・しきい値」という健康に影響が出る最低の被曝線量が設定されていますが、それ以下の低線量被曝では害がないというのは間違いで、「どんなに低線量でも放射線被曝をすれば害を受ける可能性はある、小さい子どもほど、低線量被曝での晩発性障害（長い時間が経って現れる障害）の危険が高い」とする人もいます。また放射線医学総合研究所が発行した「低線量放射線と健康影響」の「低線量放射線影響に関する国際機関の考え方」によれば、「低線量被曝により健康影響が生じる可能性は小さいため、科学的に定量化が困難で、影響推定には不確実性があり、原因は発癌における放射線以外の寄与分が大きいことである」、としています。専門家の間でも大きく意見が分かれているのです。実際に、どんなに少ない放射線量でも健康に影響が発生する可能性はあり、前述の「しきい値」のない確率的影響に関しては、低線量領域での人に与える影響について信頼できるデータがないという現状があります。そのため社会不安や風評被害を考えると、よく聞かれる「ただちに健康に影響はありません」という曖昧な言い方しかできないのかもしれません。

二　放射能と放射線

基本的な事に触れますが、マスコミによる報道では「放射能汚染」など「放射能」という言葉がよく使われます。「放射能」とは「放射線を出す能力」のことで、よく懐中電灯に例えて説明されます。懐中電灯の電球から出る光が「放射線」、光を出す電球が「放射性物質」、電球の光を出す能力が「放射能」となります。この他に、放射線の強さを表す「ベクレル」や人体への影響がどの程度かという線量当量限度の単位である「シーベルト」など（もしかしたら日頃放射線を扱う機会のある歯科医師でさえ）あまり聞き慣れなかった用語についても、マイクロシーベルト（μSv）がmSvの一／一〇〇〇の量であるなど、分かりやすい解説記事が多数報道されました。しかし、まだまだ一般市民の方が放射線被曝による障害について正しく理解するまでは至っていないようです（**図1**）。

福島第一原発の事故による放射線被曝は、原子炉内部から核分裂生成物が飛散した事によ

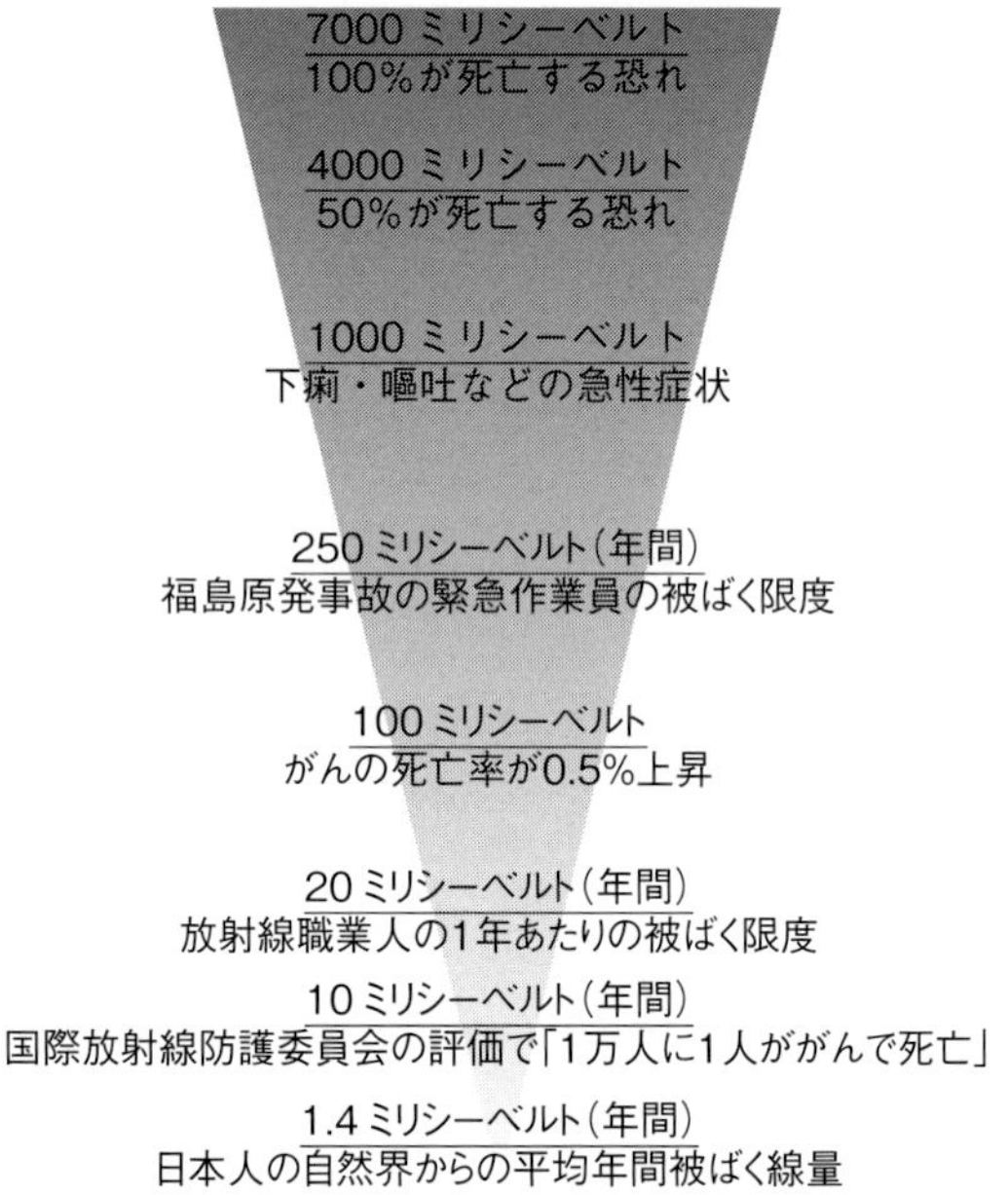
7000 ミリシーベルト
100%が死亡する恐れ
4000 ミリシーベルト
50%が死亡する恐れ
1000 ミリシーベルト
下痢・嘔吐などの急性症状
250 ミリシーベルト（年間）
福島原発事故の緊急作業員の被ばく限度
100 ミリシーベルト
がんの死亡率が0.5%上昇
20 ミリシーベルト（年間）
放射線職業人の1年あたりの被ばく限度
10 ミリシーベルト（年間）
国際放射線防護委員会の評価で「1万人に1人ががんで死亡」
1.4 ミリシーベルト（年間）
日本人の自然界からの平均年間被ばく線量

図1　人体への放射線の影響[1]

る被曝、すなわち放射線ヨウ素や放射性セシウムなどが崩壊しα線、β線などの放射線が発生したことによる被曝です。放射線被曝の説明には、「自然放射線」という用語がよく出てきます。地球は人類の誕生のずっと前から、太陽からの放射線すなわち地球の大気により弱められた宇宙線などを被曝してきました。これは、海抜〇mの場所で一年あたり約〇・三mSvの被曝量です。飛行機ではさらに高い量の宇宙線を被曝し、飛行機乗務員の被曝が多いといわれています。また大地の岩石に含まれるウランやカリウムなどから、一年あたり約〇・四mSvの放射線を被曝しています。これらを体の外からの被曝すなわち「体外被曝」といい、さらに体に入った食物のカリウム40などから一年あたり〇・三五mSvの「体内被曝」をしています。つまり「体外被曝」は「外部被曝」ともいわれ放射線の出るところ（線源）が体外にあり、人体の表面から直接放射線を照射され被曝することをいい、体外にある放射性物質やX線発生装置などからの被曝です。歯科のX線撮影もこれに当たります。

これに対して、「体内被曝」は「内部被曝」ともいわれ、食物の摂取や呼吸などにより放射性物質を体内に取り込み、人体内部で放射性物質が崩壊し、被曝することをいいます。内部被曝は、体に取り込まれた放射性物質が体外に排泄されるまで残ります。すなわち放射能は弱くなりますが、放射線は出続けます。ヨードを多く含む昆布などの海草をよく摂る日本人は、甲状腺癌が多いとされています。ヨードは八日で放射能が半減（半減期）しますが、体の中から出るには、ＩＣＲＰによれば日本人では三五日かかるそうです。やたらに不安がるのではなく、自分で「情報をつかみ判断する力」をつけるしかないのかもしれません。放射性物質のセシウム134は半減期二年ですが、セシウム137は三〇年と長く、半減期の一〇倍の時

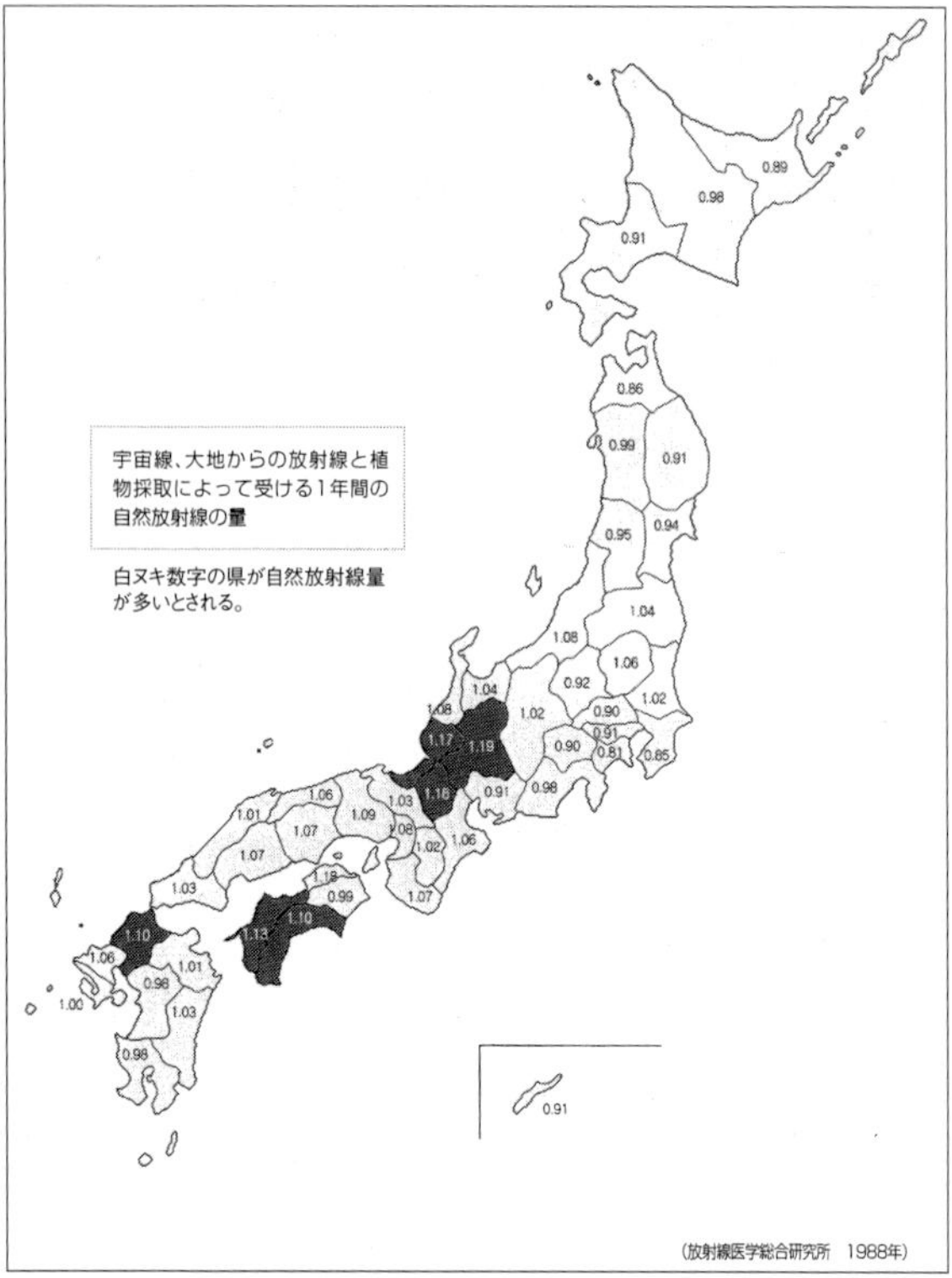

図2　全国の自然放射線[2]

間が経過すると放射能の強さは一／一〇〇〇の程度になるとされています。

　人類は世界平均で自然放射線により一人あたり、また一年あたりの平均で二・四 mSv（外部被曝量が約〇・九 mSv、内部被曝量が約一・五 mSv）の被曝をしているとされ、放射線物質を含む資源が少ない日本では一人あたり、一年あたりで平均一・五mSvの被曝をするといわれています。これは外部被曝量が約〇・七mSv、内部被曝量が約〇・八mSvを合計したものです。ウランやトリウムを多く含む岩石地帯であるブラジルのガラパリやインドのケララ地方で、年間一〇mSv程度、また高度の高いアメリカのデンバーは年間四mSvと世界の平均よりも高い自然放射線を被曝しています。日本国内でも、関西地方（平均一・〇二〜一・一六mSv）より関東地方（平均〇・八一〜一・〇六mSv）の方が自然放射線の量が少ない傾向があります。しかし、これら自然放射線量の多い地域と普通の地域で、癌などによる死亡率の差はないとされているのです（**図2**）。

三　医療被曝とは

続いて「医療被曝」に触れます。震災直後は歯科矯正治療のために頭部側貌X線規格写真（ラテラルセファロ）を撮影に来られた小学生の患者さんから「今の撮影で、何μSv被曝したのですか？」などと尋ねられ、診断のために行われるX線撮影に関しても患者さんが非常に敏感になっておられました。現在はまた以前の状態に戻りつつあり、とくにそのような質問を受けることもなくなってきました。本来診断・治療のために患者さんが浴びる放射線（一般歯科医院では放射線の中でもX線ですが）は医療被曝とされ、前述した自然放射線や食物などからの体内被曝とは分類を異にするものなのですが、混同されているきらいがあります。

X線と放射線の関係についてですが、放射線のうちで物質を透過するときに原子や分子に衝突し、イオン化する能力のあるものを電離放射線といいます。電離放射線は粒子線と電磁波に分けられ、電磁波は光の速度で伝わる波の事で、発生は原子核の周りを回っている軌道電子に、高速の電子が衝突して弾き出された軌道への外軌道電子の遷移によります。X線は一八九五年一一月八日にドイツの物理学者 Wilhelm Conrad Röntgen 博士が陰極線の実験中に偶然新現象を発見し、未知の物という事で「X線」と名付けたとされています。X線が物体を透過するという便利さに目を付け、医学に応用できるのではと考えた発想は素晴らしかったのですが、被曝による危険性が全く分かっていなかった当時、撮影のために長時間X線を浴びる（被曝する）事は当たり前だったようで、初期の研究者は被曝により癌で亡くなった人も多いとされています。X線は発見者の名前からレントゲン線と呼ばれた電磁波です。つまりX線は放射線の一種なのです。

歯科医院で撮影するX線写真でも当然人体は放射線被曝をするのですが、被曝する部位は頭部のうちでも口腔領域がほとんどで、体幹部の被曝は非常に少ないのです。人体への影響を示す実効線量の値は口内法（デンタル）のX線撮影で、平均一〇μSv程度です。ちなみに全身のCT撮影では六・九mSv被曝するといわれています。

四　一日何枚までなら大丈夫？

以前、歯科で撮影されるX線写真は放射線被曝が多いと報道された事があります。歯は硬い顎骨に植立し、歯の中にある神経や血管が通る髄腔や根管という部分の状態を観察しようとするのですから、肋骨しかなく残りは空気である胸部に比べるとX線量は多くなるかもしれません。それでも胸部の撮影に比べ、X線が当たっている面積は狭いのです。「一日何枚までなら撮られても大丈夫ですか？」という質問を時々受けます。歯科のX線撮影での被曝は皮膚表面での線量は高いと思われます。しかし、放射線によるリスク（危険度）の評価ではＩＣＲＰが放射線に対する組織荷重係数（放射線を受けた組織・臓器により感受性が違う事を加味したもの）を〇・〇一としており、皮膚の放射線に対するリスクは肺や甲状腺などに比べて低いとされています。また、歯科のX線撮影において実際に皮膚が被曝する線量は〇・三mSv程度で、皮膚全体から考えればわずかな部分の被曝になります。したがって、放射線のリスクを評価する場合、ＩＣＲＰが勧告した実効線量の影響は低くなります。比較評価する場合は、体の部位によって発癌のリスクが違う事を考慮した実効線量というものが用いられます。

小さなX線フィルムで歯を撮影するデンタルX線撮影という方法は、最近はデジタル化されてきましたが、従来のX線フィルムを使用した場合での実効線量は一撮影あたり一〇μSvで、この放射線被曝によって悪性腫瘍、白血病または遺伝的影響が発現する割合は一〇〇〇万分の六ぐらいとされています。実際に、歯科X線撮影によってそのような障害が発現した例は未だ確認されていません。放射線以外の要因の死亡すなわち食品や有害な大気、タバコによる発癌のリスクの方が高いといえます、交通事故により約一万人中一人が死亡し、タバコにより一万人中一二人／年の割合で肺癌に罹患しており、それらに比べれば非常に小さいのです。

したがって、「一日に何枚までの撮影なら大丈夫？」に対しての答えは常識的な範囲内であれば何枚でも異常は起こり得ないといえます。前述のように日本の自然放射線は年間一・五mSvですから、歯科のデンタルX線撮影を一五〇枚程度行った場合の被曝と同等になります。実際に一人の患者さんに対してこのような枚数の撮影をする事は考えられません。また、リスクから考えても約一五〇万分の一ですから、一五〇万回の撮影でリスクが生じ得ることになり、実際にはあり得ないのです。放射線は被曝すると蓄積していくかについては、歯科で行われるX線撮影による被曝で、放射線そのものが体内に蓄積することはありませんし、人体に影響が出ることはないといえます。ある程度以上の線量を被曝すると、前述したように体内を構成する細胞に影響が残るといわれていますが、低線量といわれる一〇〇mSv以下の被曝では放射線によると思われる影響は出ていません。また最初に出てきた年間一mSvという値は、公衆の線量限度という値であり、自然被曝と医療被曝を除いたものです。

現在一般の歯科医院における放射線防護も要求（制限）が厳しくなっており、X線撮影時の患者さんの防護についても従来は歯科用X線フィルムを自分の手指で保持していたのが、フィルムの保持装置（フィルムホルダー等）を使用し手指の被曝をなくす、デンタル撮影で比較的高線量を被曝する甲状腺には甲状腺用プロテクタを使用する、また鉛の入ったエプロンを着用し体幹部の被曝を避けるなどの工夫がされています。X線フィルムも線量が少なくてすむ高感度のものが使用され、さらに最近ではデジタルX線撮影が普及しつつあるなど、被曝線量を少なくする（低減する）方向になっています。最近は歯科でのX線撮影時、防護エプロン、防護衣（コート型のもの）の装着の必要性について見直される方向にあり、X線を受ける媒体の感度が高くなっているので、実際の被曝を防ぐ効果よりも、患者さんの心理

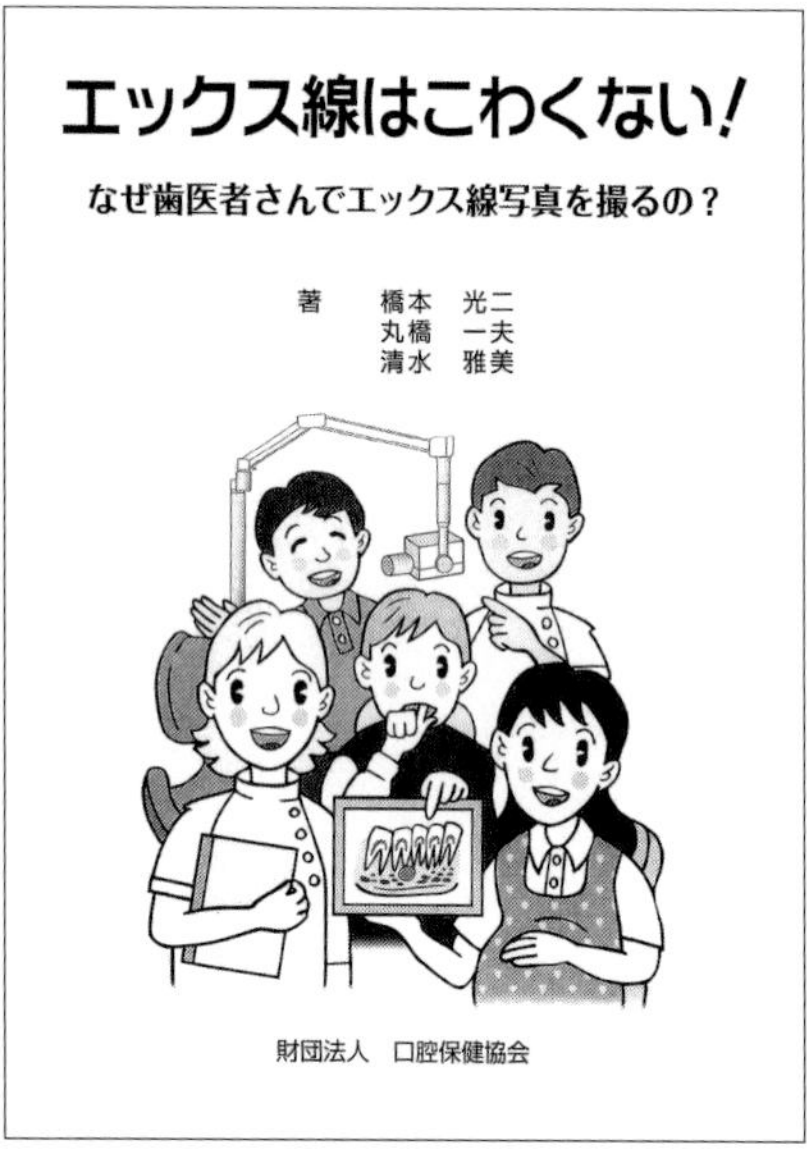

図3　エックス線はこわくない！(2)

面を考えて使用するか否かを判断するようになりました。既に幾つかの歯科大学病院放射線科では、防護エプロン、防護衣を全く使用しないところが出てきています。著者は二〇〇七年に歯科医院の患者さん向けに「エックス線はこわくない！なぜ歯医者さんでエックス線写真を撮るの？」（口腔保健協会・**図3**）という本を出版しました。

余談ですが、当時タイトルを「放射線はこわくない」にするという案もあったのですが、歯科医院ではエックス線しか使わないため「エックス線」にしたのです。今思えば「放射線はこわくない」という本を出していたらどうなっていたのでしょうか。この本も東日本大震災後は一般の図書館でも購入して頂けたようです。

結論として、原発事故による低線量被曝で国民にどのような影響が出るのか、今後長期にわたって観察していかなければなりません。正確な情報が提供されれば、やたらに恐れる必要はありませんが、「放射線は浴びなければ浴びない程いい」のはいうまでもないことです。

歯科医師が治療上必要であるとはいえ、患者さんに放射線（ほとんどがX線）を被曝させていることは事実です。しかしこれは医療被曝であり、不要な被曝では決してないと患者さんにしっかり知って頂きたいと同時に、歯科医師が、患者さんに対して無用な被曝をさせる事のないよう配慮すべきなのは当然です。

［注］本章は原発事故に関する著者の論文=放射線被曝について、国際歯科学士会日本部会雑誌、四三巻一号、一〇～一五、二〇一二年を加筆・修正したものです。

第二章　放射線とは何か

一　放射線の定義

第一章では放射線被曝の問題に触れましたが、この章では放射線とはどういうものか述べます。

放射線の定義には広義と狭義があり、広義の放射線とは「エネルギーが空間を移動している状態」、「高い運動エネルギーをもって流れる物質粒子（粒子線）と電磁波」です。

粒子線とは「物質を構成する原子、分子、イオン、原子核、中性子、電子などの粒子が一定方向に向かう細い流れ」をいいます。**図4**に参考として分子、原子の構造を示します。

電磁波とは「空間の電場と磁場の変化によって形成される波（波動）」です。いわゆる光（可視光線）や電波は電磁波の一種です。量子力学的には、質量を持たない粒子である光子の移動として説明され、電磁波は波動と粒子の二面性を示します。**図5**に主な電磁波と波長の関係を示します。テレビ・ラジオ・携帯電話の電波、赤外線、紫外線なども放射線に含まれます。

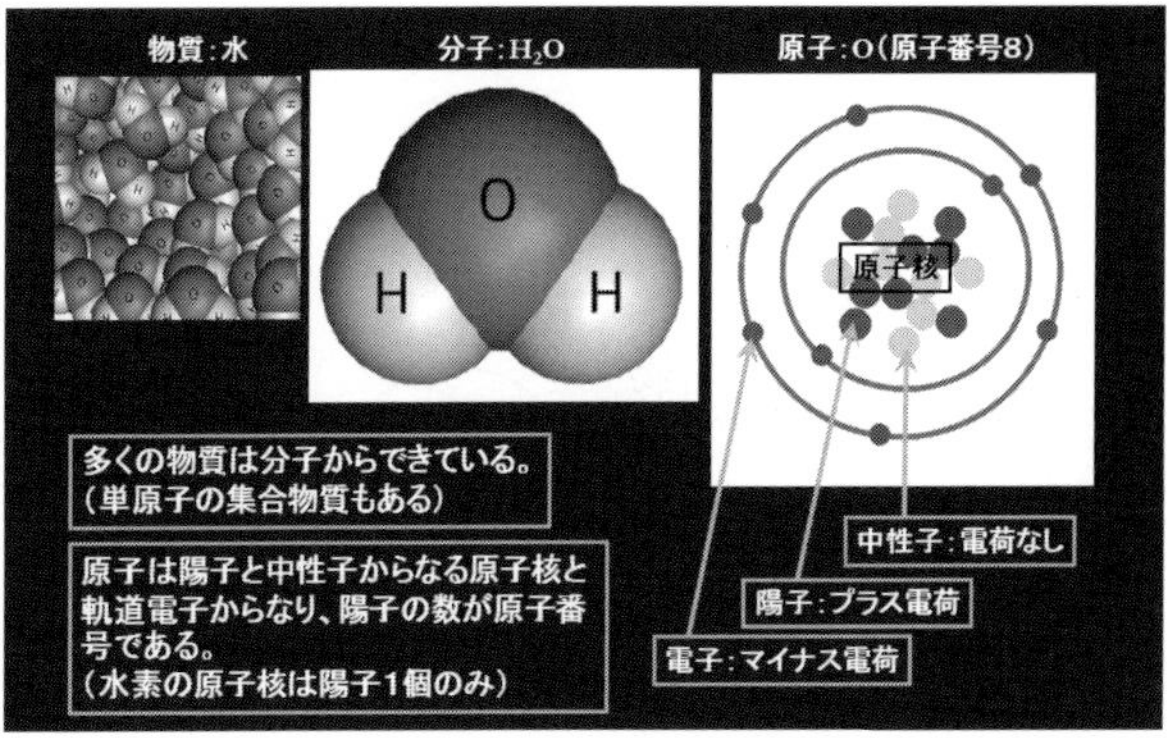

図4　分子・原子の構造

電磁波の種類と波長

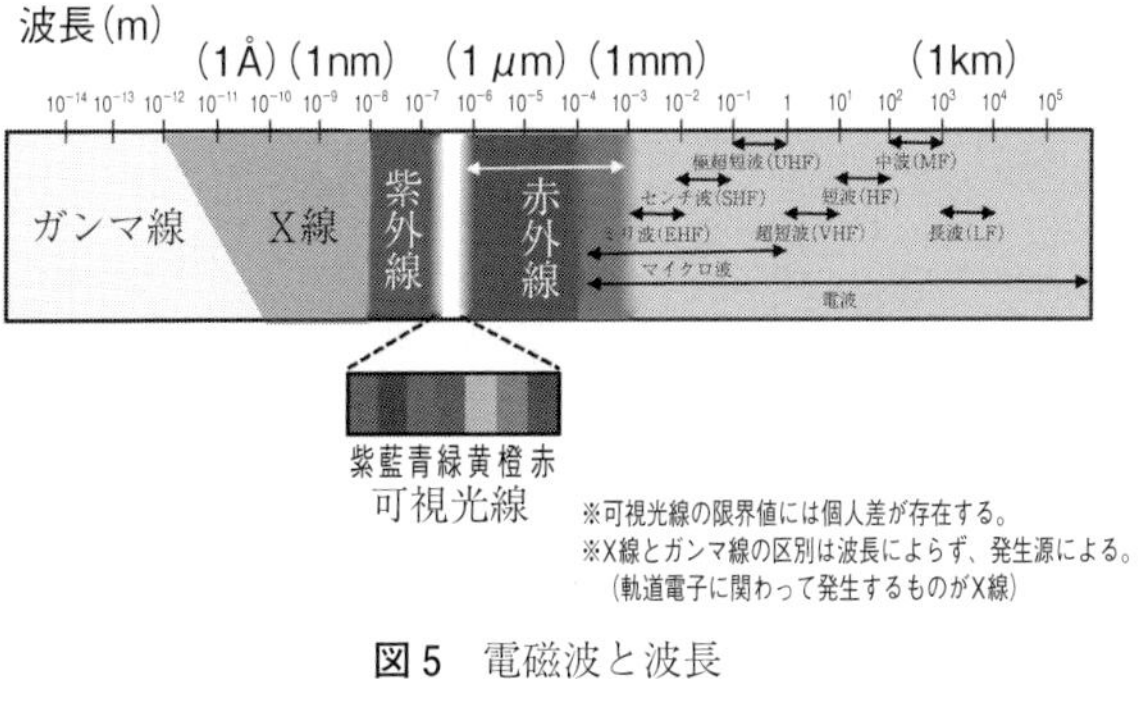

図5　電磁波と波長

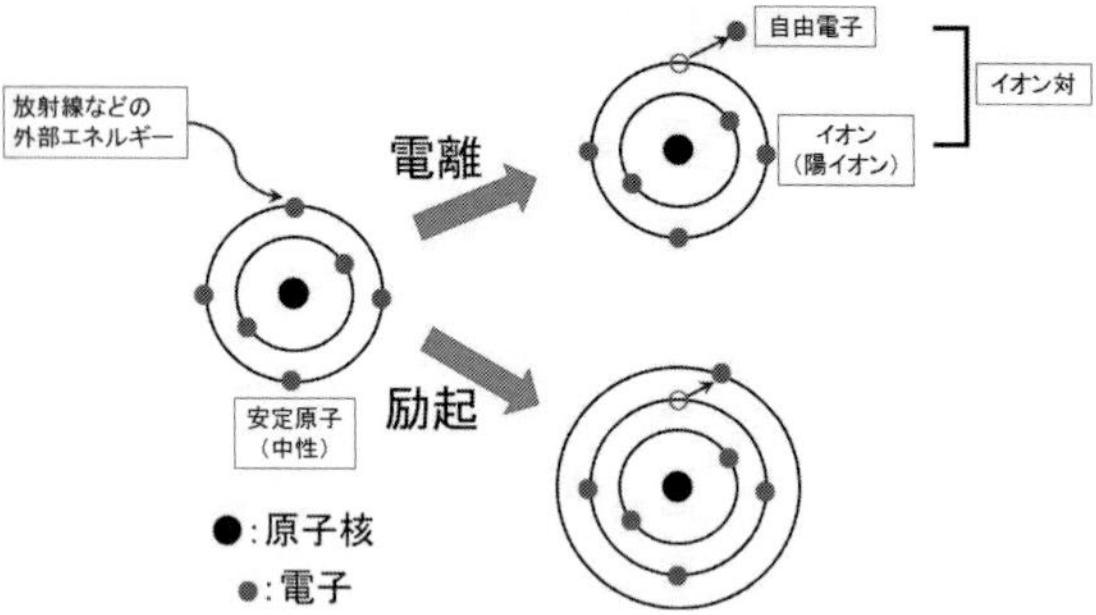

図6　電離とは

狭義の放射線とは『「放射線」とは、電磁波または粒子線のうち、直接または間接に空気を電離する能力をもつもので、政令で定めるものをいう』と原子力基本法 第三条第五号に定められ、電離放射線とよばれ、放射線被曝の際の放射線のことです。ここでいう電離とは**図6**のように、軌道電子が軌道から飛び出してイオンと自由電子に分かれること（イオン化）をいいます。また、軌道電子が軌道からは飛び出さず、よりエネルギーの高い外郭電子として留まることを励起とよびます。**表1**には主な放射線の種類を示します。以後単に放射線という場合は電離放射線のことです。可視光線や赤外線などはほとんど電離を起こさないので、「非電離放射線」になります。

表1　放射線の種類

<table>
<tr><td colspan="6">放射線：高い運動エネルギーをもって流れる物質粒子（イオン、電子、中性子、陽子、中間子などの粒子放射線）と電磁波</td></tr>
<tr><td>電離能力</td><td>粒子質量</td><td>電荷</td><td></td><td></td><td>実例</td></tr>
<tr><td>電離能力なし
：非電離放射線</td><td rowspan="2">粒子質量なし
（光子）</td><td rowspan="3">電荷なし</td><td></td><td></td><td>電波、赤外線、可視光線</td></tr>
<tr><td rowspan="3">電離能力あり
：電離放射線
（狭義の放射線）</td><td rowspan="2">間接電離放射線</td><td>電磁放射線</td><td>X線、γ線</td></tr>
<tr><td rowspan="2">粒子質量あり
：粒子放射線</td><td></td><td>中性子線</td></tr>
<tr><td>電荷あり</td><td>直接電離放射線</td><td></td><td>陽子線、電子線、α線、重イオン線</td></tr>
</table>

二　放射線の研究

放射線の研究は一八九五年のドイツのレントゲン（Wilhelm Conrad Röntgen）によるX線の発見を端緒とし、翌一八九六年のフランスのベクレル（Antoine Henri Becquerel）によるウランの放射能の発見、同年のキュリー夫妻（Pierre and Marie Curie）によるラジウムの放射能の発見、キュリー夫人による放射能の命名、一八九八年のイギリスのラザフォード（Ernest Rutherford）によるα線、β線の発見と続き、現在の基礎が形成されました。

放射線、放射能、放射性物質には明確な違いがあり、**図7**に示したように、

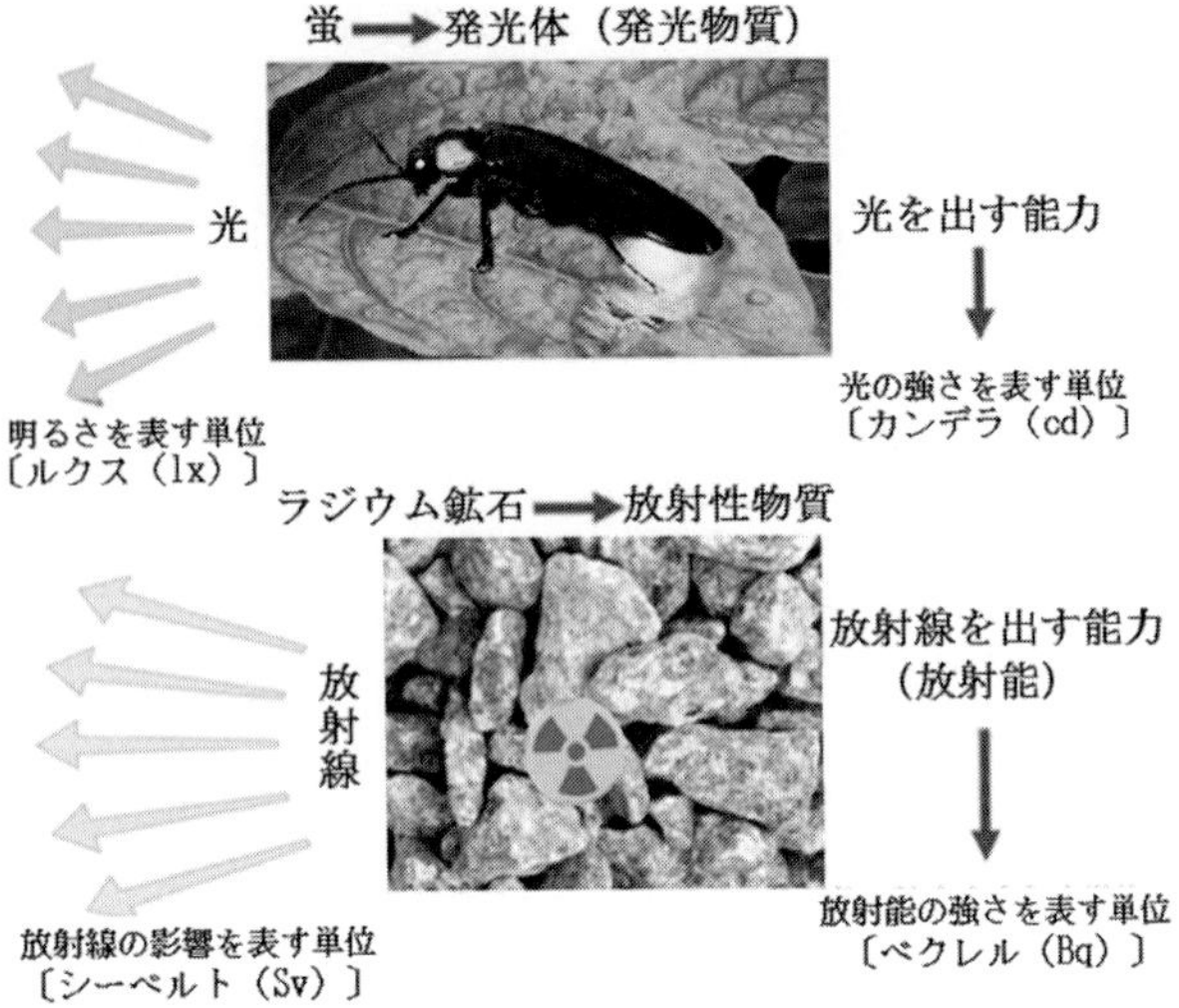

図7　放射能と放射線

「蛍が光る」という時の蛍の発光能力にあたるのが放射能、蛍から出る光が放射線、光を出す蛍自身が放射性物質になります。すなわち、ラジウム鉱石のように放射線を出す能力を持った物質を放射性物質、その能力を放射能、出てくる線を放射線とよぶのです。

放射線の強さや阻止物質は放射線の種類によって異なります。**表2**に二〇〇七年ＩＣＲＰ勧告（Publ. 103）に基づく放射線荷重係数を示します。生物学的効果比（Relative Biological Effectiveness：ＲＢＥ）は、放射線の種類により生物学的影響が

表2　放射線荷重係数（2007年ICRP勧告）

放射線の種類とエネルギー範囲	放射線荷重係数 W_R（2007年勧告）
光子すべてのエネルギー	1
電子および μ 粒子すべてのエネルギー	1
中性子エネルギー En	
$En < 1$ MeV	$2.5 + 18.2e^{-[\ln(En)]^2/6}$（およそ2.5〜20）
1 MeV $\leqq En \leqq$ 50 MeV	$5.0 + 17.0e^{-[\ln(2En)]^2/6}$（およそ20〜5）
$En > 50$ MeV	$2.5 + 3.25e^{-[\ln(0.04En)]^2/6}$（およそ5〜2.5）
陽子および荷電パイオンすべてのエネルギー	2
α 粒子核分裂片、重原子核	20

異なることを表す指標で、ある生物学的効果を与える線量を、同等の効果を与える基準放射線の線量で割って逆数にしたものです。また、基準放射線には通常X線が用いられます。RBEは、

　RBE＝（ある効果を与える基準放射線量）／（同一効果を与える試験放射線量）

の計算式で定義されますが、種々の放射線について値が異なり、線エネルギー付与（Linear Energy Transfer：LET）に依存して上昇し、LETがおよそ一〇〇（keV/μm）でピークを示し、非常に高いLETで

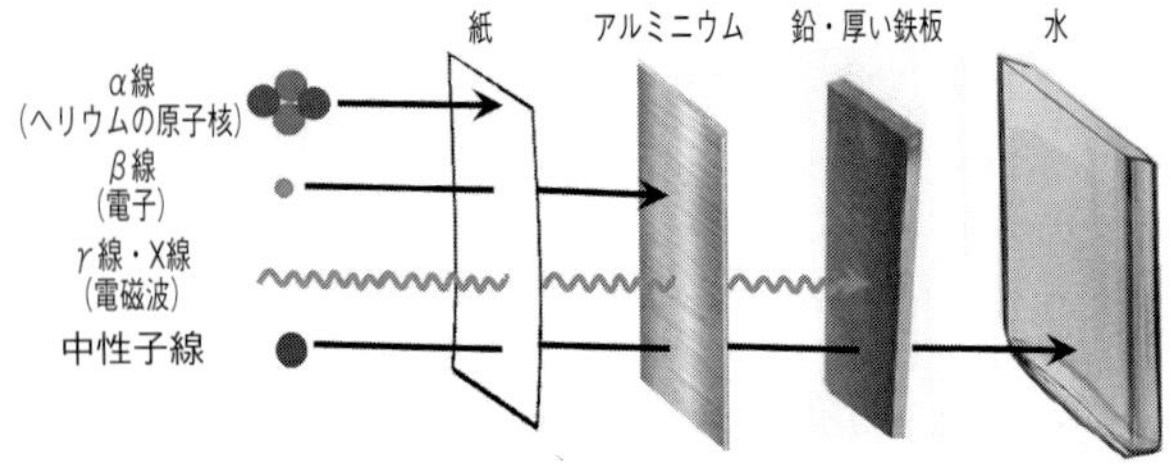

図 8　放射線の種類と遮蔽物質

はＲＢＥはかえって低下します。ＩＣＲＰは低線量における確率的影響のＲＢＥに基づいて種々な放射線に対する「放射線荷重係数」を定めています。ここで、ＬＥＴとは、エネルギーをもった粒子あるいは荷電した粒子が物質中を通過する際、飛跡に沿って単位長さあたりに失うエネルギーのことで、単位はkeV/μmなどが用いられます。一般にＬＥＴは放射線の荷電の二乗に比例して増加し、粒子の速さにほぼ反比例します。Ｘ線やγ線のような電磁波や、電子線のように粒子の質量が小さくて一物質との相互作用の程度が小さくＬＥＴの小さいものを低ＬＥＴ放射線といい、中性子線やα線、イオンビームのように粒子の質量が大きくて物質と相互作用しやすくＬＥＴの大きいものを高ＬＥＴ放射線といいます。すなわち、放射線荷重係数とは放射線の生物に対する影響の強さを示した係数であり、照射線量（単位はベクレル＝Bq）に放射線加重係数をかけたものが被曝の影響を表す等価線量（単位はシーベルト＝Sv）となります。

また、**図8**には放射線の種類による遮蔽物質の違いを示します。生物学的影響が大きいα線は紙一枚で遮蔽できますが、影響が弱いγ線やX線は紙やアルミニウムを透過します。放射線の種類による影響の強さや遮蔽できる物質の違いは放射線の防護を考えるうえできわめて重要です。

放射線には電離作用（イオン化作用）、物質透過作用、写真作用、蛍光作用、生物学的作用、化学作用（着色作用）、回折作用、熱作用などの様々な作用がありますが、このうち電離、写真、蛍光を放射線の三大作用とよびます。

放射線の作用で最も重要なのは電離作用であり、放射線による生物への為害作用は電離によるＤＮＡの障害が原因です。放射線によるＤＮＡの障害には、**図9**に示すように放射線がＤＮＡを直接障害する直接作用と、放射線が水に反応して発生したヒドロキシラジカルや過酸化水素（H_2O_2）などのフリーラジカルや活性酸素によりＤＮＡが障害される間接作用があります。

三　自然放射線とは？

放射線は自然放射線と人工放射線に分けられます。人工放射線とは医療や発電等の目的で

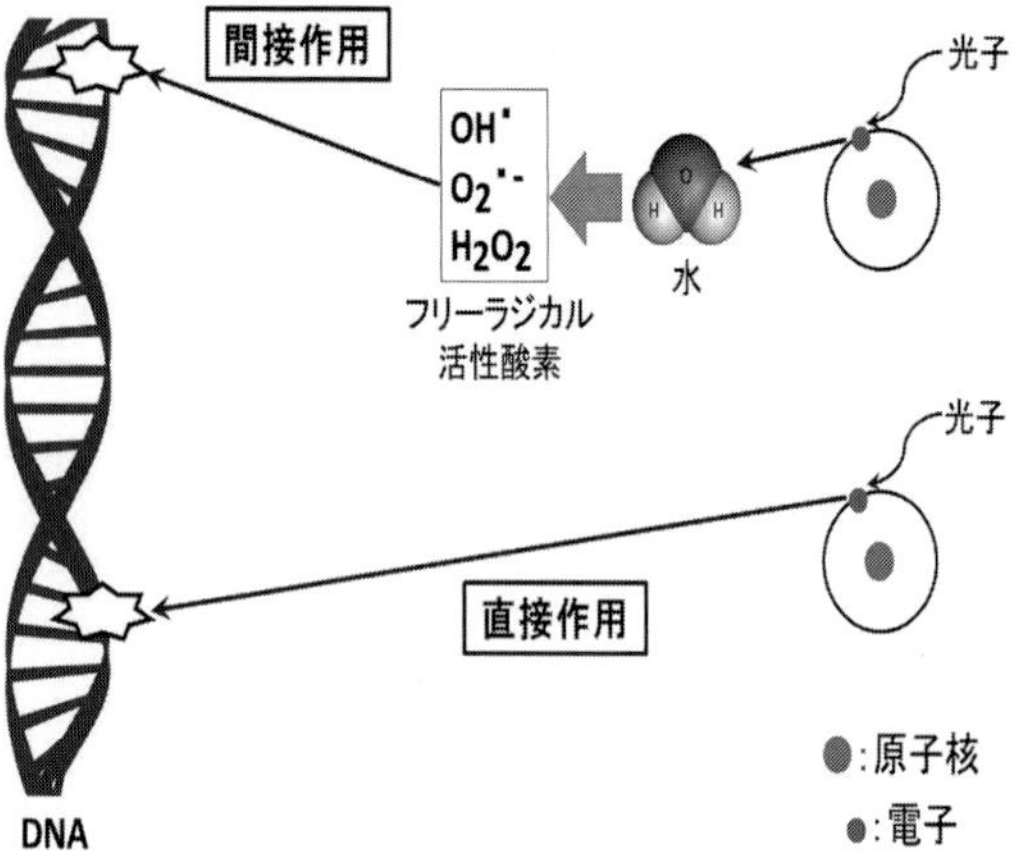

図9　放射線によるDNAの障害

人工的に発生した放射線をいいますが、自然放射線とは人間の活動と無関係に自然界にもともと存在している放射線の総称です。自然放射線の世界平均は年間およそ二・四mSvですが、その内訳は**図10**に示した通りです。

最も多いのは、空気中に含まれる放射性物質であるラドンなどの吸入で、五二％を占めます。人間は呼吸するだけで常に被曝しているのです。

次いで多いのは大地に含まれる放射性物質で、約一七％を占め、宇宙から降り注ぐ宇宙線と飲食物中の放射性物質は、ともに約一五％を占めます。

飲食物中の放射性物質で最も多いのは、自然に存在するカリウムの〇・〇一一七％を占

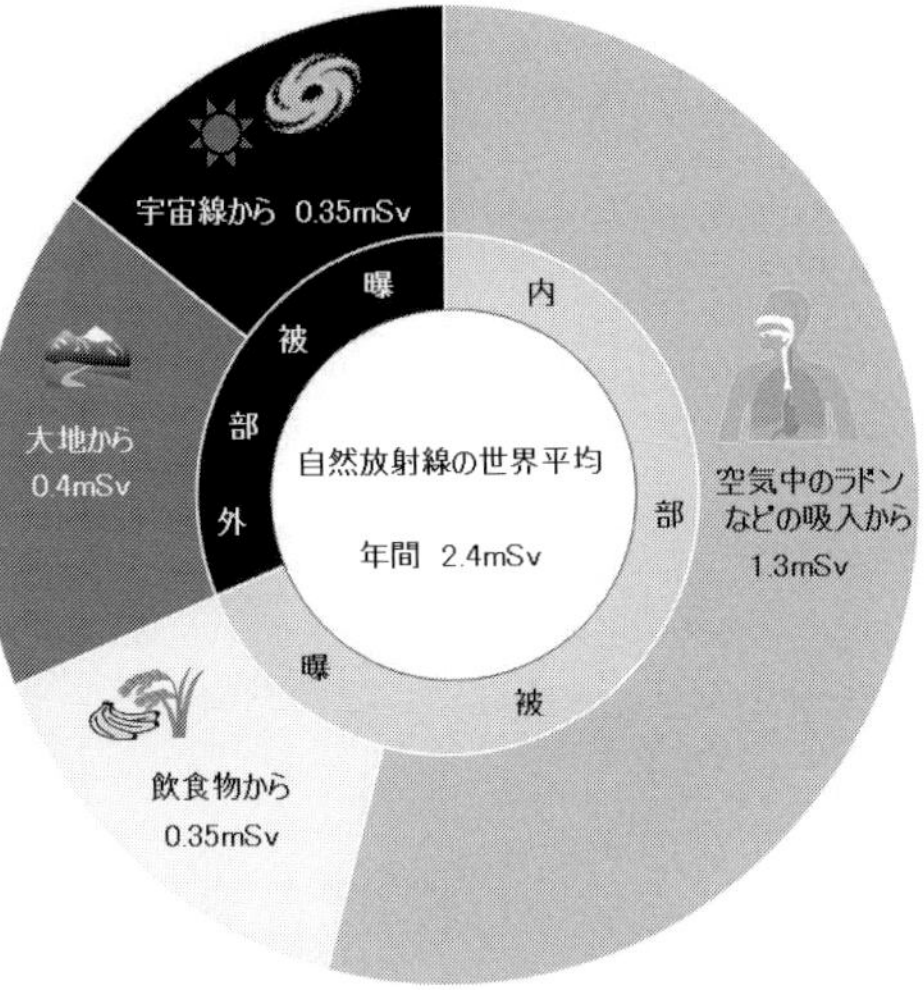

図 10　自然放射線の内訳

めるカリウム40であり、次いで炭素の中に微量（百京分の一）に存在する炭素14です。炭素中の放射性同位体はごく微量ですが、三大栄養素とよばれる糖質（炭水化物）、タンパク質、脂質すべてに含まれ、人体の構成元素の一〇・五％程度を占めます。カリウムは必須ミネラルの一つで、ナトリウムとともに細胞の浸透圧調整を担っているため、欠乏は高血圧のリスクを高め、筋力低下や不整脈を引き起こします。したがって、人間は放射性物質を摂取せずに生きていく事は不可能で、人体自身も放射能を有しているのです。

　カリウムを多く有する食品にはバナ

ナがあげられますが、バナナ一本の線量はおよそ〇・一μSvで、微量の放射線被曝量の指標としてバナナ何本分の被曝かというバナナ線量当量があります。人体も放射能を有することは前述しましたが、誰かと一晩近く過ごした場合に相手から受ける被曝はおよそバナナ½本分です。

宇宙から降り注ぐ宇宙線は、太陽系外から超新星爆発などによって加速されて飛んできた「銀河宇宙線」と、太陽風などの「太陽宇宙線」からなりますが、銀河宇宙線の大部分は陽子線、太陽宇宙線の大部分は電子線です。宇宙線が大気と衝突して発生するミュー粒子などを「二次宇宙線」とよびます。地球の磁場に捉えられた宇宙放射線から形成されたヴァン・アレン帯や、地球の大気は地表へ届く宇宙線の量を大きく減じています。したがって、成層圏に近い高度一万m以上を飛行する国際線の航空機は、宇宙線の影響を大きく受け、成田―ニューヨーク間往復の飛行では、〇・二mSv（バナナ二、〇〇〇本分）の被曝であるといわれています。

大地からの放射線は、主として地球創生時に地殻に取り込まれたカリウム40、ウラン238、トリウム232といった半減期一〇億年以上の放射性物質です。御影石などの花崗岩に多く含まれ、花崗岩の多い地域では放射線量が多くなるので、大地からの放射線は、地域により放射線の強弱が出ます。

世界的にはイランのラムサール、ブラジルのガラパリ、インドのケララ地方が高線量地域として知られ、イランのラムサールでは温泉に含まれるラジウムやラドンにより、場所によっては年間四〇〇 mSv の自然放射線が観測され、平均で年間約一〇〇 mSv であるとされています。ブラジルのガラパリ、インドのケララ地方では、海岸の砂に花崗岩の一種であるモナザイトを大量に含み、その中のトリウムやウランにより、ガラパリで平均年間約五・五 mSv、ケララで平均年間三・八 mSv の自然放射線が観測されており、場所によっては年間二〇 mSv 以上が観測されます。しかし、これらの地域で癌による死亡率が高いとの報告はなく、むしろ癌の発生率が低いとの報告もあります。日本では兵庫県の有馬温泉や鳥取県の三朝《みささ》温泉が古くから知られているラジウム温泉で、三朝温泉地区の自然放射線量は年間四〜五 mSv 程度といわれ、三朝温泉には年間三〇万人以上の湯治客が訪れています。

四　人体への影響

放射線の人体に対する影響は、**図11**に示すようにしきい値のある「確定的影響」としきい値のない「確率的影響」に分けられます。白内障や脱毛などのほとんどの影響はしきい値以

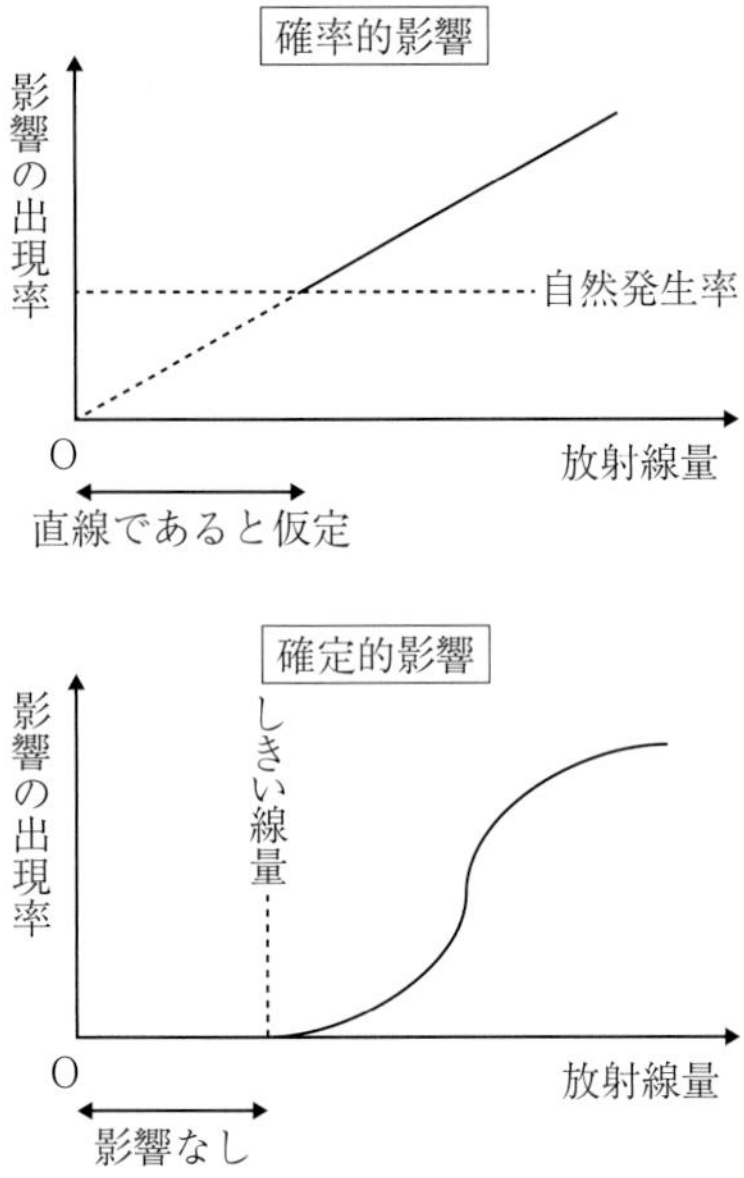

図 11　確率的影響と確定的影響

下の線量では発現しない、つまりある量以上の放射線を浴びなければ現れません。しかし、しきい線量を超えると影響が発現し、線量とともに重篤度を増します。これが確定的影響です。

しかし、白血病を含む発癌と、被曝した本人ではなく被曝後の妊娠によって誕生した子孫に影響が現れる「遺伝的影響」はごくわずかな線量の被曝でも線量に応じた確率で影響が発現し、線量とともに発現率を増す確率的影響とされています。

確率的影響のグラフで示され

た発現モデルは、直線しきい値なし（Linear No Threshold：ＬＮＴ）モデルとよばれています。一九二七年にアメリカの遺伝学者マラー（Hermann Joseph Muller）は、ショウジョウバエにＸ線を当てると羽根の短い個体が生まれてくるなどの遺伝的影響が生ずることを見い出し、放射線による「遺伝子突然変異」を明らかにしました。マラーはこの業績により一九四六年にノーベル生理学・医学賞を受賞し、ＬＮＴモデルの基礎を築いたとされています。しかし、その後の研究でショウジョウバエの精子はＤＮＡ修復酵素を持たない特殊な存在であると判明しました。また、広島・長崎の被爆者の疫学調査でも遺伝的影響は確認されず、ＩＣＲＰの二〇〇七年勧告でも遺伝的影響はＬＮＴモデルで防護を考えるものの、見直しの機運は高まっています。

　発癌や遺伝的影響は発現しても、原因が被曝によるものか他の要因によるものか区別することはできません。しかし、様々な発癌物質が明らかになった現在、低線量の放射線による発癌率はそれほど高いものではありません。様々な研究により、一〇〇 mSv の急性被曝により癌の発生が五％増加し、それ以上の被曝では被曝量に応じて直線的に発癌のリスクが高まることが知られていますが、一〇〇 mSv 以下の被曝では自然発生のリスクと区別がつかないとされています。それに対し、日常的な喫煙は発癌率を一・六倍、受動喫煙も発癌のリスクをおよそ一・二倍高めるとの報告があります。

　小線量の被曝は発癌のリスクを低くするという報告もあり、低線量の被曝はむしろ健康に良いとする「放射線ホルミシス（Radiation Hormesis）」を提唱する学者も多数存在しますが、現時点では、ＬＮＴモデル同様科学的な証明はされておらず、無駄な被曝は避けるべきですが、前述のように人間は被曝せずに生きていくのは不可能であることを念頭に入れ、放射線と上手に付き合っていく事が重要です。

第三章　放射線の医学利用

一　CTの普及は日本が世界一

放射線は、人体に対して為害性があることは知られていますが、その性質を利用すると益をもたらす場合もあります。人工の放射線を意識的に照射するのが医療における診断や治療です。代表的なものがX線を使用する画像診断と、それ以外の放射線を利用する癌などに対する放射線治療です。

日本のCT普及率は世界一といわれています。実際日本では現在二九ある歯科大学・歯学部付属病院でもすべての施設でCTが利用され、さらに最近は歯科用CTを設置している一般の歯科医院もかなりあります。私が滞在していた二〇数年前、アメリカの歯学部の病院は、メディカルセンターというシステムで医科の病院が同じエリアにあって、CTの撮像を行い、日本のように歯科大学や歯学部の付属病院の放射線科で撮像することはほとんどありませんでした。現在でもそれ程状況は変わっていないと思います。CTが普及しているのは患者さんにとって良いことではあるのですが、放射線被曝という点からは問題で、「CT被曝による発癌の確率が最も高いのは日本である」という論文が発表されたのは一〇年以上前です。日本人の医療被曝（診断や治療のために、患者として放射線を浴びること）は世界平均に比べて約三・七倍といわれています。例えば、歯科の中でも口腔外科では下顎前突の患者さんの下顎骨を切って後退させる手術がありますが、術前診査にCTを顎の下から頭頂まで一㎜間隔で撮像した場合、患者さんの被曝量は一年間に浴びる自然放射線の½程度といわれています。このようにCT撮像から得られる情報は有用ですが、医師や歯科医師は被曝量を常に頭に入れて撮像しなければならないのです。国際放射線防護委員会（ICRP）は、防護に対する勧告を出しており、㈠行為の正当化=放射線の損害を相殺するのに十分な利益を被曝する個人と社会に生むのでなければ、放射線被曝を伴ういかなる行為も採用してはならない。㈡防護の最適化=行為の中のどんな線源についても、個人線量の程度、被曝する人数、被曝することがはっきりしなければ、その見込みは経済的および社会的要因を考慮に入れながら、合理的に達成できる限り低く保たなければならない（As Low As Reasonably Achievable：ALARA（アララ）の法則)。㈢個人の線量限度=すべての関連する行為による個人被曝は線量限度、また潜在的被曝の場合はリスクの規則に従うべきである。という三原則が存在します。これを医師・歯科医師は十分に理解し、被曝について判断しなければならないのです。

　さて、第一章でも述べましたが、われわれは普通に暮らしていても、世界平均で二・四mSvの放射線を受け（自然放射線）、ICRPは放射線防護の観点から、これ以外に一般公衆が放射線を受ける量の限度を年間で一mSvと定めています。しかし医療被曝は含まれないのです。例えば歯の根の状態をみようと思って撮影するデンタルX線写真一枚からCT撮影による診断のための被曝、放射線による癌の治療など、診断、治療で患者さんに浴びせる放射線は必要であれば、いくら照射しても構わないといえます。もちろん前述した三原則を、医師や歯科医師が十分に考慮し、それでも患者さんにとって益があると判断した場合に限ります。当然、医師や歯科医師にはそれだけの責任が求められます。現在、歯科の撮影で被曝するX線は、心配する程ではなくなって、防護エプロンや防護衣を使用しない医療機関も出てきましたが、患者さんの被曝をできるだけ少なくするという考え方は変わらないのです。

　また、放射線の医学利用は様々なところで行われています。骨密度の測定に使われるX線骨密度測定（骨塩測定）は、異なる二種のエネルギーのX線を腕などに照射し、骨を透過する違いで骨が緻密か疎かなどをみる検査で、放射線を利用しています。ラジオアイソトープというものを標識として、体の中に入れ、（放射性医薬品）分布をみて病気の有無や、臓器の機能を知る診断法もあります（シンチグラフィ）。

診断以外に放射線は、「癌」の治療にも使われます。多量の放射線を人体に照射し、癌細胞を殺す治療法で、手術の前後に照射したり、薬では効果がない癌の治療に使われます。最近では、放射線で脳にできた腫瘍などを治療するガンマナイフというγ線を狭い範囲に絞って照射し、脳の病気を治すというものです。

二　放射線の医学利用

それでは、診断・治療のための放射線の医学領域での利用についてその歴史も含めて述べていきます。

レントゲン博士によるX線発見の直後には、レントゲン博士のベルタ夫人の手のX線写真（**図12**）が撮影されました。

一八九五年一二月二八日、レントゲン博士の「放射線の一新種について」（Uber eine neue Art von Strarhlen）と題した論文が、ブルツブルグ物理医学会会報に掲載されましたが、翌年一月一日には、論文の別刷に夫人の手の写真を含む数枚のX線写真を添えて専門家仲間や友人に送付し、一月二三日にはブルツブルグ物理医学会で記念講演を行い、公開実験で同僚の解剖学教授ケリカーの手のX線写真を撮影し、X線の写真利用は瞬く間に世界が知るところとなりました。

医学的な画像診断のためのX線写真の利用は、一八九六年二月三日、アメリカニューハンプシャー州ダートマスの物理学教授フロストが医師である兄のために、骨折した一四歳の少年の手首のX線写真を撮影したのが端緒とされています（**図13**）。

また、イギリスバーミンガムの外科医で写真家でもあったエドワーズは、一九八六年一月一一日に彼の助手の手に滅菌針を刺して、臨床条件下での初のX線写真を撮影したといわれています。

放射線治療の端緒は一八九六年一月、シカゴの医学生グルッベが治療用X線装置を作製し、再発乳癌の患者に応用したとされています。また、ドイツのハンブルクのボイト

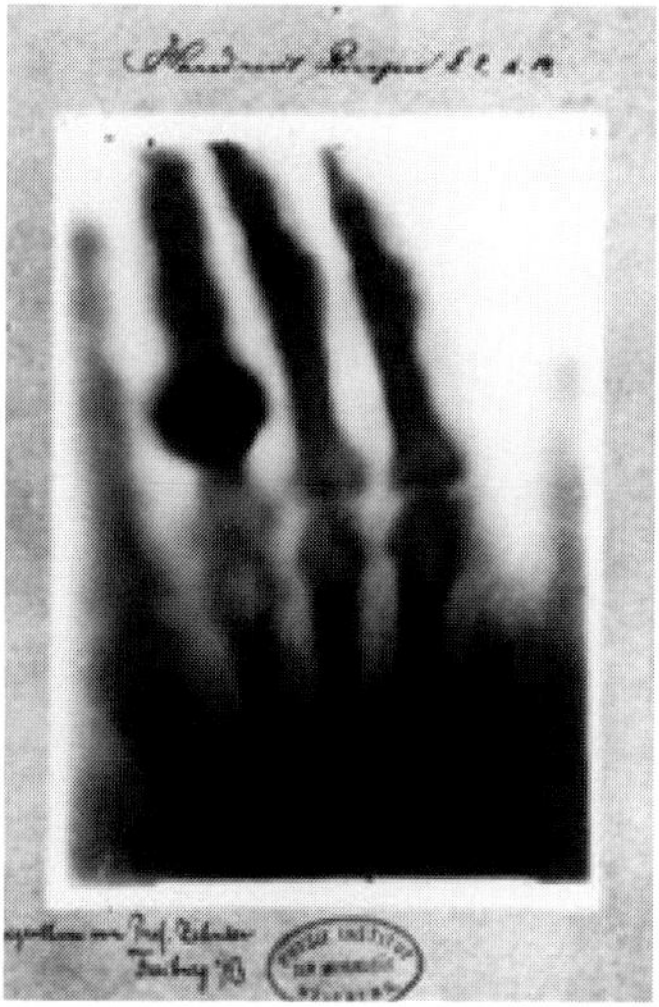

図 12　世界最初の X 線写真[3]
1895 年 12 月 22 日に世界で最初に撮影された、レントゲン博士の夫人の手の X 線写真

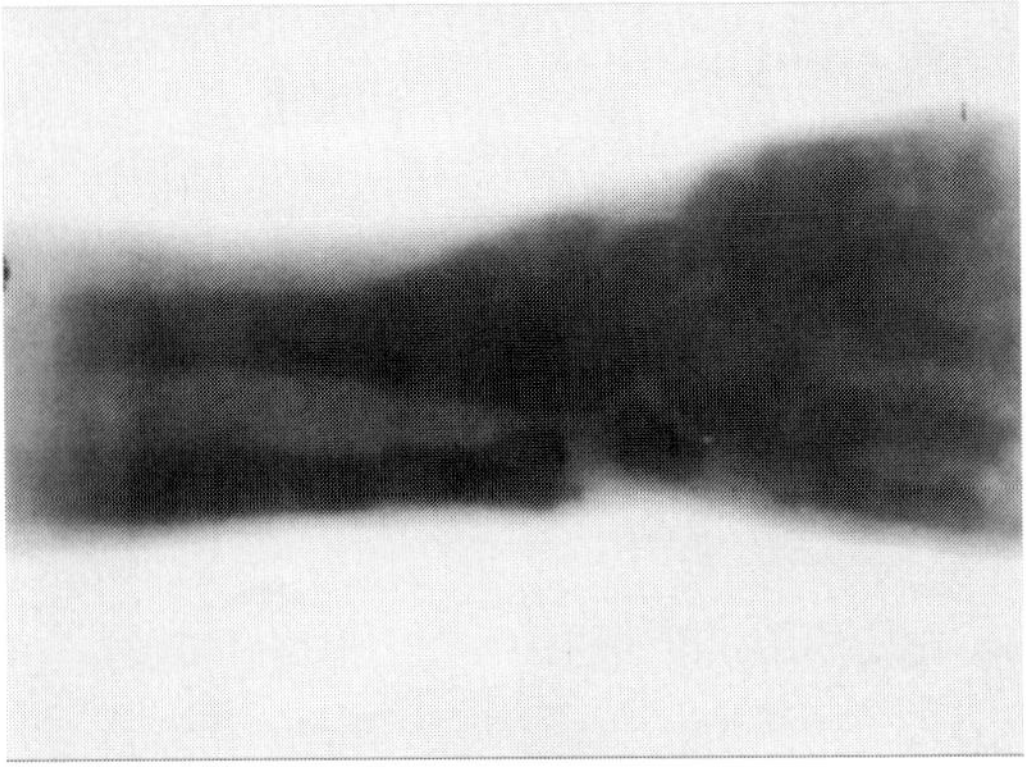

図 13　最初に画像診断に用いられたといわれるＸ線写真(4)

が鼻咽頭癌の患者にＸ線照射をして疼痛を緩和させたり、フランスのリヨンのデスペイニュが末期胃癌の患者にＸ線照射を試みたのも一八九六年だったとされています。

既に電信は発明されており、Ｘ線管に使用する真空放電管が当時の物理学研究の流行の最先端であった陰極線の研究のために世界中に普及していたとはいえ、インターネットのない時代に発見から三カ月以内、発表から二カ月以内にヨーロッパからは遠く離れたアメリカで、医用Ｘ線撮影や放射線治療が開始されたという事実には驚かされます。ちなみにＸ線の発見から三カ月後の一八九六年三月二五日には、旧制第一高等学校（現東京大学）の物理学教授水野敏之丞（後に京都帝国大学理科大学長）によって日

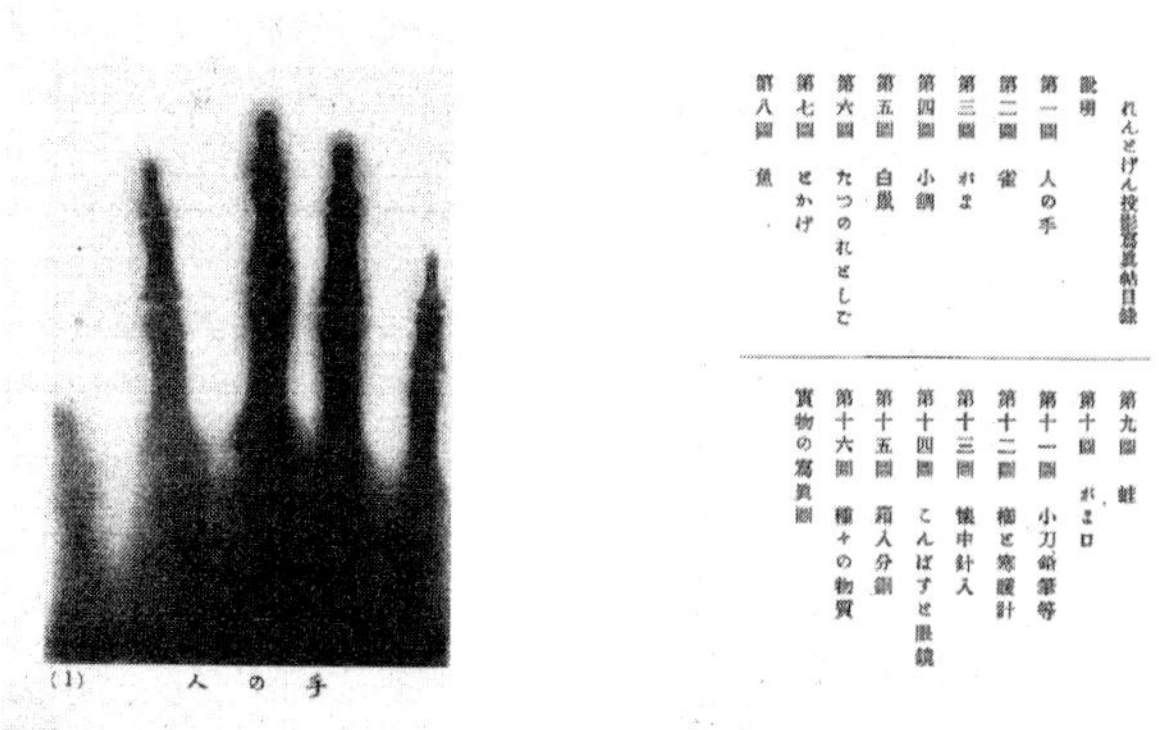

図14　「れんとげん投影寫眞帖」(5)
国会図書館HPにて無料公開されている

本の科学雑誌でも紹介され、同年五月には丸善より「れんとげん投影寫眞帖」（**図14**）が刊行されています。

放射線の医学利用は、前述のようにX線の発見が端緒となったのですが、現在では画像診断および治療の両分野で広く行われ、放射線診断・放射線治療・ＩＶＲが放射線の医学利用の三本柱となっています。このうち、ＩＶＲとはInterventional Radiology の略語で、海外ではＩＲとよばれています。日本語訳は「画像下治療」で、画像診断機器を用いて行う低侵襲医療の一つです。詳細については後述（65頁）します。

まず、放射線治療ですが、放射線の生物学的作用に関する有名な法則であるベルゴニー・トリボンドーの法則（Bergonie-Tribondeau's law）に基づいています。細胞の放射線感受性は「細胞分裂が盛ん」「組織の再生能力が大きい」「形態的にも機能的にも未分化」なほど高いというもので、一般的に悪性腫瘍細胞は正常細胞に比べて再生能力が高く、細胞分裂が盛んで、未分化な細胞であるため、放射線感受性が正常細胞よりも高いことを利用し、放射線照射により悪性腫瘍細胞を死滅させることを放射線治療とよびます。しかし、正常な細胞にも影響を及ぼすため、副作用が生じることもあります。

放射線治療は、利用する放射線により、X線治療、電子線治療、γ線治療、陽子線治療、中性子線治療、重粒子線治療に分類されます。また、照射の方法により、体の内部からの内部照射と外部照射に大別されます。

内部照射は体内に放射性物質を入れて治療する方法で、密封小線源永久挿入療法、密封小線源一時装着療法、非密封小線源療法に分類されます。

密封小線源永久挿入療法とは、低線量で半減期が比較的短い線源を癌の部位に永久的に挿入留置する療法で、例として前立腺癌に対するシード療法があげられます。ヨウ素125（半減期五九・四日）という放射性同位元素を密封した小さな線源（シード）を前立腺内に挿入して埋め込み、前立腺の内部から放射線を照射する治療法で、埋め込む数は五〇～一〇〇個程

前立腺内に挿入された線源

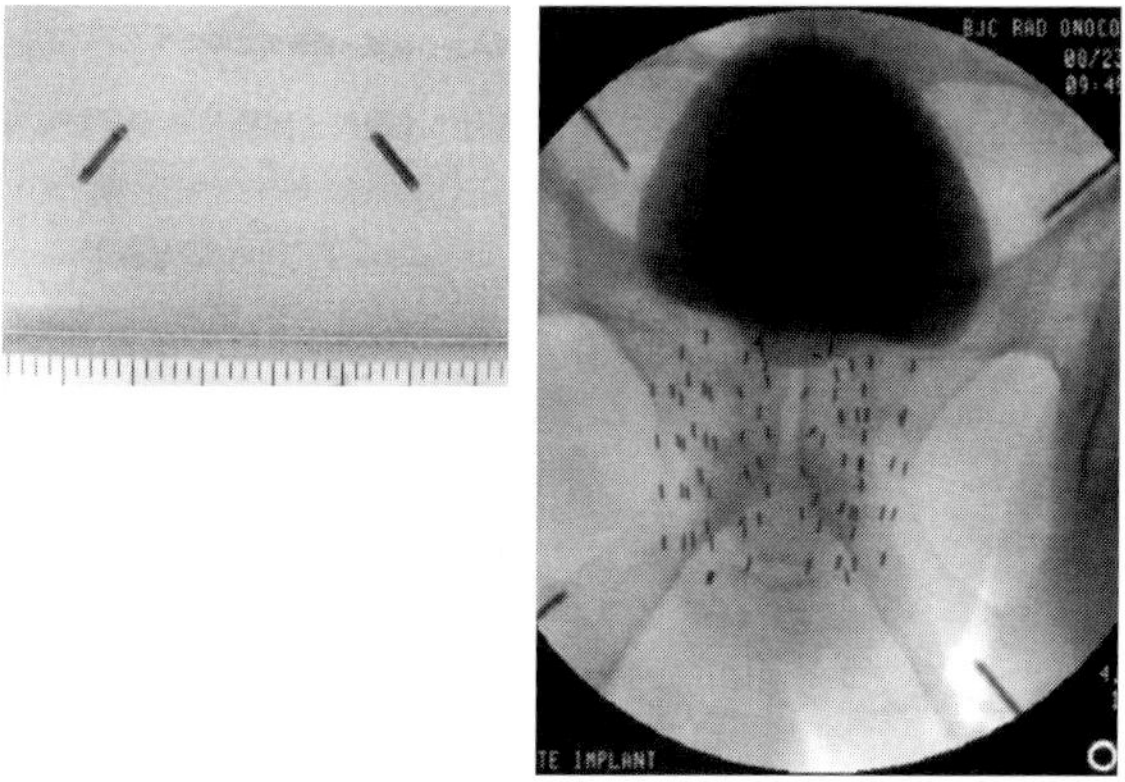

図15　前立腺癌に対するシード療法[6]

度で患者さんによって異なり、埋め込む位置はあらかじめコンピュータを用いて、尿道や直腸などの他の臓器への影響が最小で治療効果が高い場所を選びます。線源から放出される放射線は徐々に減少して一年くらいでなくなるので、カプセルは永久に前立腺に残るのですが問題はありません（**図15**）。

密封小線源一時装着療法は組織照射療法ともいわれ、比較的高線量で半減期が長い線源を癌の部位に一時的に装着する療法で、例として舌癌のイリジウム針療法があげられます。これは、イリジウム192（半減期七四・〇日）のワイヤーをコの字型に曲げた形をしたヘアピン状線源を舌癌の病巣部分に一定時間刺したままにし、腫瘍を消滅できる放射線量

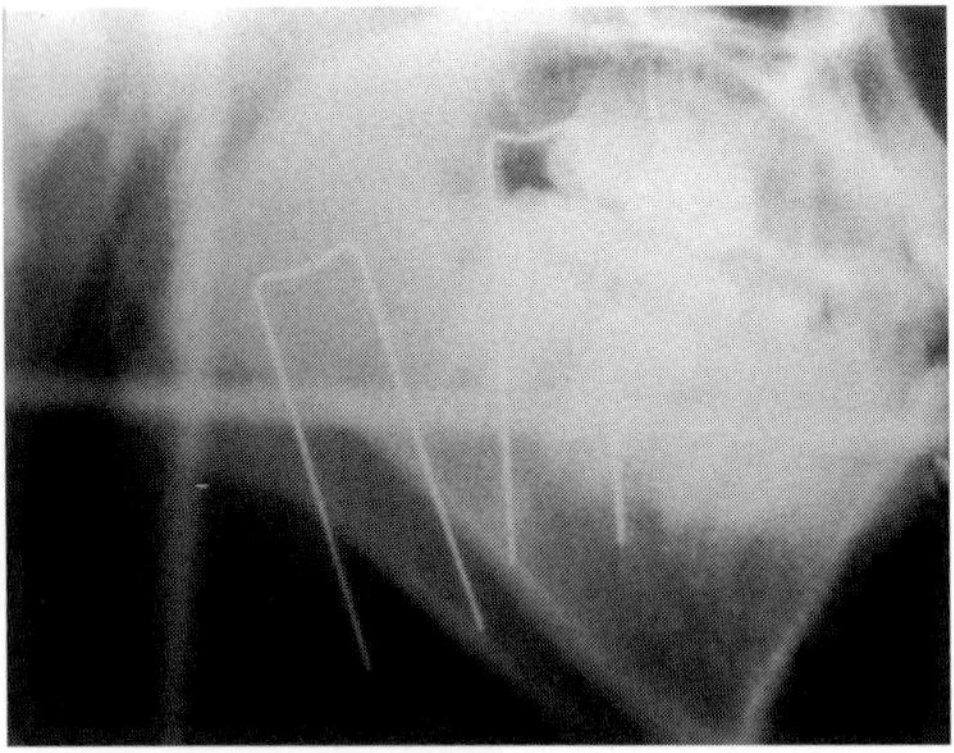

図 16　舌癌のイリジウム針治療(7)

に達した時点で抜き取って治療を終了します。通常、二～四本の線源を用い、線源を抜き取るまではおよそ一〇〇時間、三～五日です。線源からは常に放射線が放出されているので、舌に線源がある期間は患者さんは専用の放射線治療病室にいてもらいます(**図16**)。

非密封小線源療法は、密封されていない放射性物質を用いる治療法です。目的の臓器に集まりやすい性質を持つ放射性物質を、溶けやすいカプセルに封入して静脈注射薬、あるいは飲用として用います。例としては、ヨウ素131(半減期八・〇六日)による甲状腺癌の治療があげられます。ヨウ素131のカプセル剤を患者さんに飲用させ治療を行うもので、甲状腺癌の部分にヨウ素131を集まりやすくするため、治療前にはヨウ素を多く含む昆布などの食品の摂取を制限します。飲用したヨウ素131は主に尿から排泄されます。それ以外の体の中に残っているヨウ素131は時間の経過とともに徐々に減り、数日から数週間で患者さんからの放射線被曝の問題はなくなります（**図17**）。

外部照射は、患者の体外の照射装置から放射線を照射する方法で、γ線を照射するコバルト60照射装置（**図18**）と、X線および電子線を照射するリニアック（**図19**）が主に用いられてきました。リニアックとは直線加速器（Linear Accelerator）のことで、内蔵する直線加速器により加速されたX線や電子線を照射し、放射性同位元素を使用した密封線源であるコバルト60（半減期五・二七年）を使用するため、管理が困難なコバル

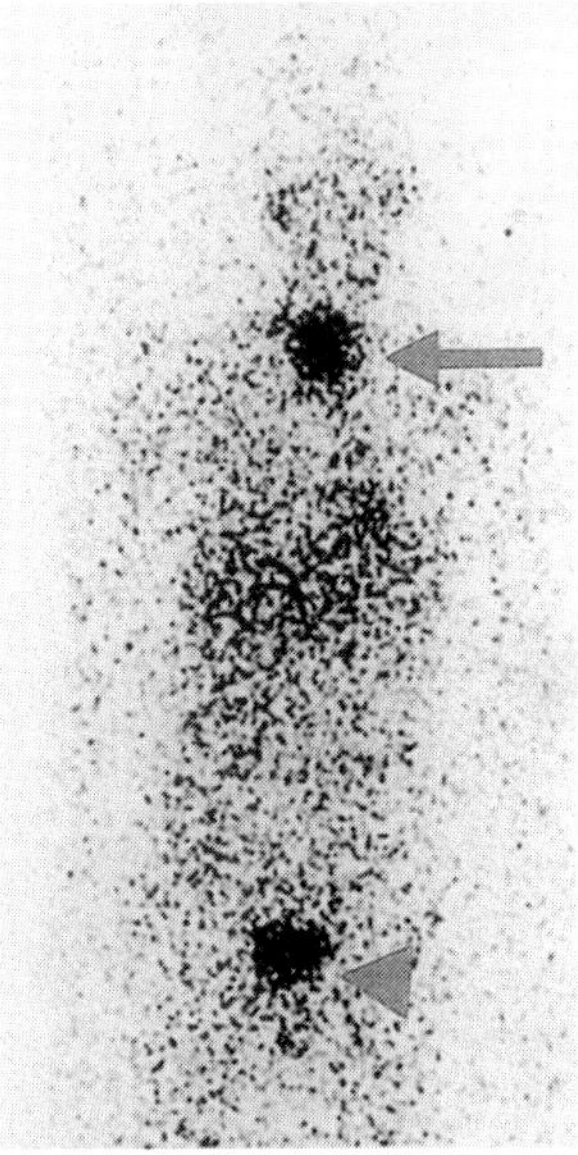

図17　ヨウ素131による甲状腺癌の治療[8]

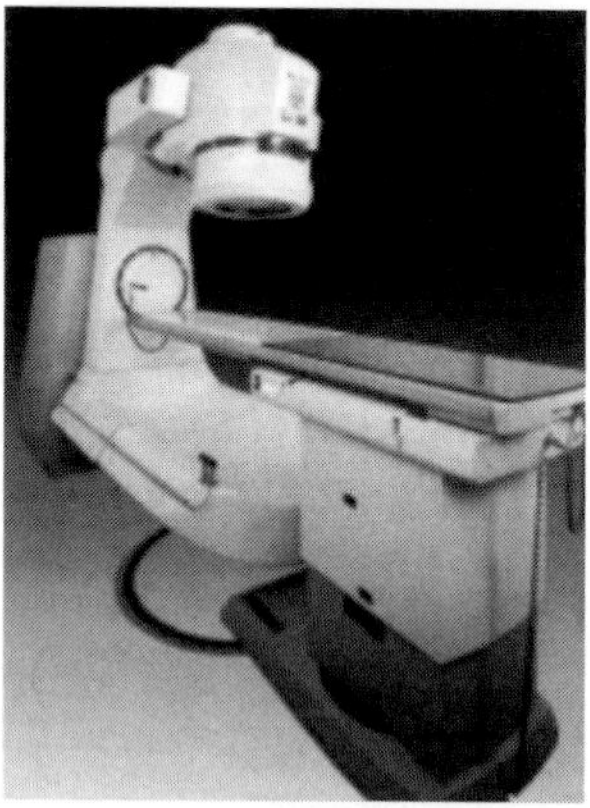

図 18　コバルト 60 照射装置

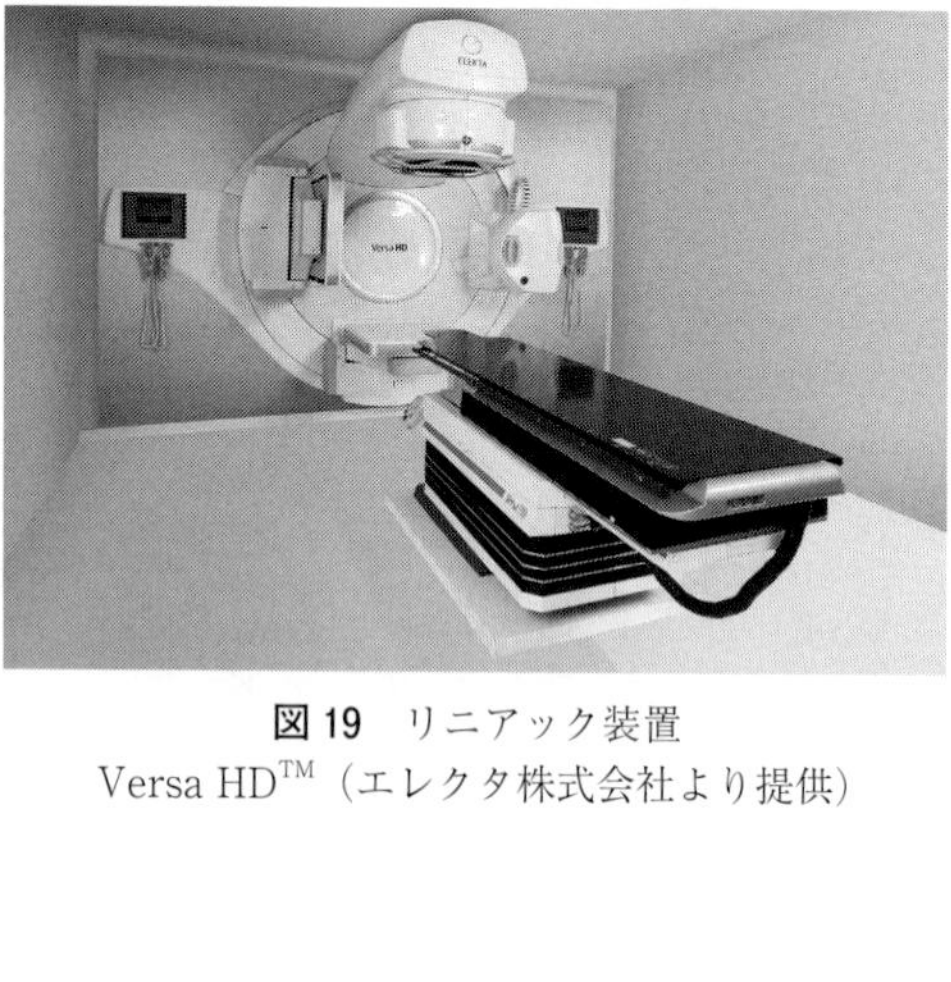

図 19　リニアック装置
Versa HD™（エレクタ株式会社より提供）

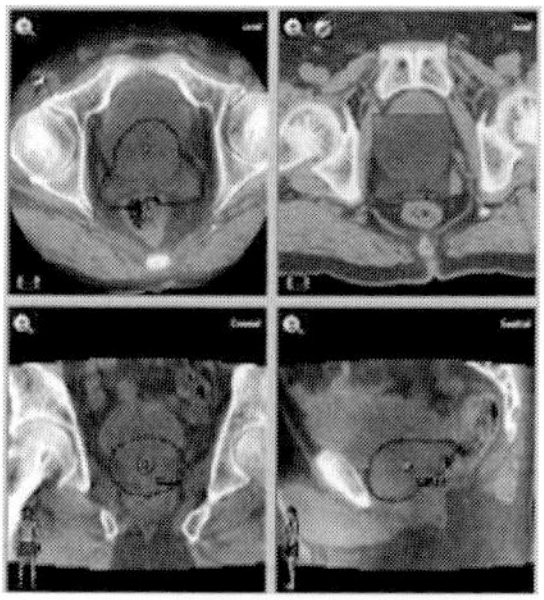

コーンビームCTによる位置合わせ

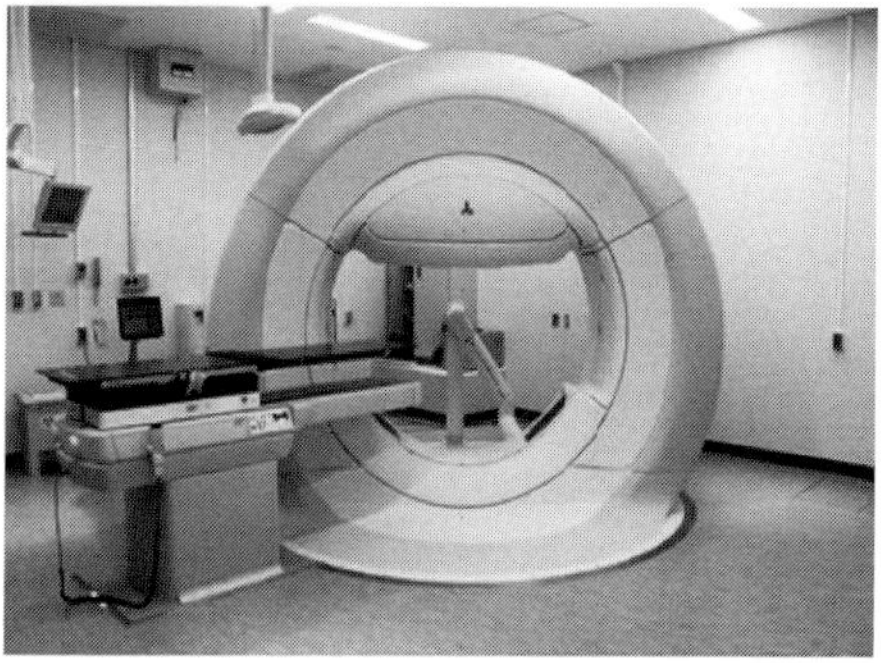

MHI-TM2000

図20　術中に照射位置を確認できるリニアック装置[9]

ト60照射装置に代わって外部照射の主力となっています。

　前述のように外部照射による悪性腫瘍の治療の際には、放射線が通過する正常組織にも副作用が生じるので、副作用を防ぐために正常組織への照射を最小にする様々な工夫が行われています。まず、画像誘導放射線治療(Image-Guided Radiation Therapy：IGR

T）という、照射直前や照射中に撮影された画像情報をもとに、照射位置を補正しながら、正確に治療を行う技術で、後述のCBCT装置を内蔵し、術中に照射位置を確認できるリニアック装置が開発されています（**図20**）。

次に強度変調放射線治療（Intensity Modulated Radiation Therapy：IMRT、**図21**）は、照射口に多段階絞り装置（Multi-Leaf Collimator：MLC）とよばれる可変絞りを有するリニアック装置を使用して、照射装置から放射線が出る部分の形状を特殊な方法で段階的に変化させながら照射する技術です。

また、後述のX線CTを内蔵したX線照射リニアック装置を使用して、IGRTとIMRTを併用するトモセラピー（Tomotherapy）と呼ばれる装置（**図22**）もあります。

定位放射線治療（Stereotactic Radiation Therapy：SRT）とは、特殊な装置を用いて高い精度で集中して放射線をあてる技術で「ピンポイント照射」ともよばれています。代表的なものとして、前述したコバルト60照射によるガンマナイフ（**図23**）とリニアックによるサイバーナイフ（**図24**）があげられます。

ガンマナイフとは、およそ二〇〇本のコバルト60の線源をヘルメットのような形状に並べ、線源を精密にコントロールすることにより、病変部にピンポイントでγ線を集中照射（精度

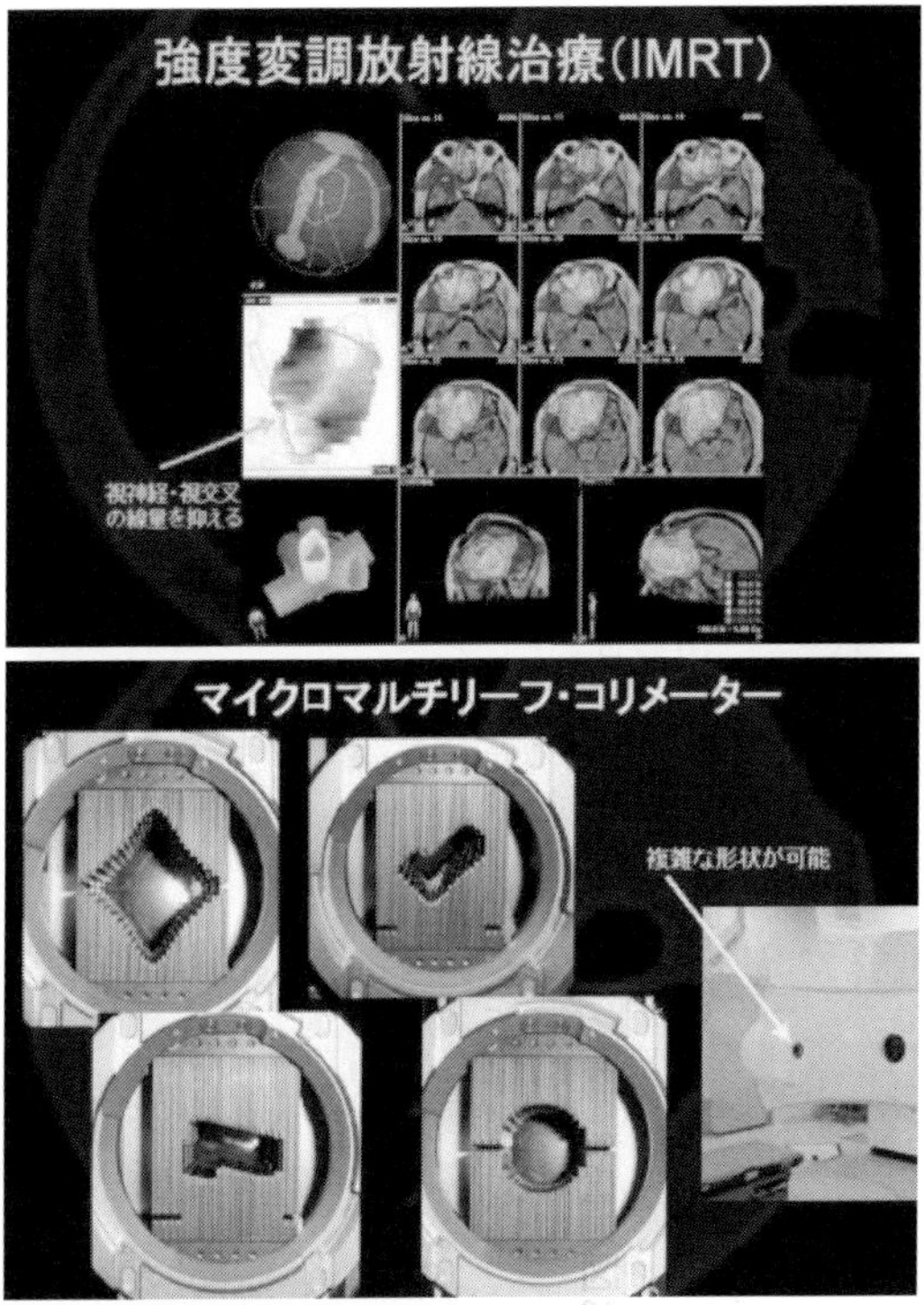

図21　IMRT[10]

は約〇・二～〇・五㎜）できる頭部専用の定位放射線治療装置です。個々の線源からのγ線は細く弱いのですが、それぞれを病変部分に向け照射するので、病変部に対しては大きな線量となり、効果を上げることができます。病変部分以外については、細く弱い

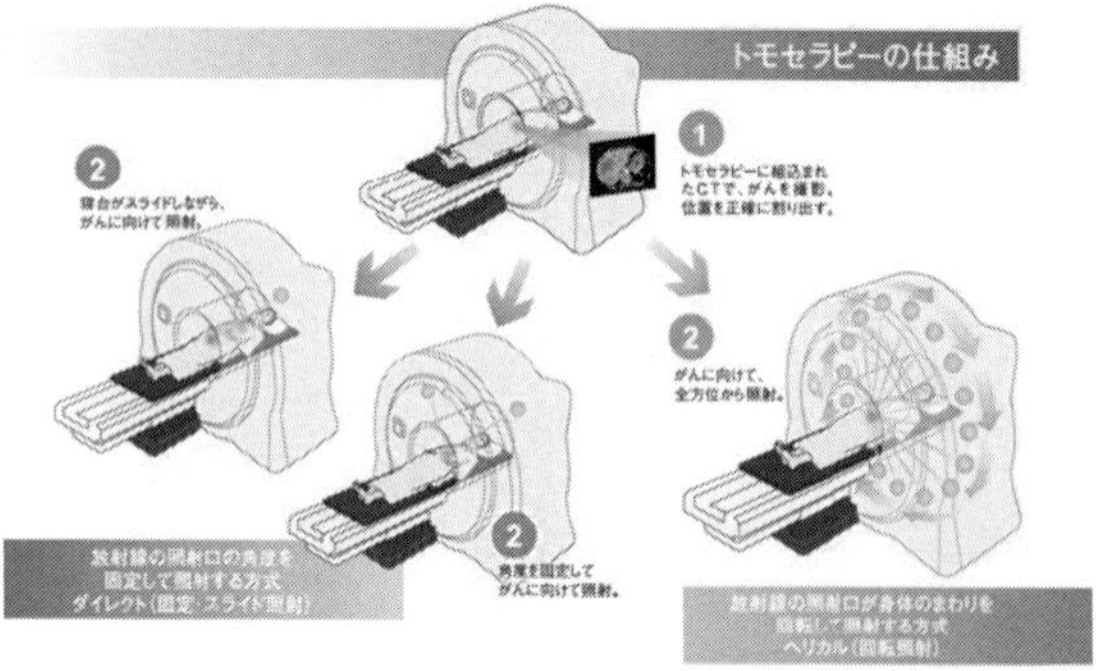

図 22　トモセラピー(11)

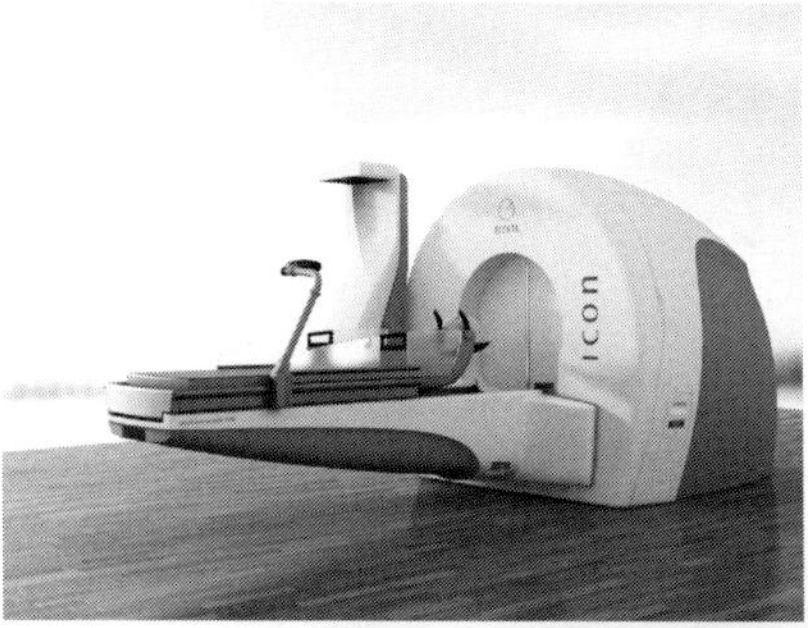

レクセルガンマナイフ®Icon™
（エレクタ株式会社より提供）

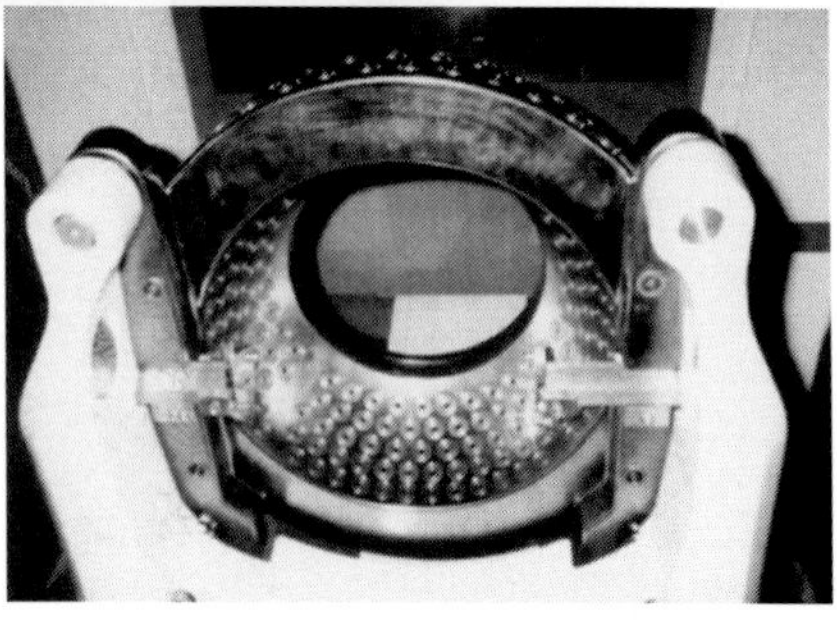

図 23　ガンマナイフ(6)

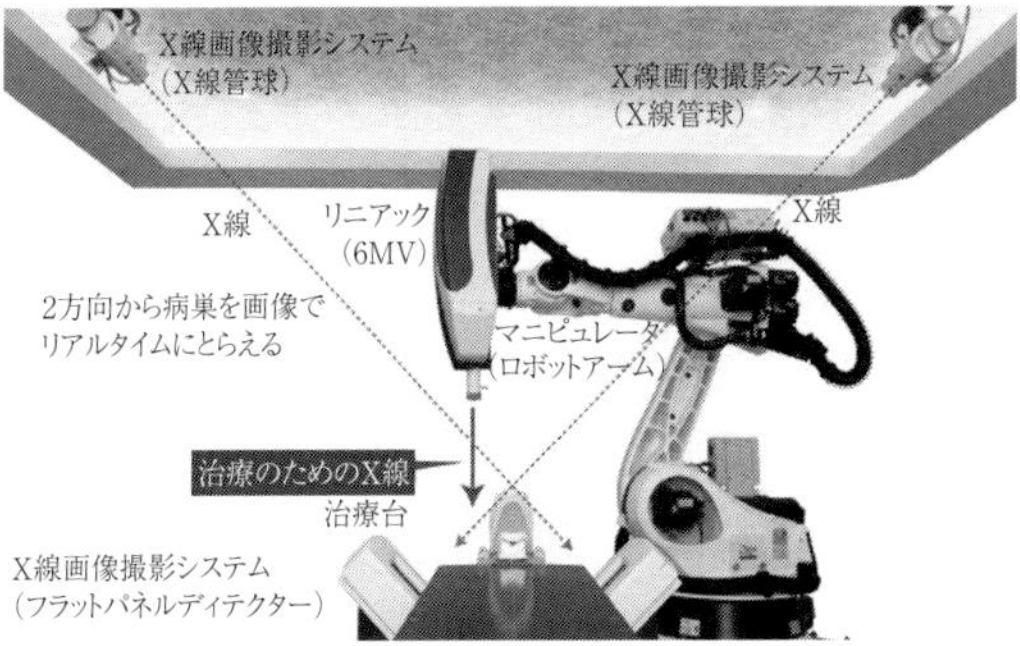

図 24　サイバーナイフ(12)

γ線が貫通するだけなので、副作用は最小限に抑えられます。サイバーナイフとは、最先端の画像解析技術と超高精度ミサイル追尾技術、産業ロボット技術を応用して開発された高精度の定位照射放射線治療装置で、あらかじめ作成した画像に二方向から撮影したX線画像を重ねることで病巣を正確にとらえ、六つの関節を持ったロボットアームが自在に角度を変えながら、リニアックから発生した放射線を的確に病巣に照射するというものです。

また、陽子線や重粒子線（ヘリウム原子より重い粒子、実用化されているのは炭素イオン線）による放射線治療は、ブラッグピーク（**図25**）とよばれ、表面付近の吸収線量が小さく、粒子が停止する付近で最も線量が大きくなるという特徴があります。

これを利用して、照射回数と副作用をさらに少なく、

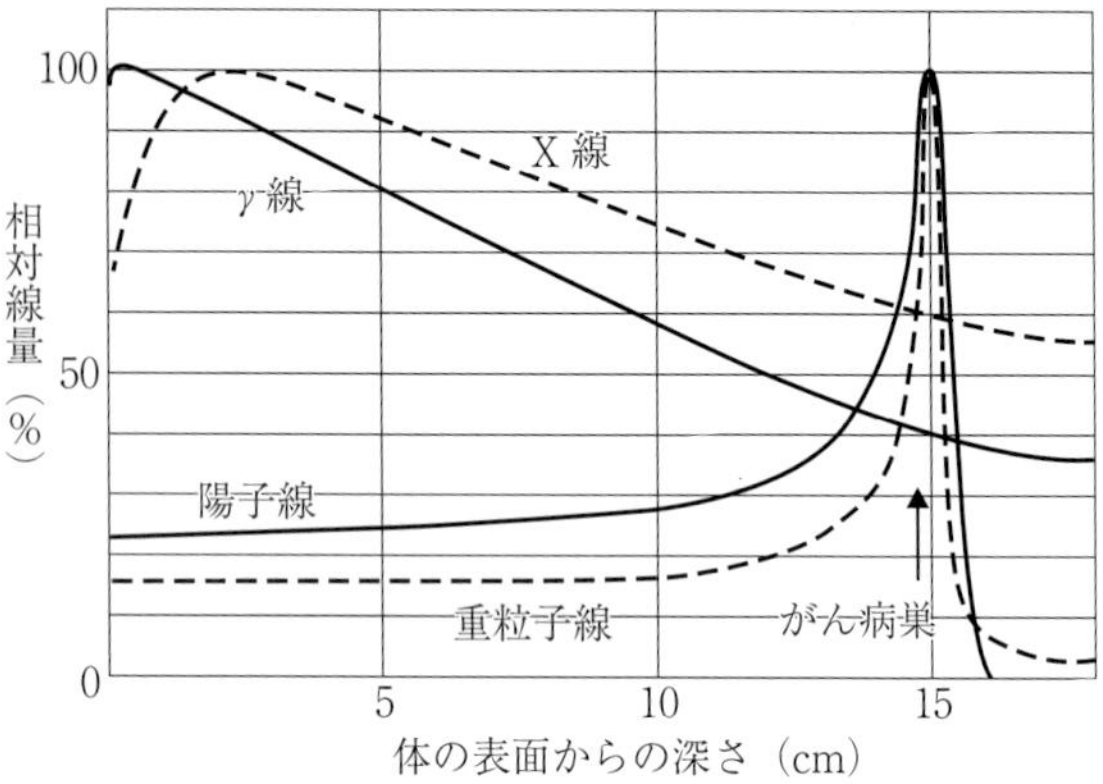

図25　各種放射線の生体内における線量分布[13]

治療期間をより短くすることが可能となります。しかし、重粒子線を治療応用可能な速度に加速するには巨大な加速器が必要なため、建設に巨額な費用が発生し、世界でも数施設しかありません。日本では二〇一六年一月、放射線医学研究所と東芝が超電導磁石を応用した軽量・小型の回転ガントリー型重粒子線治療装置を開発したと発表し、今後の普及が期待されています。

三　放射線診断

画像診断の分野で、最も利用されている放射線はX線です。学校や職場の健診の際にも撮影される胸部X線撮影のように、X線源からフィルム・検出器までの間に存在するものがすべて重なり合ってみられる撮影法を単純X線撮影法とよび、撮影されたX線像を単純像または重積像とよびます。頭部や体幹部の他、四肢など全身の診断に応用されています。単純X線写真で、画像の中で黒く写っている部分は、X線が被写体によって吸収されずにフィルム・検出器に届くことにより生じ、歯科では「X線透過像」と表現され、X線が被写体に吸収される程度によって黒色の濃度（黒化度といいます）が違います。また白色部分はX線が被写体により吸収され、フィルム・検出器に届かなくなるため生じ、歯科では「X線不透過像」とよばれ、X線の吸収される程度により白色の濃度が違います。例として骨や歯は構成する物質の原子番号が大きく、X線が吸収されやすいため、単純X線写真では不透過像として描出されます。骨や歯の不透過像が透過像になると、炎症や腫瘍などの病気のため骨が壊れたり、歯の透過像が強くなると蝕（カリエス）が疑われるのです。

単純X線撮影の画像表示には、長い間X線フィルムが使用されてきました。X線フィルムはハロゲン化銀を使用した銀塩フィルムで、白黒写真と同様ですが、感度調整などで独自の進化がありました。特に乳房撮影用のいわゆるマンモフィルムは、可視光線よりもX線に感度が高くなるよう調整され、解像度が高いものを使用しています（ノンスクリーンフィルム）。胸部などでは少ない被曝線量でX線写真を得るために増感紙とよばれる蛍光材が使用され、蛍光材が発する可視光線に感度が高くなるように調整されています（スクリーンフィルム）。

近年、フィルムの代わりに、イメージングプレート（Imaging Plate：ＩＰ）とよばれる媒体や、デジタルカメラなどに使用されている検出器を使用して画像を得るデジタルシステムが急速に普及しました。デジタルシステムはフィルムに比べて、Ｘ線に対して感度が高く被曝量を低減できる、濃度補正などの画質調整が容易である、画像の劣化がなくデータの保管法によっては半永久的に保存可能である、現像液を使用しないので廃液が出ず環境汚染がない、コンピュータの保存媒体に保存できるため保存スペースが少なくてすむ、患者名や撮影日などの条件検索が容易である、また遠隔地の診断専門医に診断依頼が可能などの利点がありま す。一方、欠点としては初期導入費用が高いなどがあげられますが、普及により、低価格化が進んでいます。

図26のイメージングプレートは、輝尽性（光輝尽）蛍光体とよばれるＸ線の光子をエネルギーとして蓄積する性質を有する物質を板状に加工し、フィルムと同サイズにし、使用します。蓄積された光子エネルギーはレーザー照射により放出されるため、デジタイザーもしくはスキャナーとよばれる読み取り装置でレーザー光線を照射し、放出されたエネルギーの場所と量を読み取って画像化します。高解像度モードで読み取り、高品位モニタで観察する場

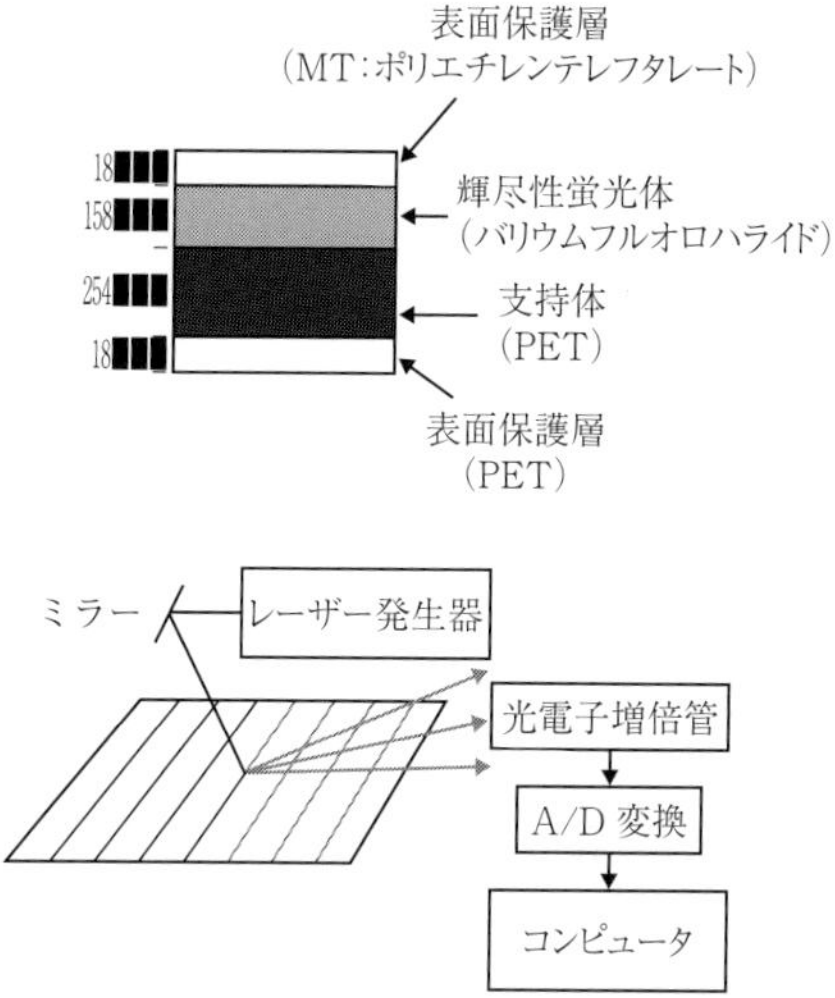

図 26　イメージングプレートの構造と読み取り機構

合は乳房撮影に用いられるマンモフィルムと同等の解像度を有します。

検出器（センサ）によるデジタルシステムはデジタルカメラにも使用されているＣＣＤ（Charge-Coupled Device：電荷結合素子、**図27Ａ**）やＣＭＯＳ（Complementary Metal Oxide Semiconductor：相補型金属酸化膜半導体、**図27Ｂ**）ですが、解像度は増感紙と一緒に使用するスクリーンフィルムと同等であるため、最近はより解像度が高いフラットパネル（Flat Panel Detector：ＦＰＤ、**図**

28）とよばれる検出器も普及しています。

X線検査に際して、造影剤（Contrast Medium）とよばれる画像のコントラストを変化させる医薬品を使用する場合もあります。一般的には不透過性を増す陽性造影剤が使用され、血管の造影にはヨード系造影剤、消化管の造影にはバリウムなどが使用されます。透過性を

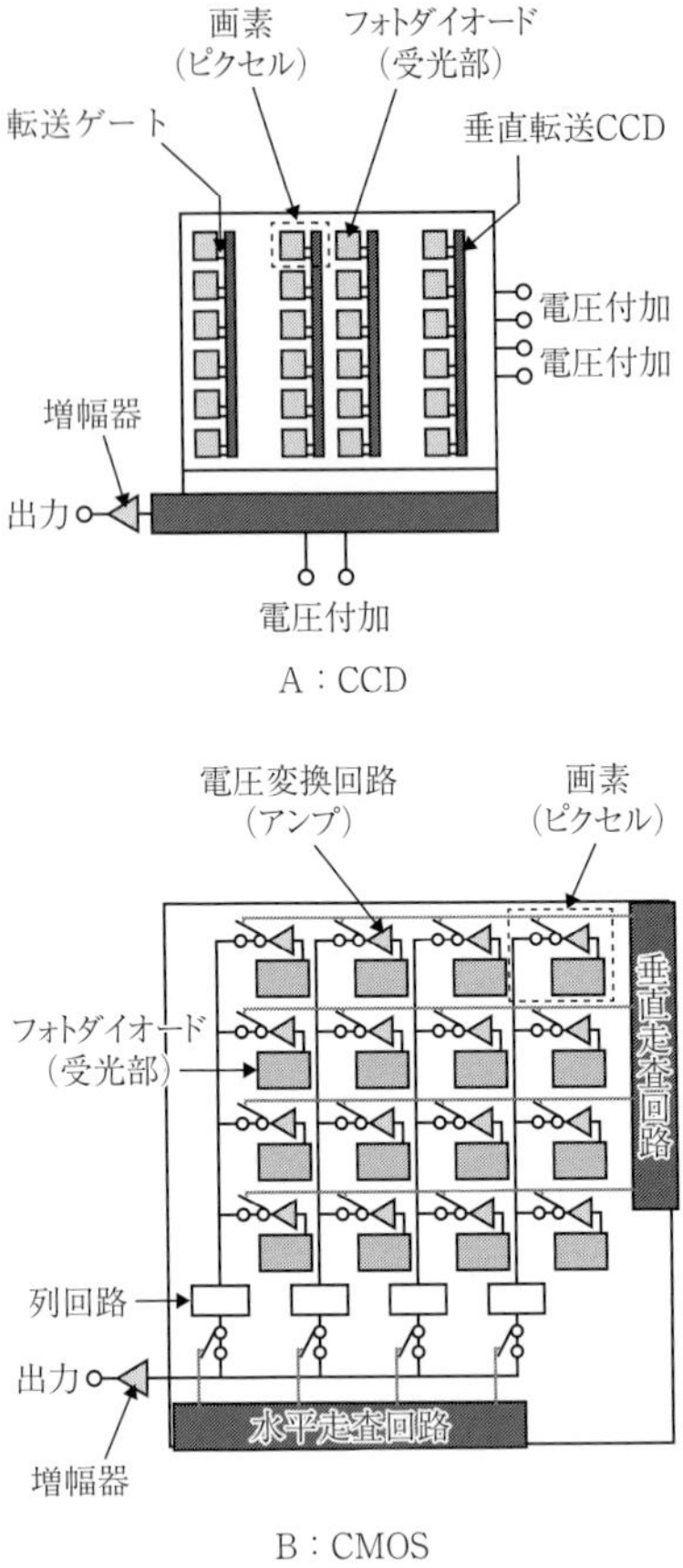

図27　センサによるデジタルシステム

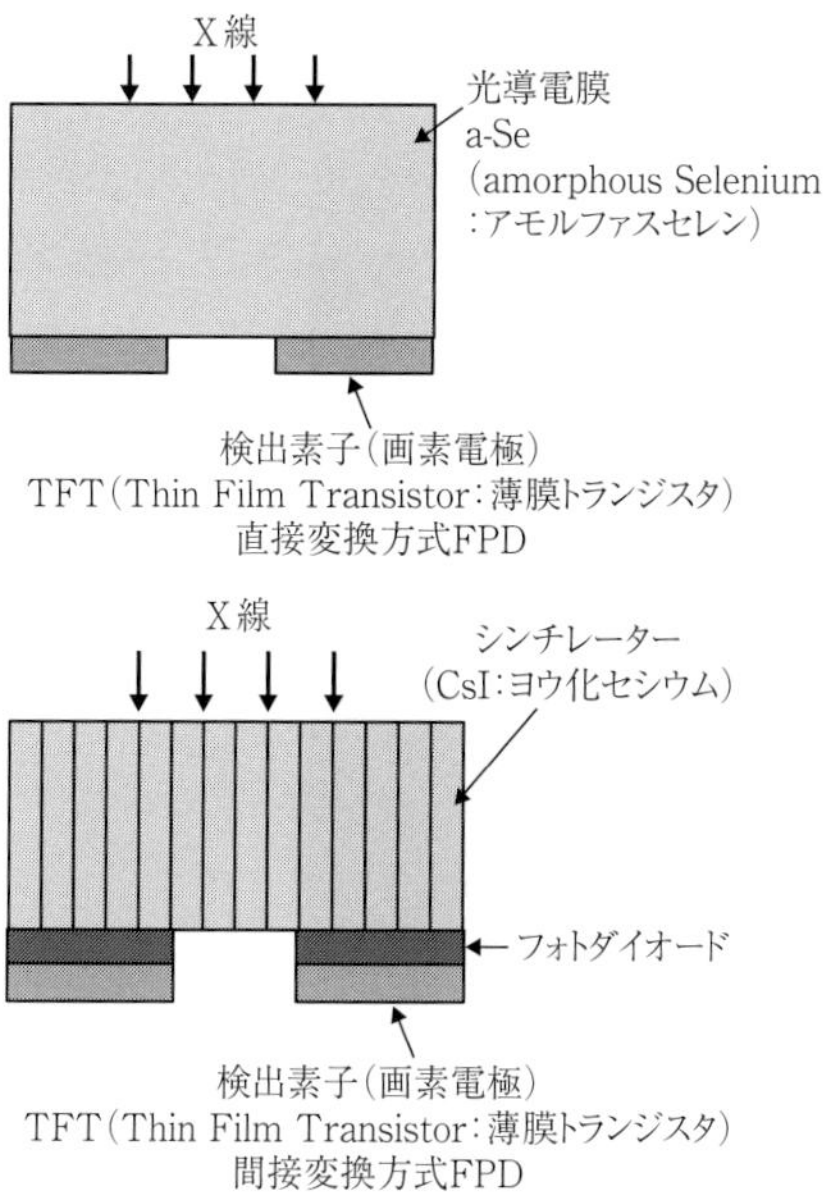

図28　フラットパネルと検出器

増す陰性造影剤には、空気や炭酸ガスがあります。消化管の造影にはバリウムを飲んだ後、発泡剤等の空気や炭酸ガスで臓器を膨張させ、消化管壁のみを造影して検査が行われます（**図29**）。

　単純X線撮影には、連続した照射で得られたX線像を光学像に変換し、リアルタイムにモニタ上で動画として観察するX線透視診断があります。光学像への変換にはＩＩ（Image Intensifier：光電子増倍管）という検出器が用いら

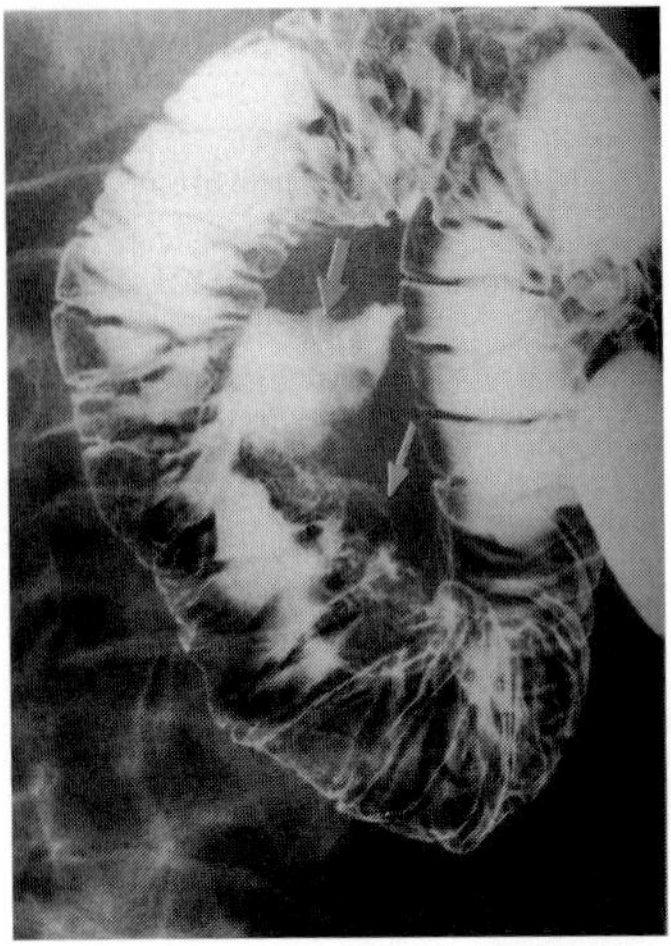

図29　消化管の造影[8]

れてきましたが、最近ではＦＰＤを使用するものもあります。Ｘ線透視は前述の消化管造影検査などに用いられてきましたが、胃カメラなどの内視鏡やＭＲＩ（Magnetic Resonance Imaging：核磁気共鳴画像法、磁気と電波を使用した電離放射線を使用しない画像診断法）の普及により、消化管造影検査の使用頻度は大きく減少しています。現在では、血管内に造影剤を注入した画像から、注入前の骨などの画像を差し引いて造影剤のみの画像を表示することによって、動脈瘤などの血管異常を診断する血管造影検査（Digital Subtraction Angiography：ＤＳＡ、**図30**）や外科手術中の術中検査などに使用されています。

　単純撮影以外のＸ線画像診断として、一番

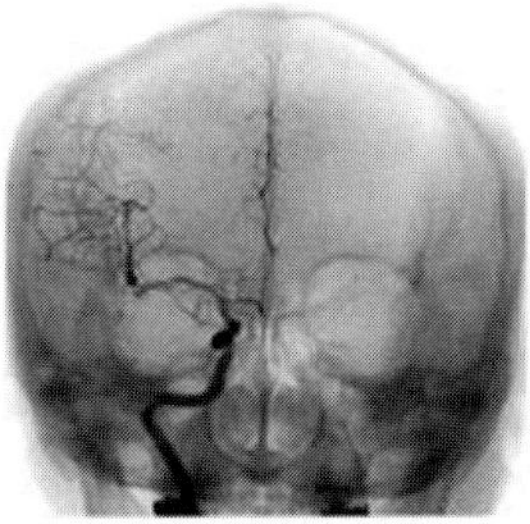

a．造影像（コントラスト像）

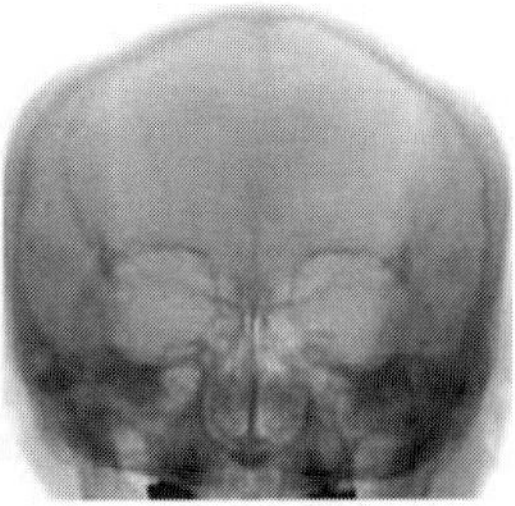

b．造影前像（マスク像）

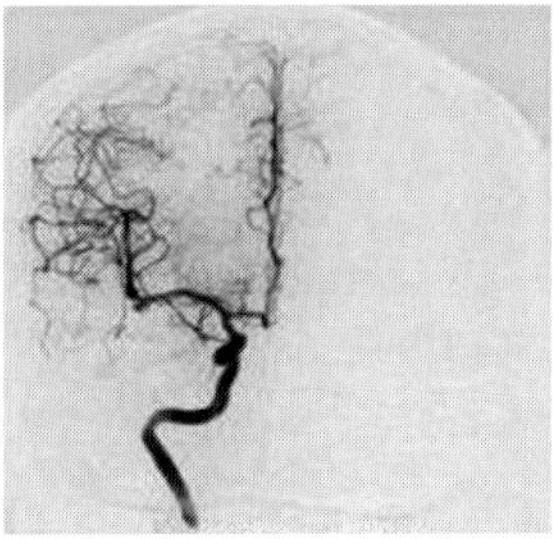

c．サブトラクション像

図30　Digital Subtraction Angiography[14]

よく知られているのはコンピュータ断層撮影法でしょう。この撮影法は断層撮影法と、コンピュータを組合せて細かい部分を精細な画像でみて診断します。断層撮影（トモグラフィ：Tomography）とは、被写体を固定し、X線管球とフィルム・検出器が同期するように移動するので、断層面の画像のみが鮮明に写るのです。普通のX線撮影は、X線管・被写体・X線フィルムの三者が互いに静止した状態で行いますが、断層撮影では三者のうち二つを等しい速度で互いに反対の方向に移動させます。**図31**

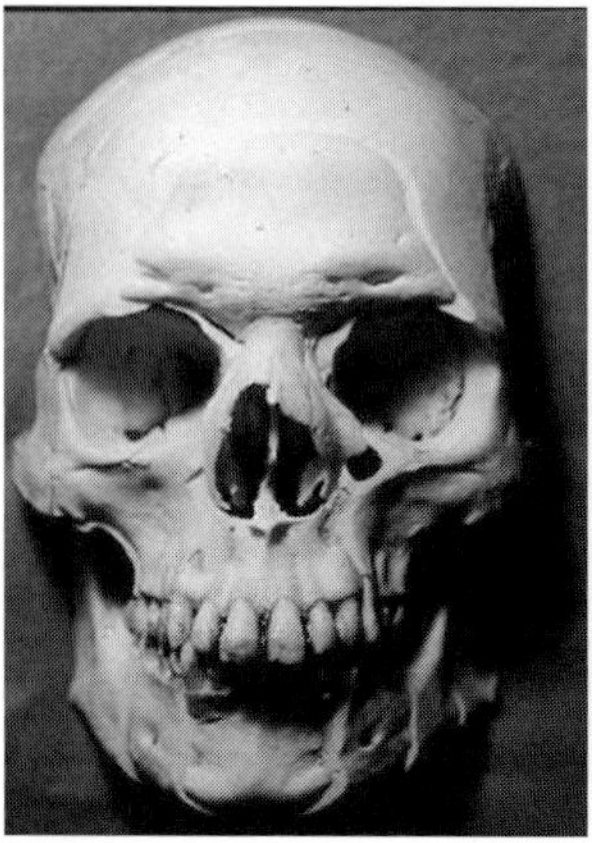

図 31A　乾燥頭蓋骨を前後方向に各 2cm の厚さに切った切片を重ね合わせた状態

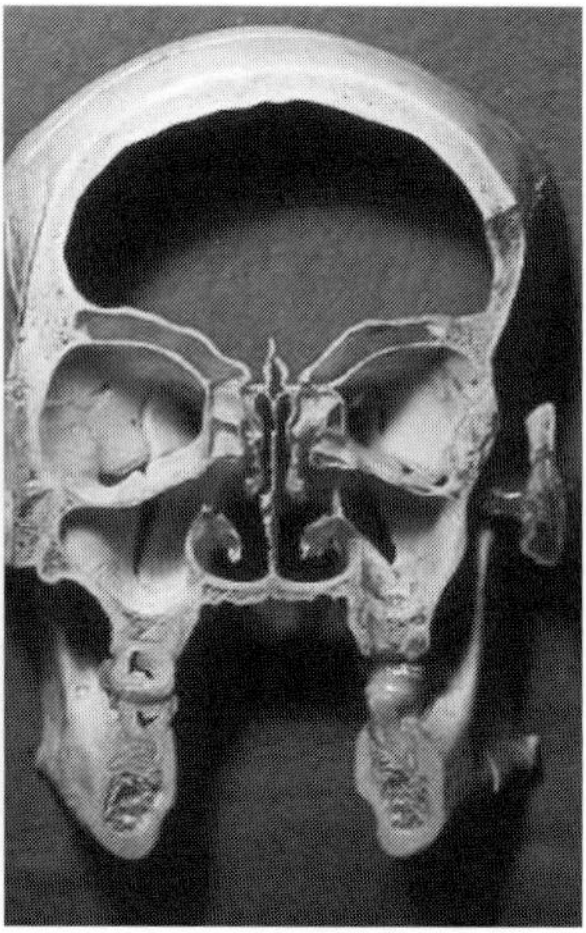

図 31B　2cm の厚さの骨切片を前方から 2 枚取り外した状態

Aは乾燥頭蓋骨を前方から二cmの幅（厚み）に切断し、重ね合わせた物で、前方の二枚の骨切片四cmの厚さ分を除いた状態が**図31B**です。このような状態の画像を撮るのが断層撮影法です。

図32は断層撮影法の原理図ですが、X線管球とフィルムを等速度で反対方向に動かして、一つの断面だけにピントが合うようにして撮影します。分かりやすい歯科の教科書から引用しますが、**図33**左上はアクリル板を一cmの高さの差で上下に並べた階段状の物を作り、一番上のアクリル板に鉛文字

A、同じく下方の板にBCDをそれぞれずらして並べ、被写体とします。この状態で下にX線フィルムを置いて、上からX線を照射すると、右上のX線写真のようになります。被写体を断層撮影しAの面にピントを合わせると他のBCDはボケてしまってみられません（中左）。同様にBの面にピントを合わせると他のACDはボケてしまって読めません（中右）。このように撮影したい断面以外は、ボケカしてしまって像としてみられないようにしてしまうのが断層撮影です。断層撮影ではX線写真上に必ずボケた像が重なって写るので、ボケたX線写真になります。

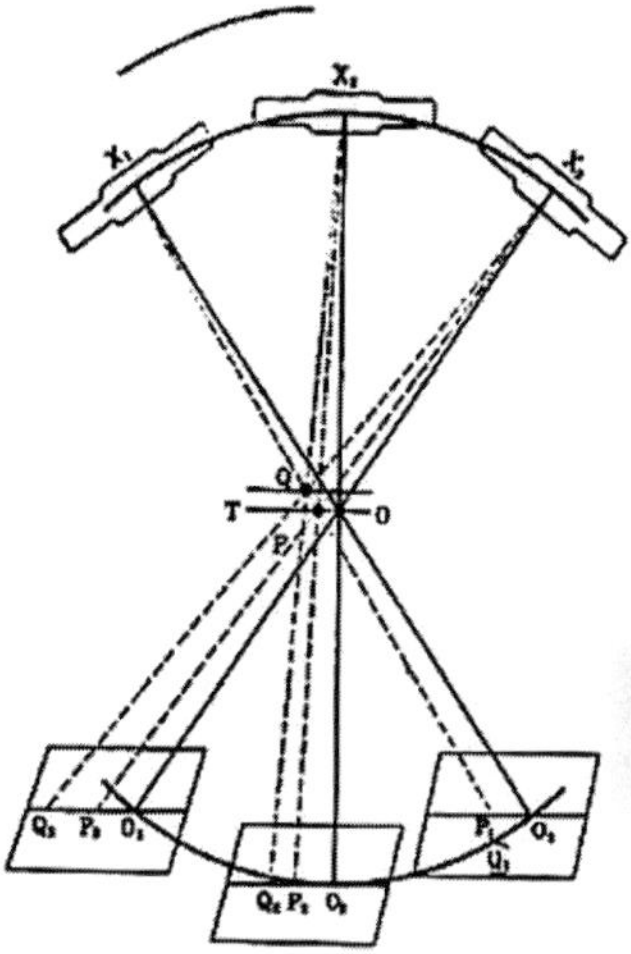

図 32　断層撮影法の原理[15]

現在はボケた像の重なりがなく、鮮明な画像が得られるCTの普及により、この撮影法は姿を消しました。

CT（Computed Tomography：コンピュータ断層撮影）とは、コンピュータを使用した断層撮影装置で、広義には前述のMRIや後述のSPECT、PET

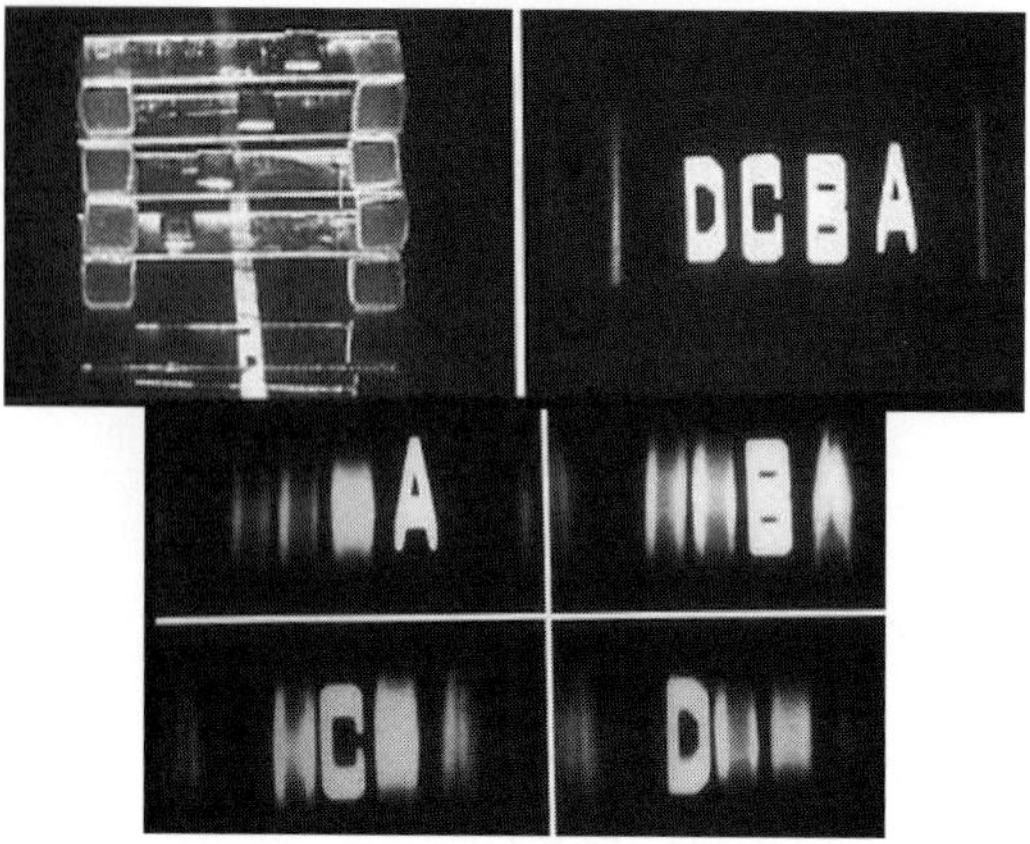

図 33　断層撮影の形成による像[16]

等も含まれますが、一般的にはX線を使用するX線CTのことをいいます。歯科の項で述べる歯科用CTと区別するために、医科用CTやコンベンショナルCTとよばれる場合もあります。一九六三年マサチューセッツ州タフツ大学のコーマックが理論的原理を発表し、一九七二年に、英国Thorn EMI中央研究所のハンスフィールドによって実際の装置が発明、発表されました。CTは、ガントリー（X線管球＋検出器）と寝台およびコントロールパネル（コンピュータ）で構成され、ガントリー内のX線管球から、ファンビームとよばれる扇状のX線が照射され、被写体（人体）を透過し、X線管球と対極に位置する検出器によってX線量が記録されます。被写体をボクセル（Voxel：画素

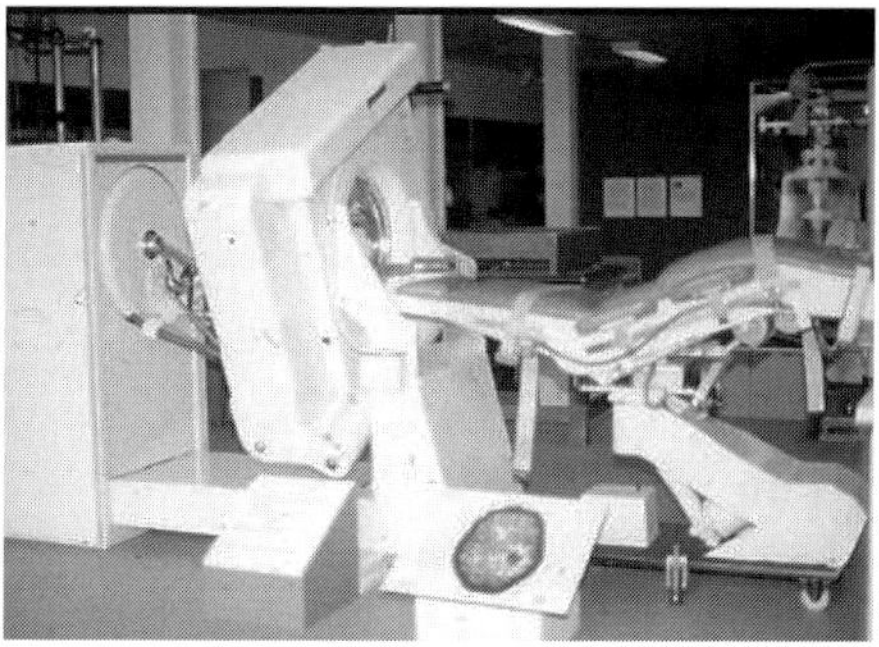

図 34　世界で最初の CT 装置（ドイツ・レントゲン博物館）。最初は頭部専用装置であった

Pixelを立体化したもの）とよばれる格子状の領域に分割し、ボクセルを通過する複数の検出器データを解析することで、被写体を輪切りにした像を得ることができるのです。

初期のＣＴ（**図34**）は一回の照射で計算できる検出器が一列で、寝台が移動している状態での画像解析ができなかったため、広い範囲を撮影する際はガントリーが一周して撮影が終わったら寝台を移動し次の範囲を撮影することを繰り返していました。現在はガントリーが回転しながら寝台も移動するので、広い範囲を連続して撮影できるヘリカル（スパイラル）ＣＴが主流となり、一回転の照射で計算できる検出器も一列から四列、八列、一六列、三二列、六四列と進化し、三二〇列の装置まで開発され、一回転のＸ線照射で広い範囲が撮影可能なマルチスライスCT（マルチディテクターCTともいう）が登場しました。三二〇列では、一回転の撮影で一六㎝の範囲（つまり上下顎の範囲全体）を〇・二七五秒で撮影が可能で、被曝線量の低減にも貢献しています。検出器で得られたX線量は画像再構成処理され、白黒の濃淡値（ディスプレイ上では輝度）で表示された二次元画像として表示されます。この濃淡値をCT値とよんでいます。CT値は水のX線吸収係数を基準とし、空気がマイマス一〇〇〇、骨がプラス一〇〇〇、画像上では空気のマイナス一〇〇〇が黒色（暗色）になるように設定されています。CT値はCTの開発者であるハンスフィールドの名前にちなんでHounsfield Unitともよばれ、単位はHUで表記されます。カーネルとよばれる画像再構成関数を変えると、コントラスト分解能および空間分解能を変化させることができ、軟組織解析用の関数も存在します。また、ウィンドウ幅およびウィンドウレベルを軟組織に適正に合わせるとMRIには劣りますが、軟組織の診断も可能な軟組織モード表示もあります。近年では色々な断面を再構成して表示できるMPR（Multi Planar Reconstruction）やいわゆる立体表示するVR（Volume Rendering）、仮想内視鏡表示を行うVE（Virtual Endoscopy）、単純断層像のような画像を表示するレイサム（Ray Sum）など多彩な画像処理が可能となり（**図35**）、診断や患者さんに対するインフォームド・コンセントにも役立っています。

また、歯科の項で述べる歯科用CTの開発以降、医科用CTよりも細いソフトクリームのコーンのようなX線束（コーンビーム）を使用するCBCT（Cone Beam CT）が、医科の分野でも使用されるようになり、前述のように放射線治療用のリニアック装置に搭載される他、透視装置に利用されたり、耳鼻科領域でも使用されています。

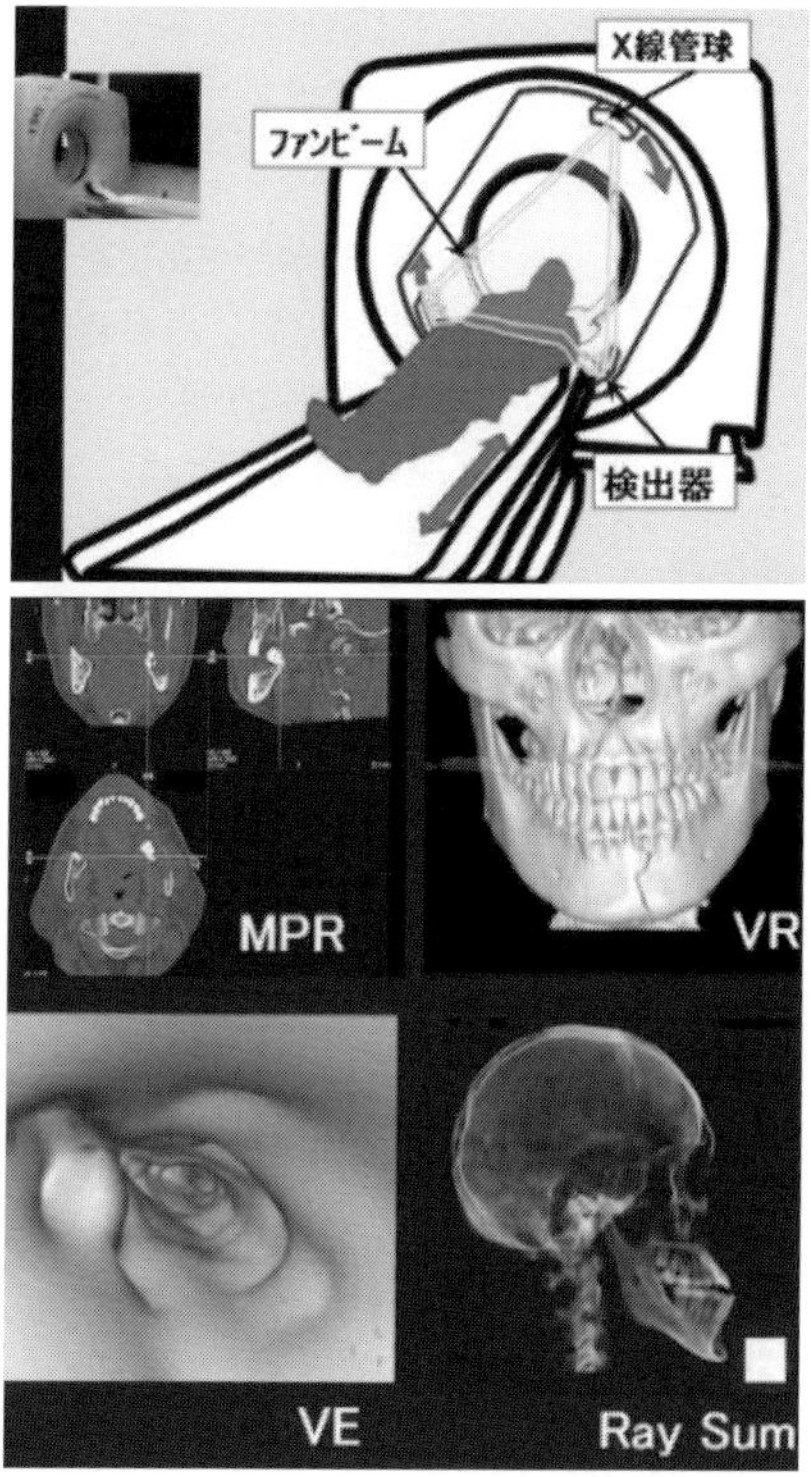

図 35　コンピュータ断層撮影装置と画像

X線以外の放射線を使用する画像診断法には、シンチグラフィとPETがあります。シンチグラフィ（Scintigraphy）

表3　シンチグラフィに用いられる主な放射性医薬品

検査対象	使用放射性医薬品	検査方法
骨シンチグラフィ	^{99m}Tc-HMDP（ヒドロキシメチレンジホスホン酸テクネチウム）	午前中注射で午後撮影(3時間後以降)、撮影時間約30分、食事可
腫瘍シンチグラフィ	^{67}Ga-citrate（クエン酸ガリウム）	午前中注射で3日後撮影、撮影時間約40分、食事可、前日夜下剤を飲む
唾液腺シンチグラフィ	$^{99m}TcO_4^-$（パーテクネテート）	午前中注射・撮影、撮影時間約60分、食事可

とは放射性同位元素（RI）によって標識された放射性医薬品を体内に投与、放出される放射線を検出し、その分布を画像化する検査です。**表3**に、シンチグラフィに使用されている主な放射性医薬品を示します。シンチグラフィには、単純像にあたるプラナー像（**図36**）とCTにあたるSPECT（Single Photon Emission Computed Tomography：単一光子放射断層撮影、**図37**）があります。

PET（Positron Emission Tomography：ポジトロン断層法）とは、放射性同位元素で標識された放射性医薬品を用いた検査であり、その半減期は一般に短い（^{15}O：二分、^{13}N：一〇分、^{11}C：二〇分、^{18}F：一一〇分など）ので、投与直前に病院内に設置したサイクロトロンなどを用いて

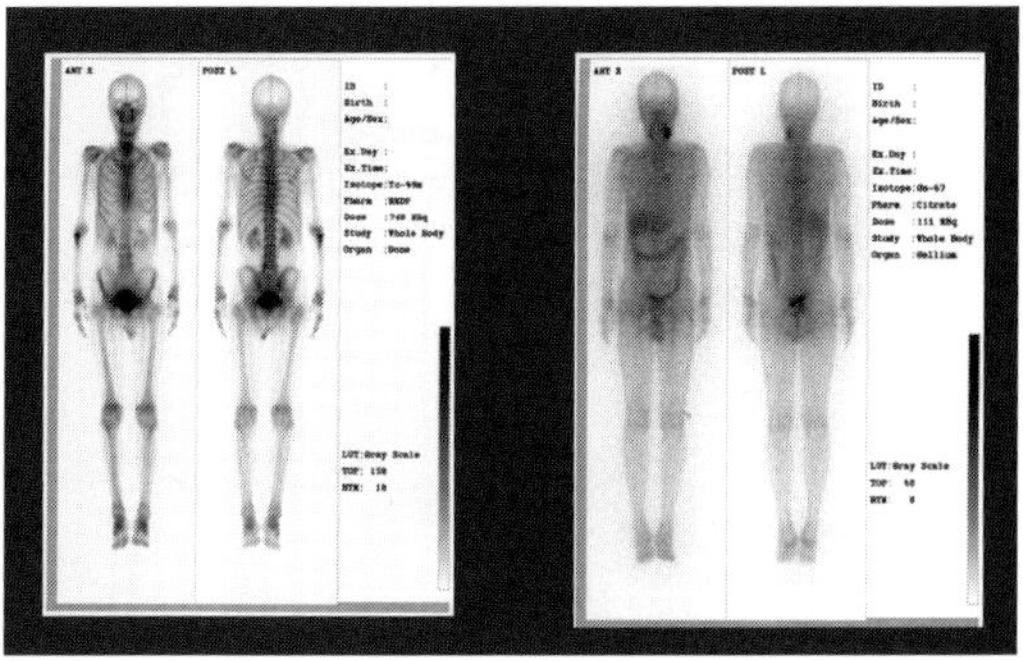

骨シンチグラフィ　　　　腫瘍シンチグラフィ

図 36　プラナー像

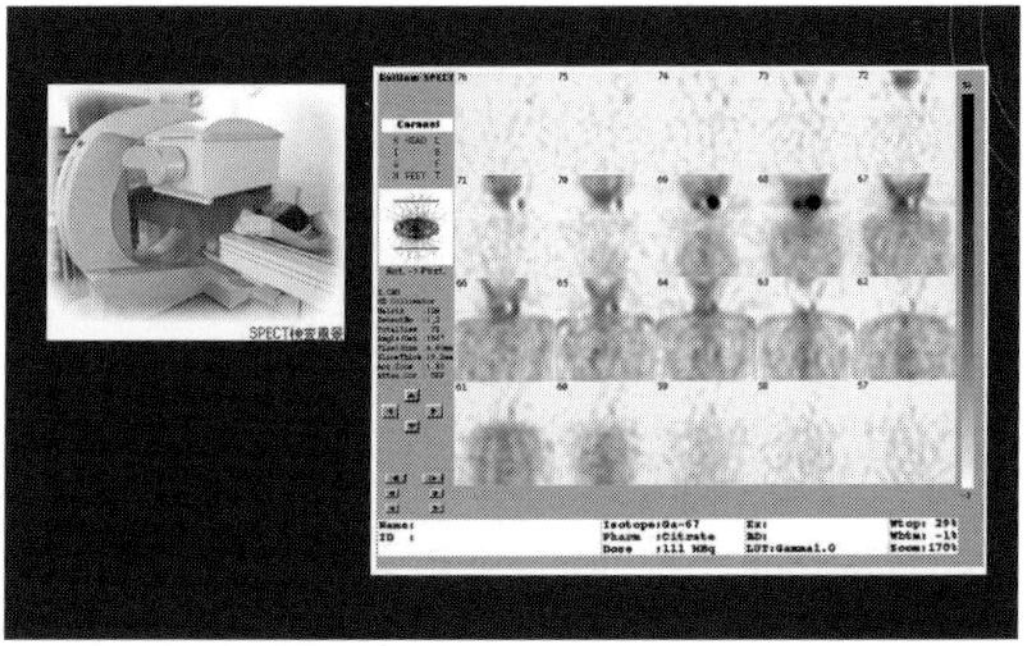

図 37　SPECT 装置と画像

製造されます。現在主に使用されているものは^{18}Fで標識された^{18}F-fluorodeoxy glucose（フルオロデオキシグルコース：FDG）を用いたFDG-PETで、癌腫の多くはブドウ糖代謝が盛んなことを利用して、癌の転移診断に用いられています。しかし、生理的な

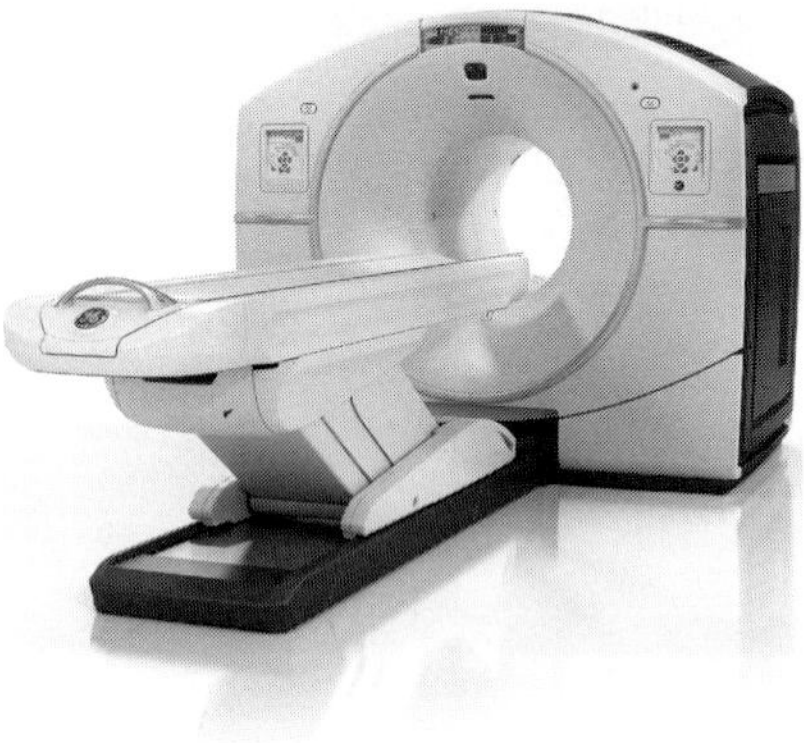

図 38-① Discovery IQ®
(GE ヘルスケア・ジャパン株式会社より提供)

集積による偽陽性も多く、CTと同時に撮影することで診断精度を増したPET-CT（**図38**）が主流となっています。

　現在、画像診断には、前述の内視鏡やMRI・の他、人間の耳には聞こえない高い音を使用する超音波診断法（エコー検査）など、電離放射線を使用しない検査も数多く存在しますが、実際に画像診断を行っている病院の診療科は放射線科、画像診断に関する研究を行っている研究室は放射線学講座とよばれています。臨床の現場で画像診断を行っている医師、歯科医師は「放射線科医」「放射線診断医」という名称に誇りを持って仕事に当たっています。

　IVRは前述のように、これまで述べてきたような画像診断機器を用いて行う低侵襲医療の

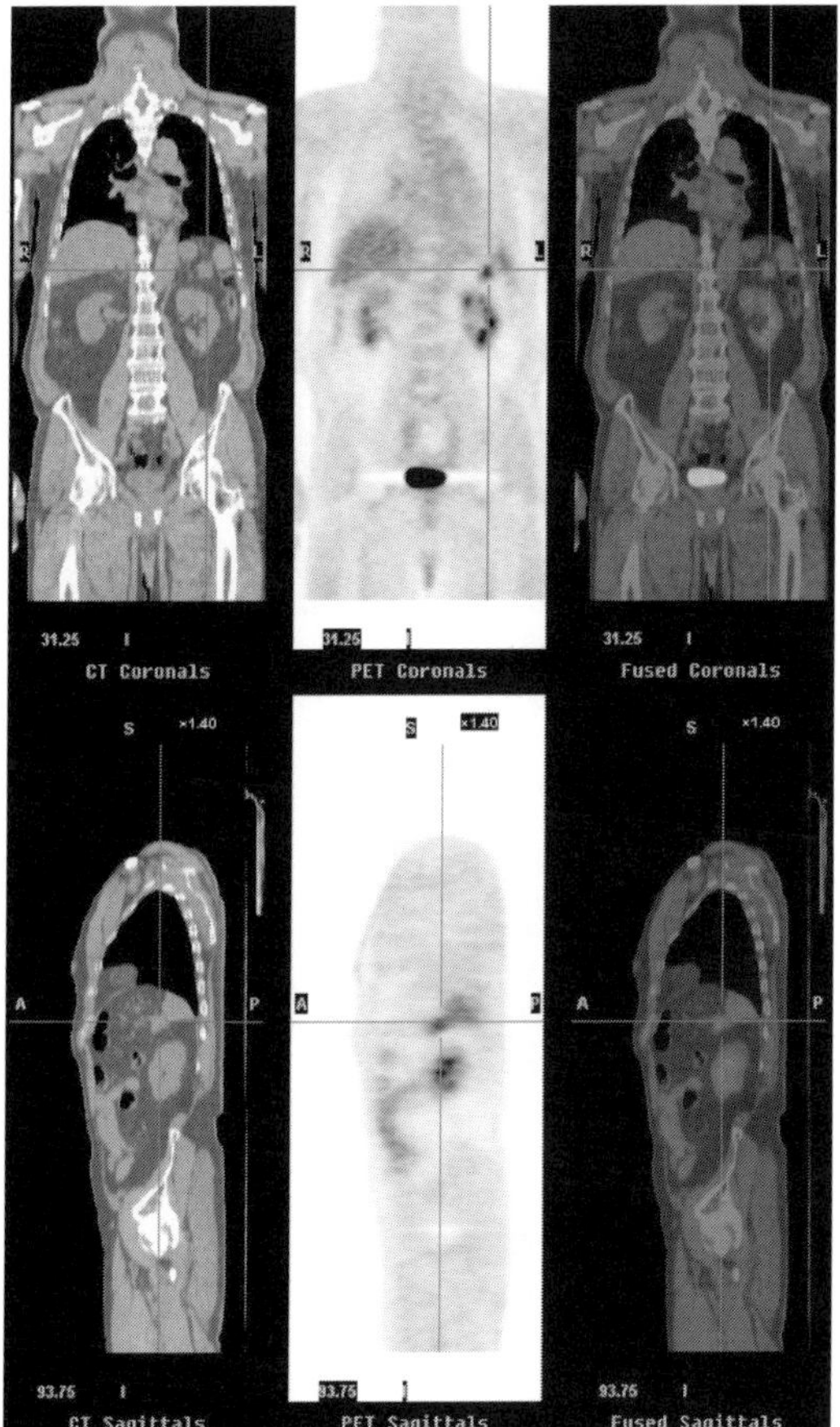

図 38-②　PET-CT
（GE ヘルスケア・ジャパン株式会社より提供）

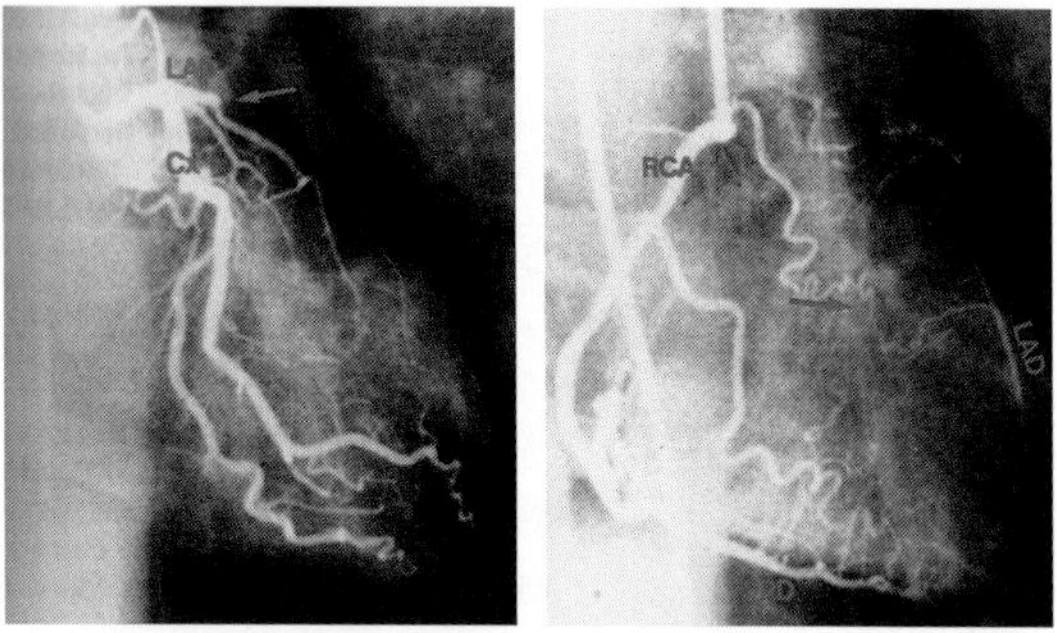

a. 左冠動脈造影（右前斜位）　b. 右冠動脈造影（右前斜位）
（遠藤啓吾，標準放射線医学（中田　肇ほか編）第6版，189，2001，医学書院より転載）

図39　両側総腸骨動脈の狭窄部（aの矢印）をバルーンカテーテルで拡張させてステントを留置した。狭窄部位は拡張している（bの矢印）[8]

一つです。例としては、X線透視下でカテーテルなどを用いて狭くなった血管を拡げる（**図39**）、出血した血管を止血する、腫瘤の栄養動脈を閉塞させて癌を死滅させるなどがあります。

以上述べてきたように、放射線は医療の様々な分野で使用され、現代医療において不可欠なものとなっています。

第四章　歯科医療と放射線

最初に述べたように、歯科で利用する放射線は医科に比べて大部分が画像診断に利用するX線です。その他に日本の歯科大学病院の放射線科は前述した癌などの放射線治療を行っているところも数カ所あり、電子線、重粒子線などを用いる放射線治療施設と連携して治療を行うこともあります。しかし一般の歯科医院で利用するのはX線のみで、X線フィルム（X線に対する感度が高いが光にも反応し、いわゆる感光がおこる）や最近ではイメージングプレートや、CCDとよばれるX線に対して感度の高い半導体で受けて、眼に見える画像いわゆるデジタル画像とし、歯や顎骨に起こる病気を診断します。

一　歯科で行われる撮影法

歯科で行われる撮影法は口内法と口外法に分けられます。一般の歯科医院で撮影されるのは口内法が多いです。単純X線撮影のうち、口内法の撮影にはコーンとよばれるプラスチックの照射筒（**図40―③**）がX線管球を内蔵するヘッド（**図40―②**）から突き出し、アーム（**図**

40-①）で自在に照射方向を、またコントロールボックス（図40-④）で照射時間などを調節できる歯科用X線撮影装置（図40）を用い、フィルムや検出器を口腔内に位置付けて撮影するものを一般に口内法とよびます。X線はX線管で発生した後、直角に進みコーンの方向に向かい、コーンにより進む方向が誘導されます。

口内法では長い間、口腔内に世界最小のX線フィルム（大きさ約31×41㎜）を入れて撮影されてきました。ちなみに普通の写真フィルムは光に対して感度が高く、X線フィルムはX線に対して感度が高いのです。しかし、最近のデジタルX線撮影ではX線フィルムに代わってIPやCCDを使用したX線を受けるもの（受光体）を口腔内に入れて使用します。

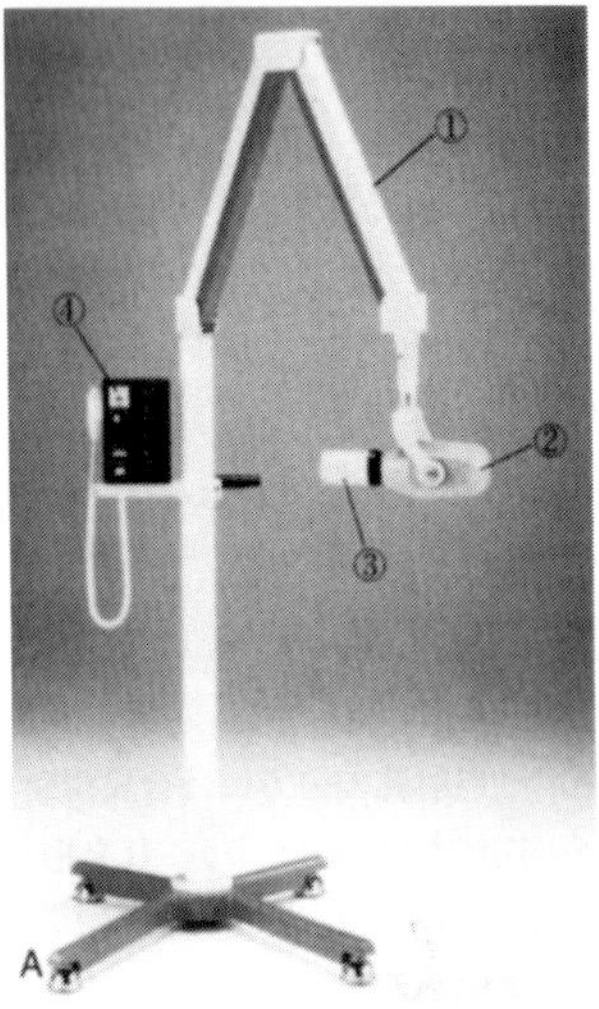

図40　歯科用X線撮影装置[17]

X線が当たる部分（照射野といいます）とフィルムの位置がずれることにより生じるいわゆる「コーンカット」（図41）という、何も写っていない部分

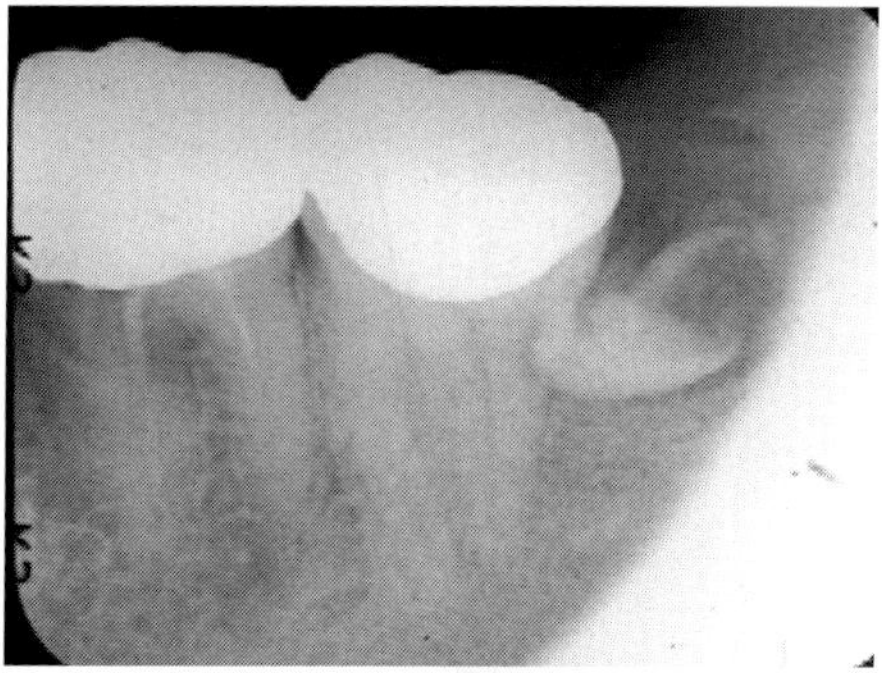

図 41　コーンカットのある X 線写真

がないようにするため、撮影には技術を要します。

歯の長さを実際とできるだけ同じようにX線写真上に再現することは、根の治療（根管治療）のために重要なので、二等分面法や平行法とよばれる撮影方法があり、これらを等長撮影法とよんでいます。二等分面法とは歯の長軸（歯軸）とフィルムがなす角度の二等分面（線）に垂直で、かつ歯の根の先端（根尖といいます）の付近をねらってX線を当てる（照射といいます）と歯の長さがフィルムに正しく写し出されるという方法です（**図42**）。

図43に示す三枚のデンタルX線写真は以前学生の相互実習で撮影されたもので、aが正しい二等分面法の角度で撮影され、bは角度をつけすぎて歯が短く、cは角度が不足して歯が長く写ってしまいました。

これに対して、同じ等長法でも平行法はフィルムを歯軸と平行になるように保持し、歯およびフィルムに垂直に、またできるだけ遠くからX線を照射する方法（**図44**）で、そのため30㎝程度の長い照射筒（ロングコーン）を使用します。これらの方法は、三崎によれば初期の頃に撮影を行った歯が伸びたり、縮んだり、歪んだりしたので、まず伸び縮みを防ごうと考え、Kellsは「歯とフィルムとを平行に置く」、またPriceは「X線管の位置を、X線が歯軸に直角に向かう位置とフィルムに直角に向かう位置との中間に置く。このX線管の位置はまた歯軸とフィルム軸との中間の面にX線が直角に向かう位置である」としました。これが現在の平行法、二等分面法の始まりといわれています。また撮影にあたっては隣の歯同士が重ならないように撮影する「正放線投影」というX線を当てる水平的な方向も合わせて考えなければなりません。

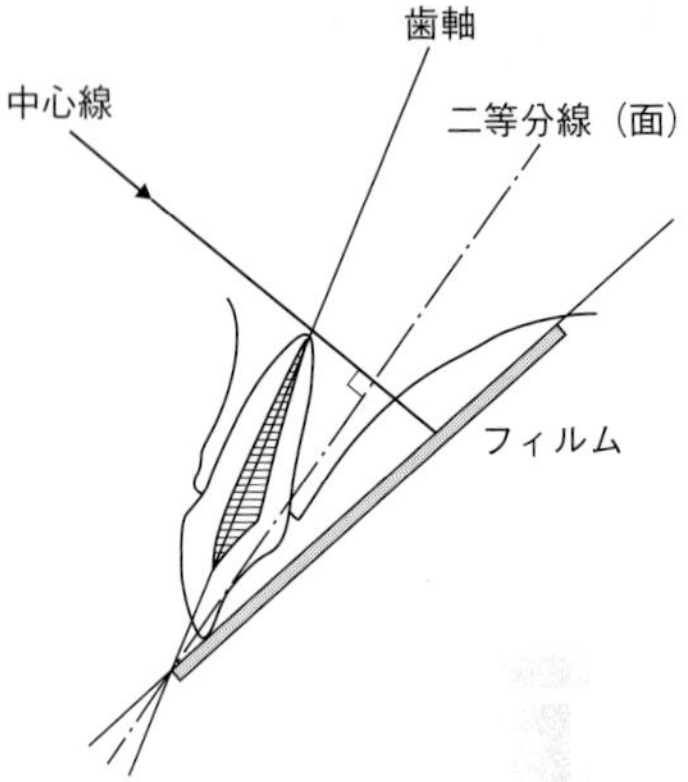

図 42　正しい二等分面法のX線の入射角度[18]

図45は正放線投影の原理図ですが、正中部から五番目の歯（第二小臼歯）までは正中線と左

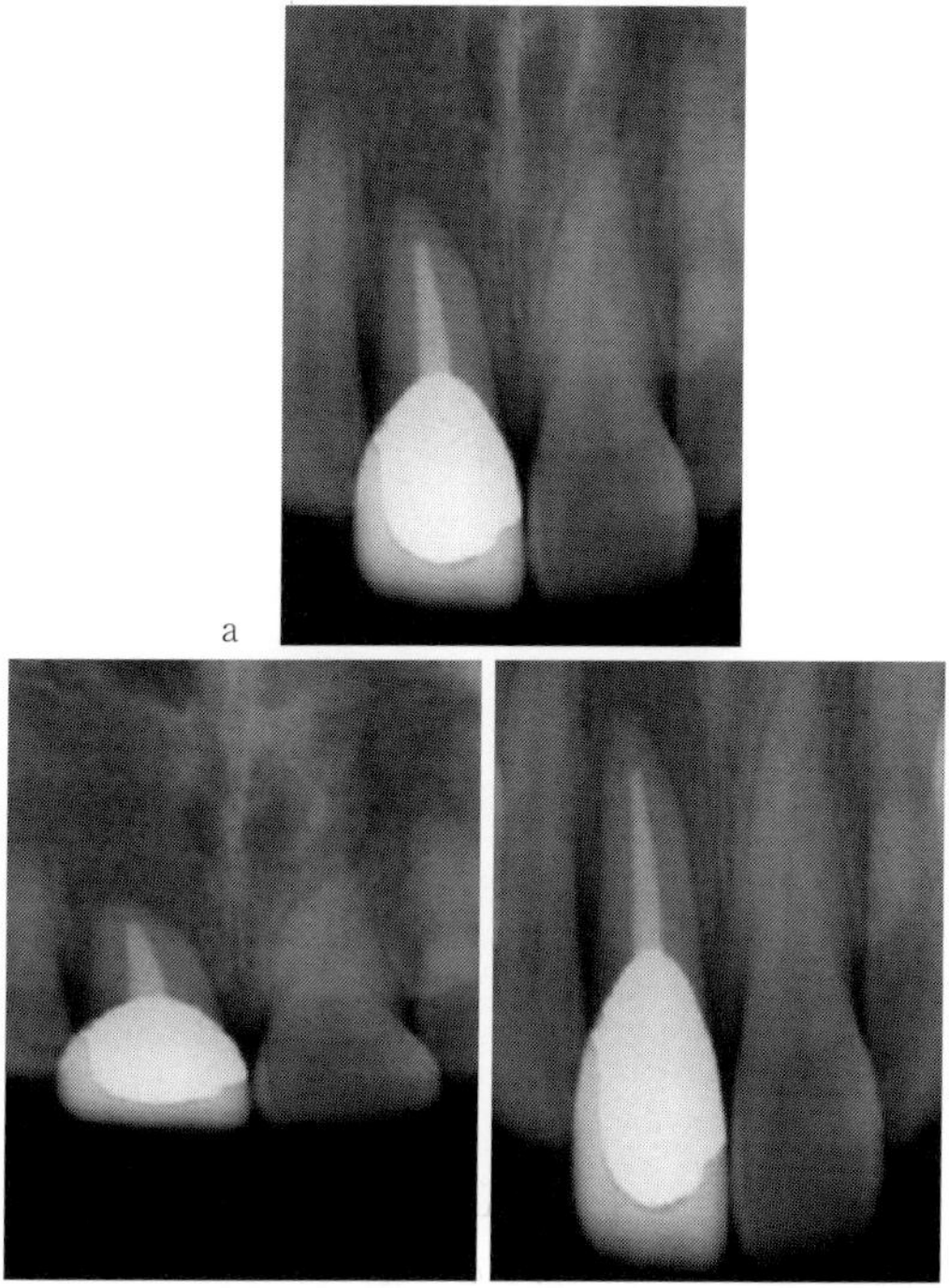

a　b　c

図 43　デンタル X 線写真（3 枚とも同じ歯を撮影）

右の第一大臼歯を結ぶ仮想の線の交点をねらい、それより後ろの歯（第一、第二、第三大臼歯）の撮影では反対側の第三大臼歯（智歯）をねらってX線を入射しなさいということを示しています。こうすればねらった歯が隣の歯に重ならないで撮影されるのですが、要す

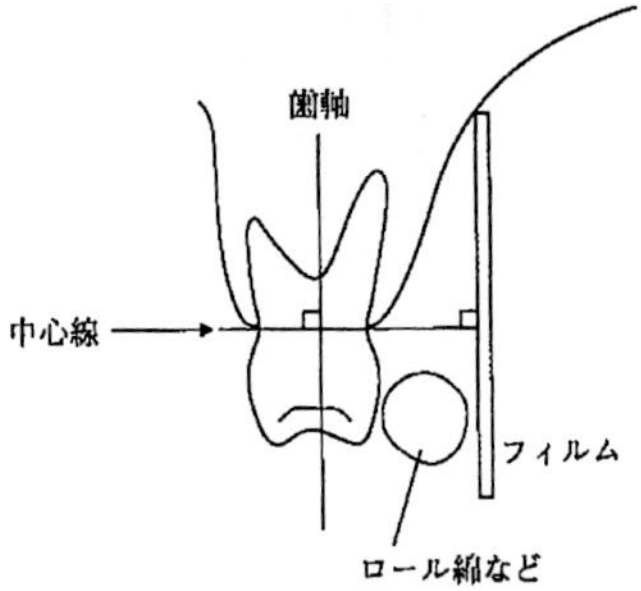

図 44　平行法[17]

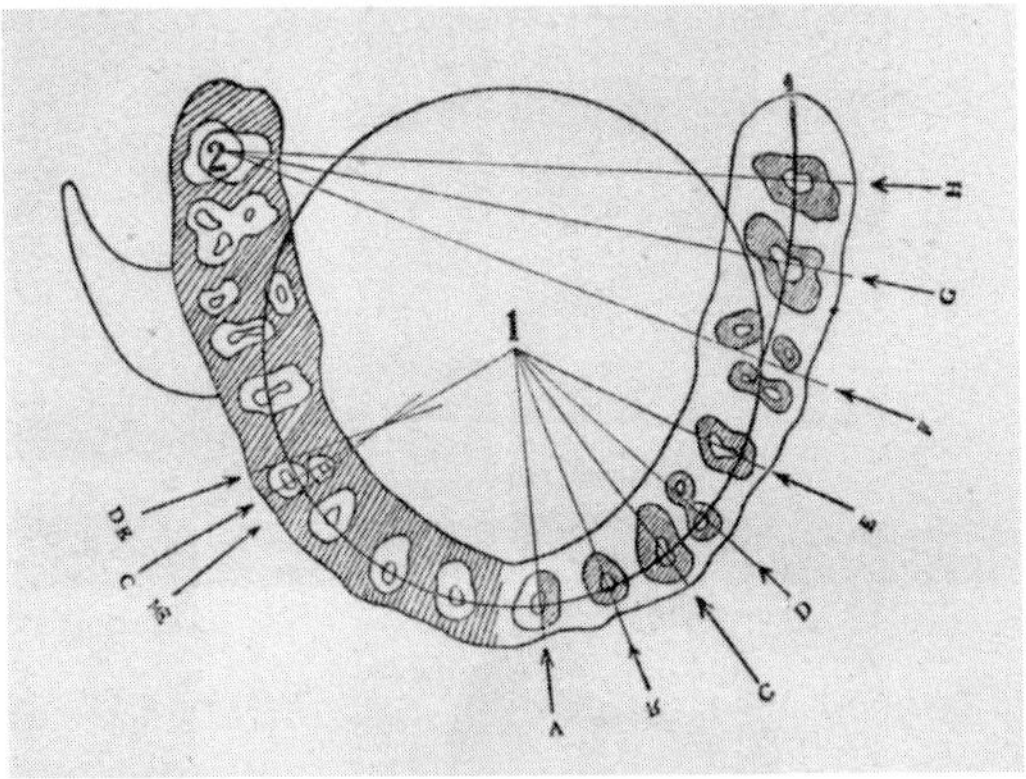

図 45　正放線投影[15]

るにねらった歯に対してまっすぐにX線を当てましょうということです。

例えば**図46**の上の写真ではブリッジが装着されている右側の歯に破折（矢印）がみられますが、下の写真ではみられま

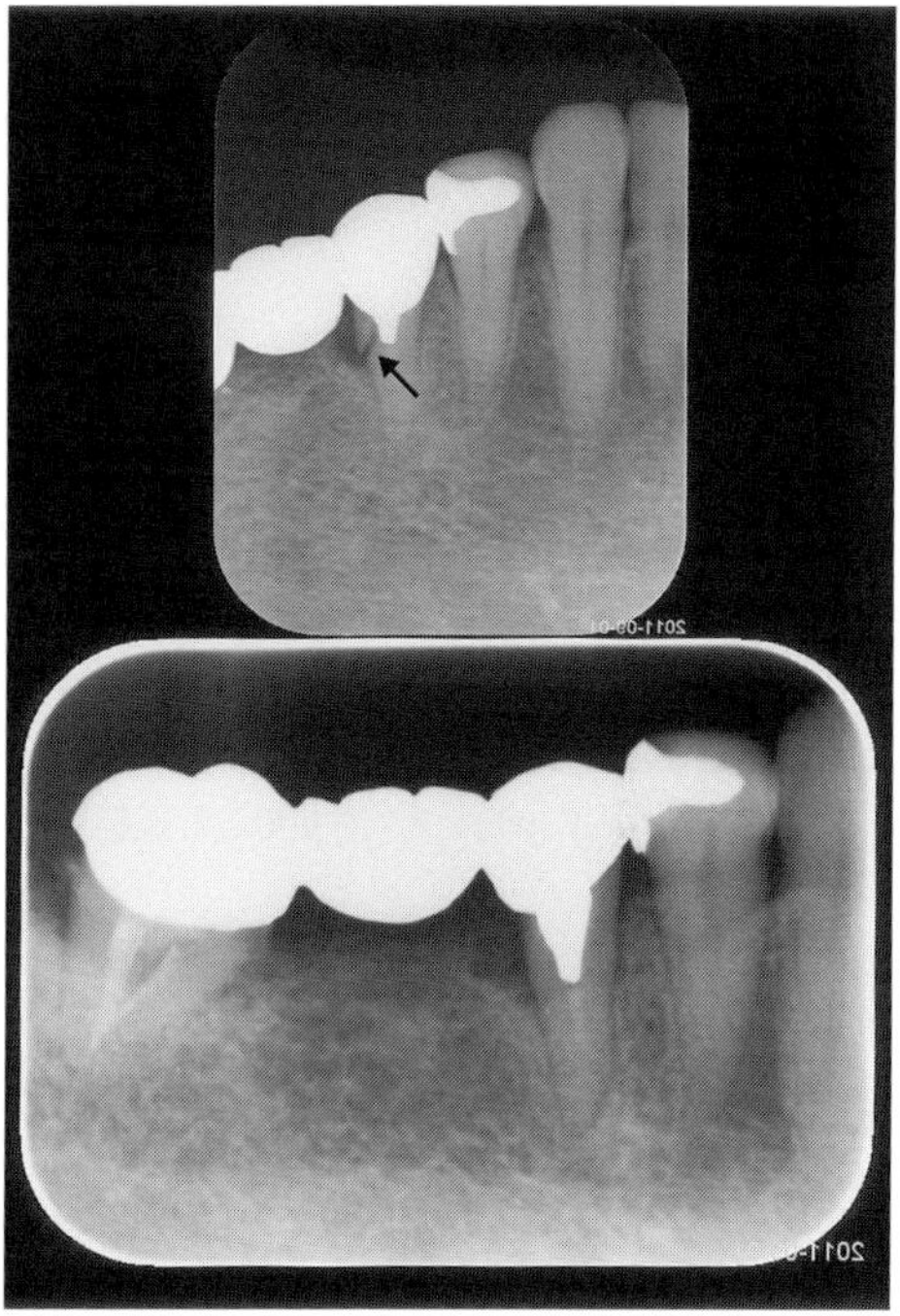

図 46　歯が折れているのが疑われる X 線写真

せん。逆にいうと、歯が折れているのではないかと疑われる時は、X線を当てる方向を変えるとわかるともいえます。

平行法は良い方法ですが、実際のところ、口の大きい欧米人では歯とX線フィルムを平行に置くことにそれ程苦労しないのですが、口の小さい日本人では患者さんが痛がって相当困難です。そのため、

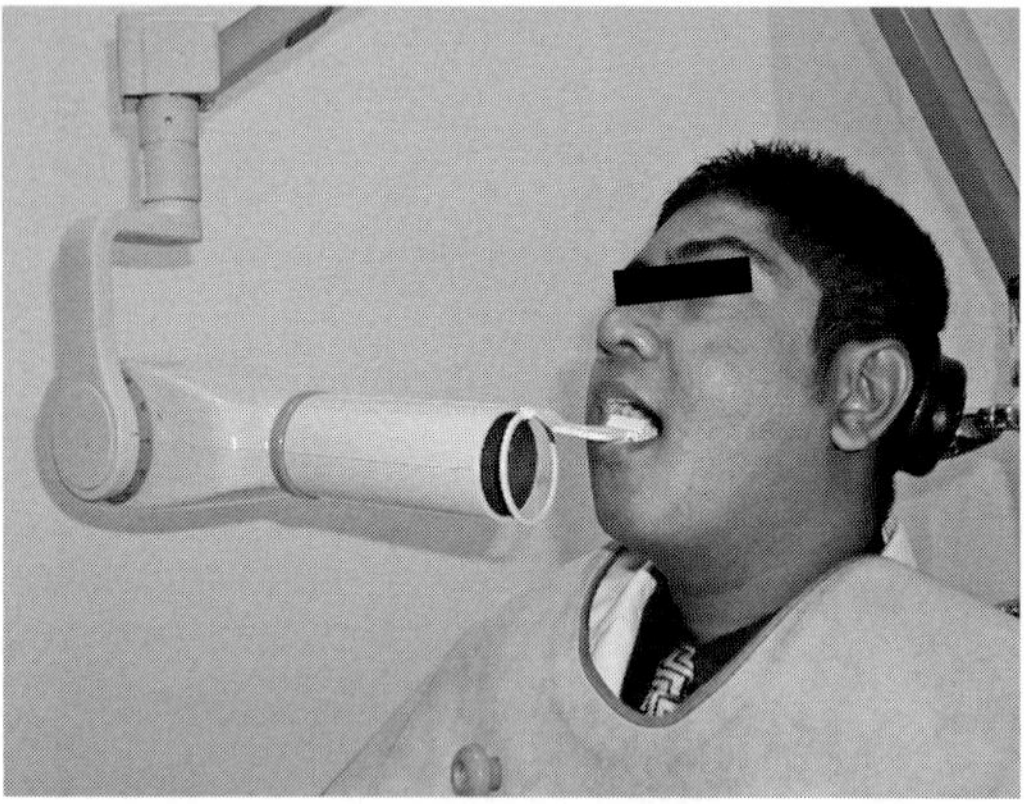

図 47　フィルムホルダーを使用した撮影

日本の歯科大学病院では二等分面法を中心に撮影をしているところがほとんどです。便宜的にフィルムホルダー（**図47**）を使用する場合がありますが、正確には平行法とはいえません。簡単に撮影ができて、フィルムを押さえる患者の指の被曝がない方法と考えた方がいいようです。さて、こうして撮影したX線写真で、まず患者さんが気になっている（痛みがある、腫れている、欠けてしまったなど）歯の状態、歯の周りの骨の状態（骨の壊れはないか、壊れは炎症・腫瘍、腫瘍なら悪性か良性か）などについて診断をします。また口外法（後述）の代表として、一般の歯科医院でもよく撮影されるのがパノラマX線写真です。これは上と下の顎の骨（上顎骨、下顎骨）の状態、顎の骨に植わっている歯の状態、顎の関節の状態、鼻の周りにある副鼻腔という空洞に炎症はないかなどを診断するのに使われます。また、上下顎を一〇ないし一四カ所に分割して標準口内法X線撮影で撮影する「全顎（フルマウス）撮影法」（図48）も歯周病の患者の診断や、経過を追跡する時に撮影されます。以上が一般の歯科医院で多く行われているX線撮影法です。

その他の口内法撮影では咬翼法（図49）と咬合法（図50）があります。咬翼法には翼（wing）がついた専用フィルム（JIS規格では27×54㎜：サイズ3）もありますが、日本人は口が小さいため、一般的にデンタルフィルムや小児用フィルムに翼（市販のものも多く存在するが、セロテープなどで作成も可能）を取り付けて撮影することが多いようです。この方法は隣接面う蝕や歯槽頂部の骨吸収状態の確認が主な目的で、フィルムの翼の部分を撮影部位の上下顎の歯で軽く咬んでもらった状態で撮影する方法です。咬合法はデンタルフィルムの約四倍の大きな咬合型フィルム（JIS規格では57×76㎜：サイズ4）を使用し、通常のデンタルフィルムでは全体をとらえにくい多数歯にわたる大きな病気や、埋伏歯の位置確認、唾石や異物の確認、骨折の確認などが主な目的で、撮影したい顎の方にフィルム表面を向けて軽く咬ませた状態で撮影する方法です。X線の入射方向は撮影部位や撮影目的によりさまざまです。

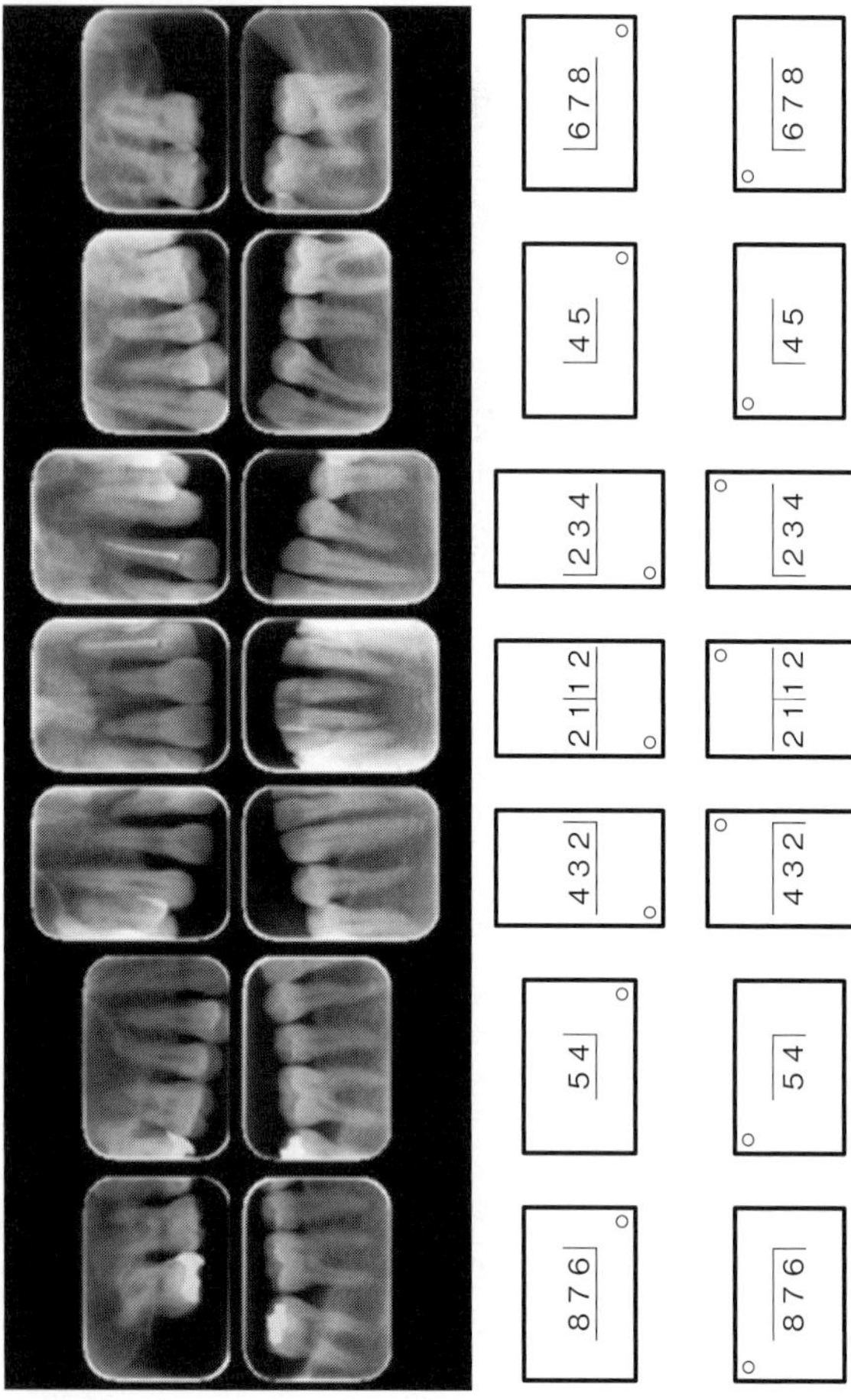

図 48　全顎（フルマウス）撮影法

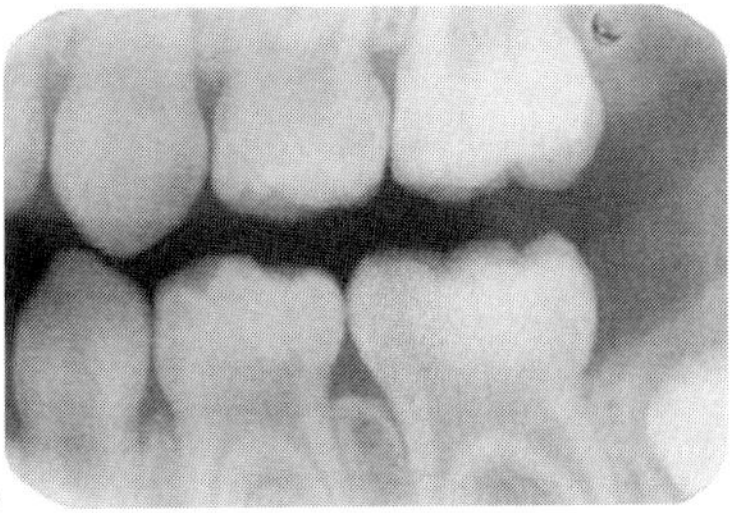

a

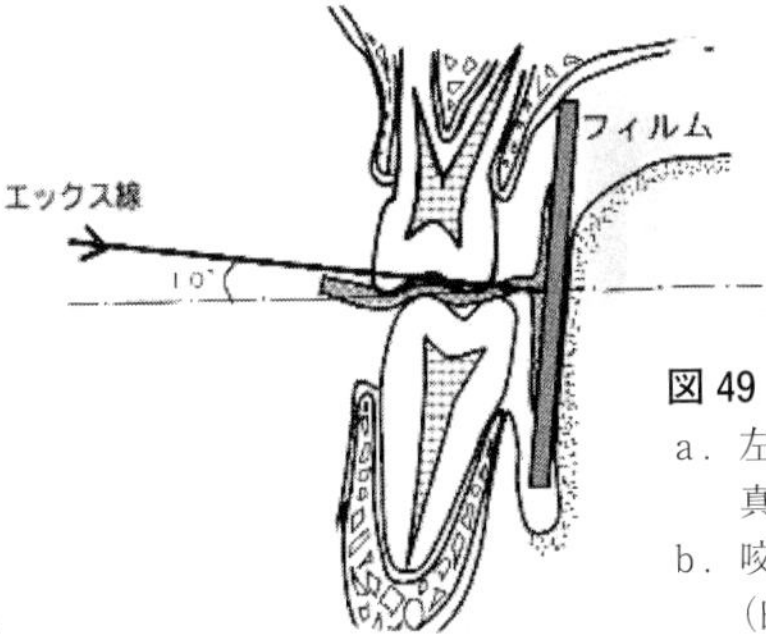

b

図 49　咬翼法[18]

a．左側臼歯部の咬翼法 X 線写真

b．咬翼法のフィルム位置付け（臼歯部）

なお、口内法X線撮影による被曝は、標準的に使用されているD感度フィルムで最大一〇μSv程度とされ、デジタルシステムによる撮影では、その½程度といわれています。IPを使用した口内法X線撮影はフィルムと同等の厚さ、サイズであり、同様の撮影が可能ですが、CCDやCMOSなどを使用した口内法用センサ（**図51**）には、サイズが小さい（現在は最大のものはデンタルフィルムと同等で、小児用フィルムより小さいものも多い）、センサの厚みが厚い、画像処理用コンピュータ

a

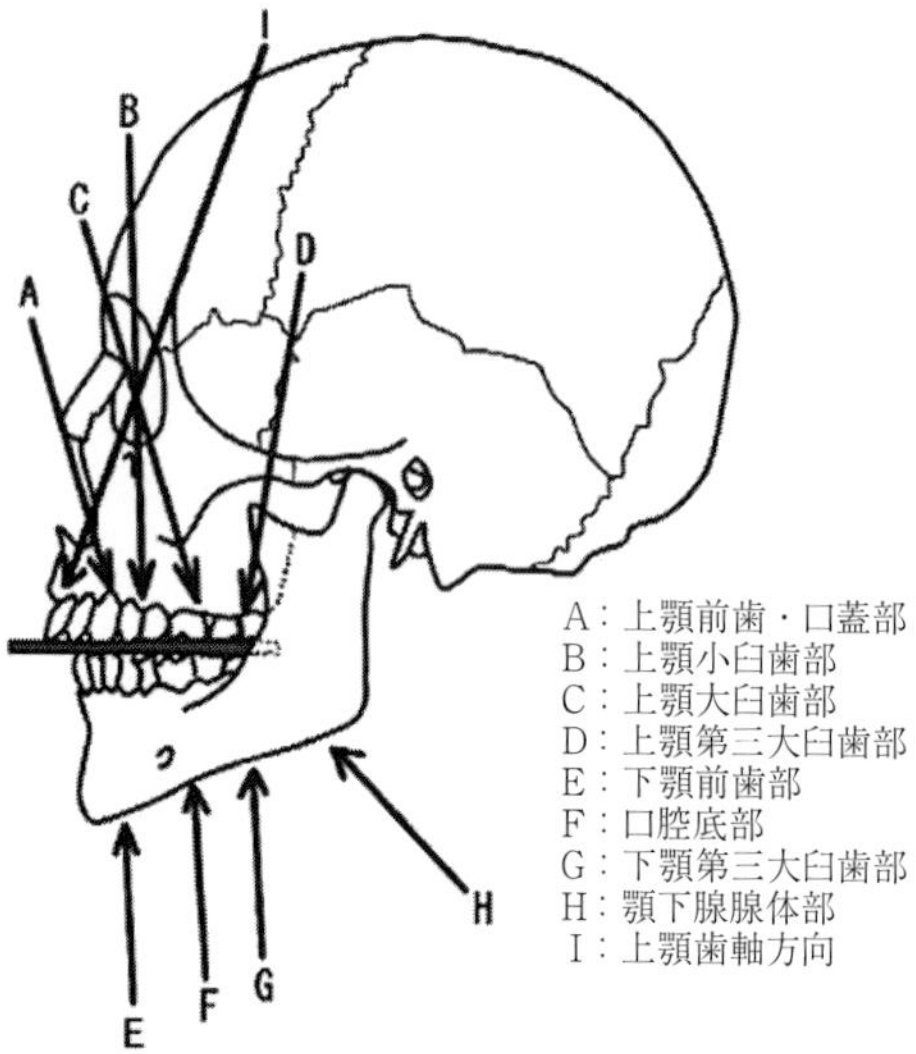

b

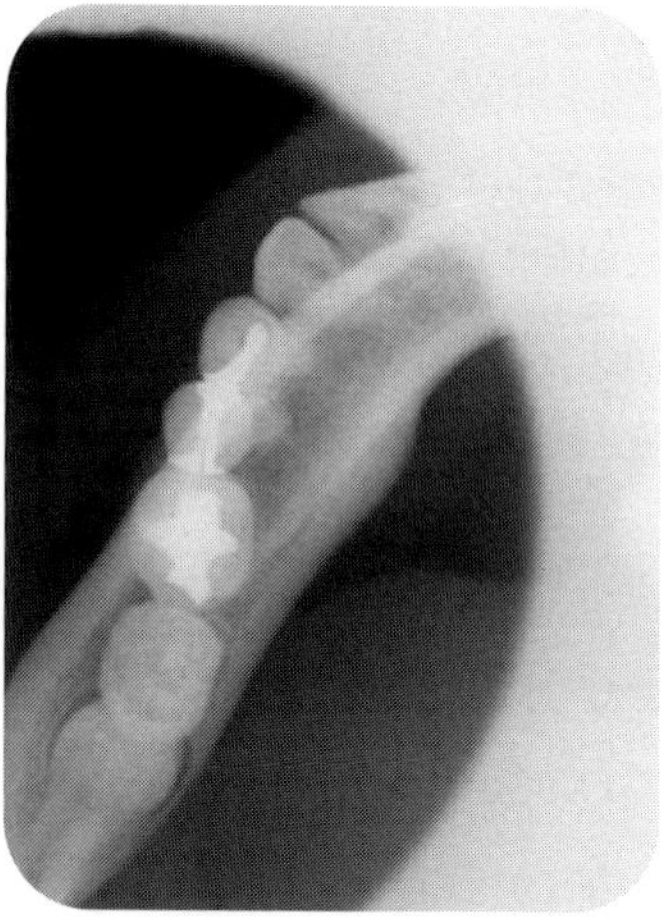

図 50　咬合法[18]

a．咬合法撮影の X 線入射方向

b．下顎右側第三大臼歯部の咬合法 X 線写真

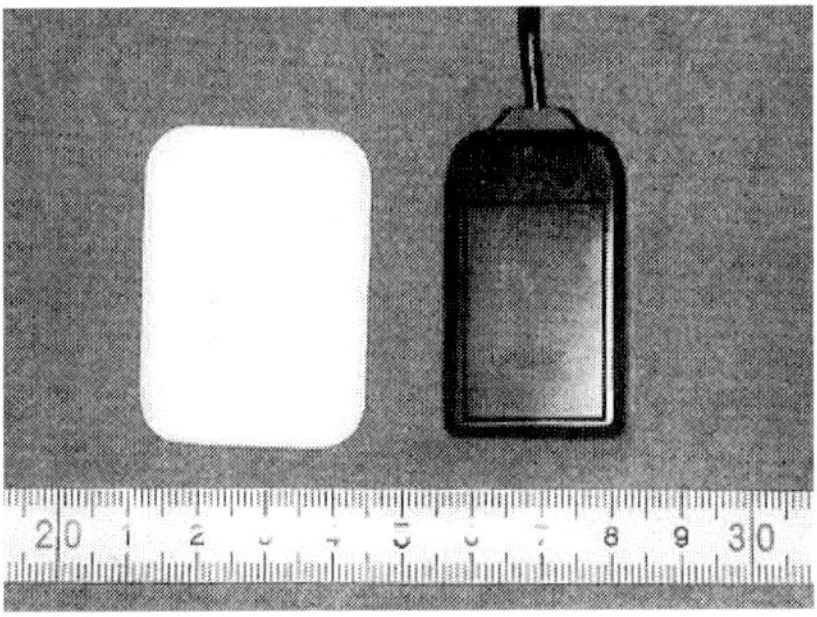

図 51　右がセンサ（モリタ）、左はデンタルフィルム[19]

と接続するためのケーブルがついているなどの欠点があります。

実際にX線をどのようにして発生させるかについて口内法撮影を例に説明します。

図52はX線を発生させるために必要なX線管とその構造です。陰極と陽極を持つ二極真空管であり、陰極はタングステンという物質でできたコイル（フィラメント）です。

このX線管の両極に電流が流れると、陰極のタングステンでできたフィラメントに熱電子が発生します。それが加速されて陽極のタングステンでできた焦点（ターゲット）に衝突すると直角の方向にX線が発生します。

それでは、歯科で行われている各種の撮影法についての進歩と診断について述べます。

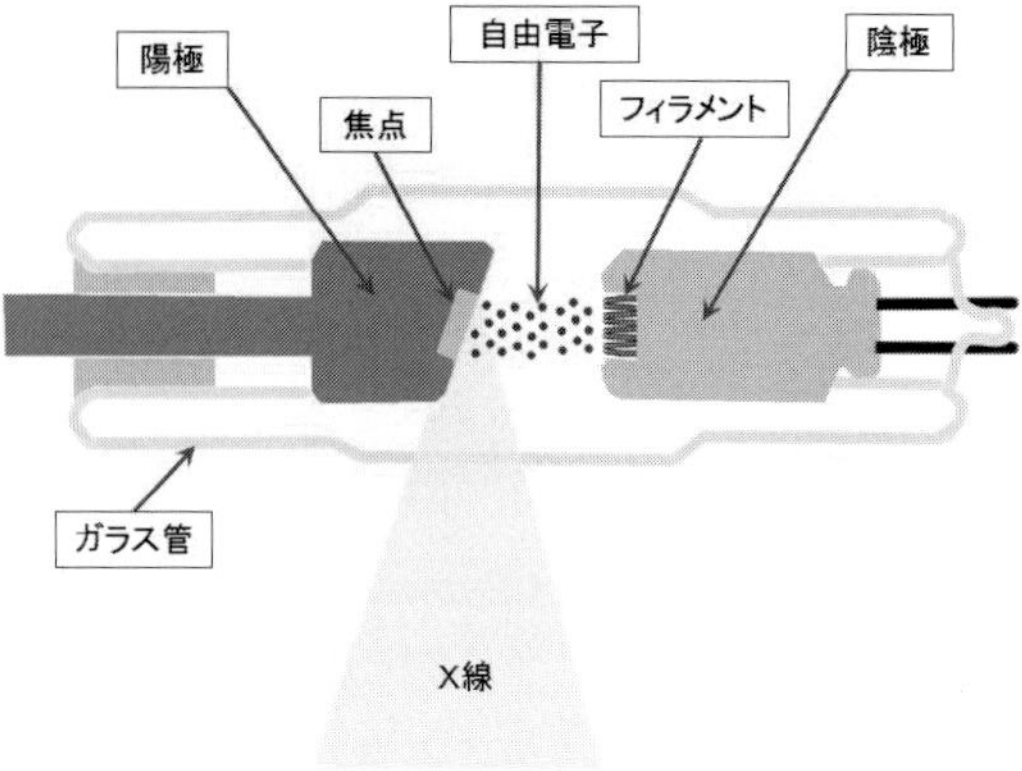

図 52　X 線管とその構造

まず最初に、歯科独特の口内法X線撮影の歴史と関わった人々について述べます。

放射線の研究についてはこの本で何度も出てきますが、一八九五年ドイツのウィルヘルム・コンラッド・レントゲン博士（Wilhelm Conrad Röntgen：一八四五～一九二三年）によるX線の発見を端緒としています。以前歯科医師国家試験の問題にも出題されました。一八九五年一一月八日（金）に、レントゲン博士（ドイツのブルツブルグ大学物理学教授 **図53**）は思いがけず「新しい種類の光線」を発見し、後に「新しい種類の線の予備的報告」を書きました。**図54**は当時の彼の実験室を再現したものです。

レントゲン博士の発見は一八九六年一月七日ニューヨークヘラルド紙で報告されました。レン

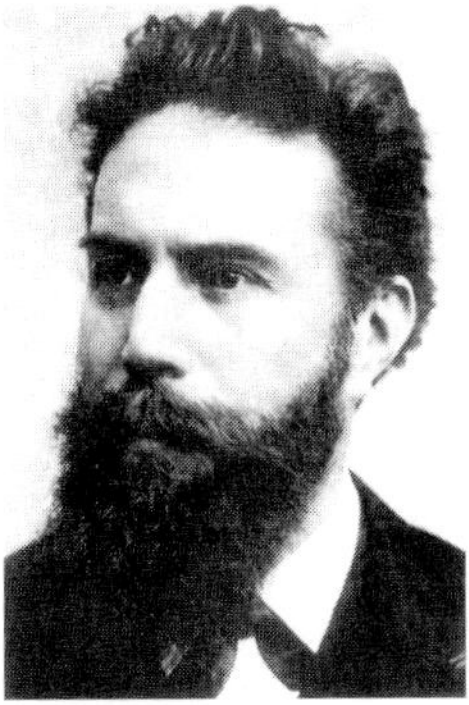

図 53　レントゲン博士[3]

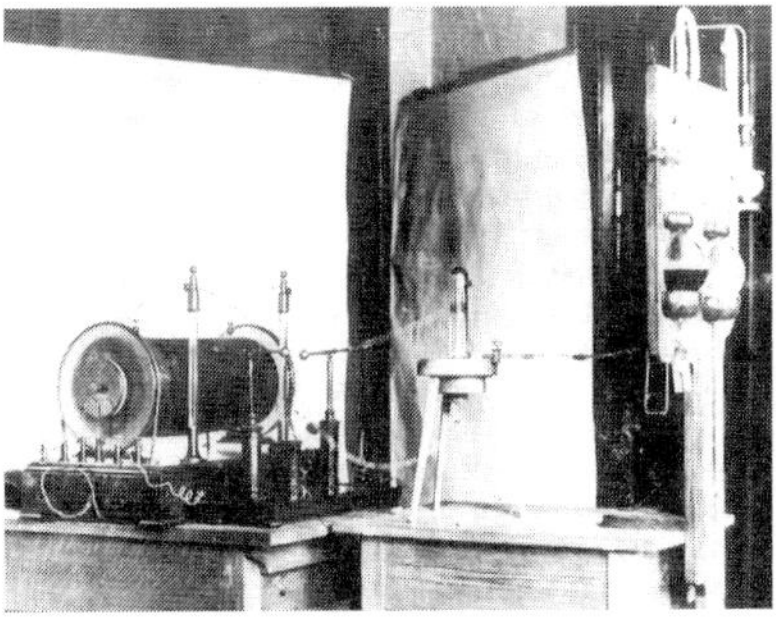

図 54　レントゲン博士使用の実験装置[3]

トゲン博士が書いた最初の報告は翻訳され、一月二三日に雑誌 Nature（ロンドン）で報告され、一八九六年二月一四日には雑　誌　Science（ニューヨーク）で再度報告されました。レントゲン博士はこの光線を「よく分からないもの」「未知なるもの」という"X" strahlen"（X線）と名づけたといわれています。後の人が彼の業績を称えて彼の名前から"Röntgenstrahlen"（レントゲン線）とよんだそうです。一八九六年一月二三日に、レントゲン博士はブルツブルグで初めて実際にX線像の撮影を公開しました。一九〇一年に、レントゲン博士はX線の発見で最初のノーベル物理学賞を授与されました。彼は賞金をこの発見を行ったブルツブルグ大学に寄贈しました。前述した世界で最初に撮影されたといわれる、有名なレントゲン博士の夫人の手のX線写真（一八九五年一二月二二日35頁参照）の撮影では三〇分くらいX線を浴びせたといわれています。X線がどのようなものか全く分かっていなかったと思われます。

二　世界最初の歯のX線写真

レントゲン博士のX線の発表から一四日以内に、X線を受ける媒体としてゴムに包まれた普通写真のガラス感光板を使い、フリードリヒ・オットー・ワルクホッフ（一八六〇〜一九三四年）によって最初の歯のX線写真が撮られました（**図55**）。

その後、フリッツ・ギーゼル（ワルクホッフの仲の良い友人）は二五分の露出時間によってワルクホッフの臼歯のX線写真を撮影しました。オットー・ワルクホッフとフリッツ・ギー

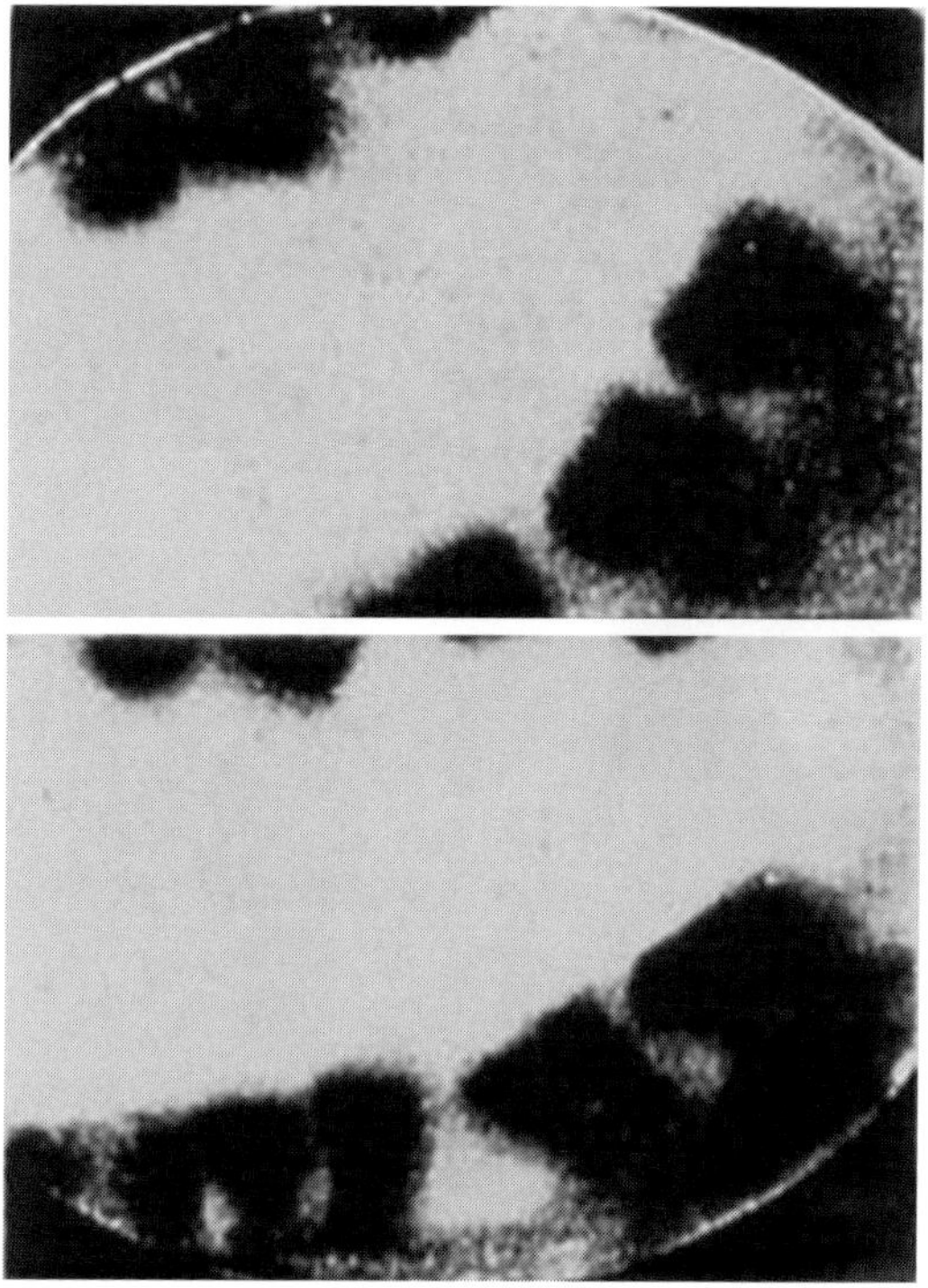

図 55　最初の歯の X 線写真[20]

ゼルは世界で最初の歯のレントゲン線学研究所を設立しました。一八九八年四月に、ワルクホッフは三〇分の露出時間によって、顎以外のX線写真の像を得ることに成功しました。しかし、照射の後に何人かの患者に脱毛が起こっていました。一九二七年、フリッツ・ギーゼルは手への重度の放射線被曝により転移性癌で亡くなりました。

一八九六年二月二日に、ウィルヘルム・ケーニッヒ（ドイツフランクフルトの物理学者）は彼自身の一四枚の歯のX線写真（口内法X線写真）を撮りました。それぞれの像は一枚につき九分の露出時間を要していました。ケーニッヒの像は、集束させたX線を発生させる「フォーカス管」を使ったので、歯の詰め物を明瞭に示し、よい画質でした（図56）。X線を集束させることにより、明らかに露出時間（照射時間）は短縮されました。

米国での発表から二日以内にレントゲンの発見を再現するために、トーマス・アルバ・エジソン（一八四七〜一九三一年）は実験を開始しました。エジソンは、そのためには良い蛍光透視鏡の開発が絶対に必須であることに早くから気づいていました。レントゲン博士が使った蛍光を発する塩は白金シアン化バリウムでした。一八九六年三月に、彼は蛍光透視鏡の目的のためには、タングステン酸カルシウムが白金シアン化バリ

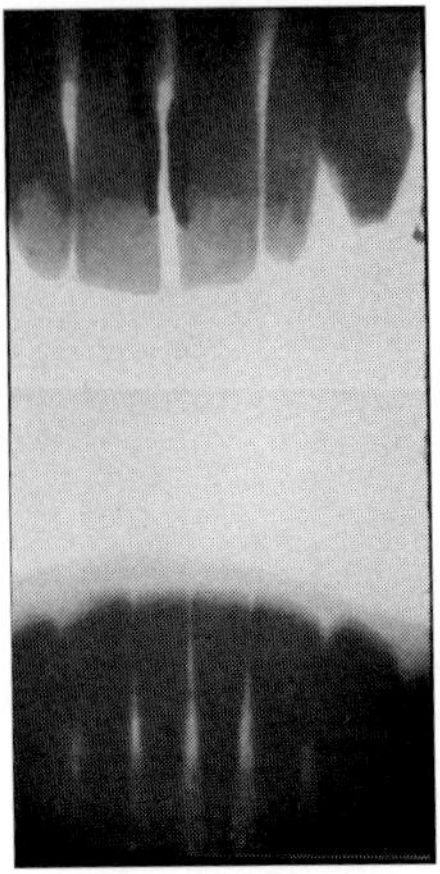

図 56　ウィルヘルム・ケーニッヒの撮影した歯のX線写真[20]

ウムよりも適当な結晶であることを証明しました。

アメリカ大陸で最初の歯のX線写真は、一八九六年に撮像されました。誰がアメリカ大陸で最初の歯のX線写真を撮ったかは一般には知られていないかもしれませんが、ウィリアム・ジェームズ・モートン（ニューヨークの医師）、チャールズ・エドモンド・ケルズ（ニューオリンズの歯科医師）、またウィリアム・ハーバート・ロリンズ（ボストンの医師で歯科医師）でした。

ニューヨークの医師、モートン（一八四五～一九二〇年）は一八九六年四月に歯のX線写真を撮りました。四月の後半にニューヨーク歯科医学会で、彼はX線写真の装置を説明し、う蝕が治療された歯のX線写真を提示しました。彼はX線撮影による問題点や障害についても触れました。患者の歯の最初のX線写真は、一八九六年四月にニューオリンズでチャールズ・エドモンド・ケルズ（一八六五～一九二八年）によって撮影されたとする多くの歯科医師がいます（**図57**）。

口腔内の適した所にフィルムを保持するために、ケルズは最初のフィルムホルダーをアルミニウムとガッタパーチャ（歯の根管に詰める材料）で作成しました。彼は一八九六年七月、ノースカロライナ州アッシュビルのバッテリーパークホテルで南部地区歯科医師会の第二七回年次総会でX線機器を紹介しました。彼はフィルムまたはガラスを、写そうとする物にできるだけ近づけ、また同時に像の歪みを防止するために被写体と平行にすることが重要であると述べました。すなわち彼は、口内X線写真撮影で像を撮るには二等分面法、平行法（よいX線写真を作る二つの撮影法）が大切であると最初に提唱したのです。一八九九年五月一〇日、彼は根管治療でX線写真を使う最初の歯科医師となりました。ケルズは三〇個を超える発明品と特許を持っていました。一九〇六年、ケルズは自分の手の上皮の角化に気づきました。それから一四年の間に、彼の手に潰瘍（潰瘍性皮膚炎）が出現し、その後扁平上皮癌が発生しました。一九二六年、ジョンズ・ホプキンズ病院の外科医は彼の左腕を切断しました。X線照射による被曝の結果として、癌は彼の心臓と肺に転移しました。一九二八年五月七日、何年もの耐え難い苦痛の後、彼は銃で自殺しました。

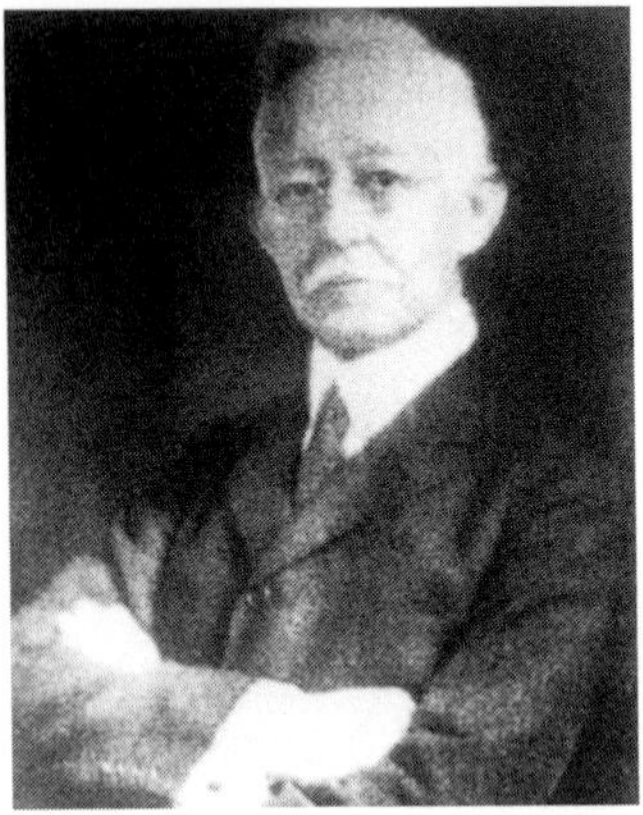
図 57　エドモンド・ケルズ[17]

ウィリアム・ハーバート・ロリンズ（一八五

二〜一九二九年）は、開業歯科医師でしたが医学の学位も持っていました。X線の発見のすぐ後で、彼は、X線ビームの特性を調査し始めました。一八九六年七月には、口内用のカメラ（カセット）と口腔内の蛍光鏡をデザインし使いました。さらに、商品化はされなかったのですが、彼は歯科医院におけるX線アームとブラケットを発明しました（疑いなく論文において説明された最初の歯のX線装置）。一八九八年一月に、ロリンズは手を高電圧の真空ガス管に曝して、激しい火傷を負いました。これによって彼は被曝管理への関心を持ち、放射線防護に関するリーダー的提唱者になりました。彼は、診断を最も少ない照射で行うことを放射線学者に勧めました。彼の実験はX線照射に関連した負の生理学上の効果を明らかにしました。

彼は三つの予防策を推奨しました。

㈠放射線不透過性の（鉛の）眼鏡の使用
㈡X線管に鉛を混ぜた（または非放射性の）もので包む
㈢患者の病気の部分にのみX線を照射し、放射線不透過性物質によってすべての隣接した部分を被覆する

一九〇三年、ロリンズはX線ビームの選択的な濾過の使用を提案しました。彼はまた矩形

（四角の）のコリメーション（絞り）の概念を展開しました。

一九〇〇年八月、オハイオ州クリーブランドのウェストン・A・プライス（一八七〇～一九四八年）は最初にパリの国際歯科学会で読像について紹介しました。彼の傑出した声明は、「それが生み出す陰性（病変などがない）または陽性（病変などがある）の読像よりも真実のスキルを必要としているX線に関する仕事の部分はありません」でした。一九〇四年に彼は後に二等分面法と呼ばれる古くからの「等長法」に基づいたX線撮像技法を提案しました。同年、彼は「X線の効果は蓄積され、撮影者はX線写真（レントゲン写真）を撮影する時に患者よりも一〇〇倍以上危険です」と述べました。一九〇一年にニューヨーク州バッファローで創設されたX線学会（医学会）の創立会員になりました。

ニューヨーク州スケネクタディのゼネラル・エレクトリック研究所でウィリアム・ディヴィッド・クーリッジ（一八七三～一九七五年）の研究は、電球のために展性があるタングステンフィラメントの生産に結びつきました。一九一三年に、クーリッジは、タングステンターゲットの陽極と管が真空状態で、白熱に熱せられることができる、らせん形のタングステン線からなる陰極を持つX線管を開発しました。同年五月に、クーリッジは「熱陰極管」の特許を出願しました。このクーリッジ管によって、X線ビームの量と硬さは独立してコントロールできるようになりました。クーリッジの名前は、彼が発明した熱陰極管と切っても切れない関係にありました。クーリッジ管はX線ビームの世代に革命をもたらし、今日まで、医学と歯学のすべてのX線機器のX線管のモデルであり続けています。

一九〇九年に、ハワード・ライリー・レイパー（一八八七〜一九七八年：現在のインディアナ大学歯学部の歯科医師）は歯学部の学生のために最初の歯のX線写真術のコースを設立しました。一九一三年に、レイパーは最初の歯科放射線学の教科書の一つで、「基本的な歯科放射線学」というタイトルの本を出版しました。一九一五年、最初の歯科放射線の専門医の資格をとりました。レイパーの発明「角度計」は、二等分面法でX線ビームの角度を決定するために使われました。彼は、隣接面う蝕を発見する方法を探していました。一九二五年には、咬翼法フィルムを製作するアイデアをコダック社に提案し、コダック社は歯科医師のために製造し始めました。レイパーと前述のケルズは親しい友人でしたが、彼らは二つの点で食い違っていました。

①ケルズは、歯科放射線学が第一に歯のX線写真の撮影と読像を行う専門家の手に帰すると信じていました。一方、レイパーは歯科放射線学が学部の歯科学生に、そして一般開業医に教えられるべきと確信していました。②ケルズとレイパーは隣接面う蝕を検出する咬翼法

X線写真の使用における出版物で、知的な敵対者になりました。ケルズは、X線撮影はあまりにもしばしば行われ、歯科医師がう蝕を診断するのにX線写真にだけ頼るべきではないと主張しました。対照的に、レイパーは咬翼法X線撮影により、う蝕の早期診断が可能であり、歯の痛みを出さないためには必要であるとしました。

カリフォルニア州サンフランシスコ出身の医科放射線技師フランクリン・W・マコーマックは、最初に口内法のX線写真撮影を平行法の理論によって行いました。一九一一年、彼はサンフランシスコで最初の歯科X線研究所を開きました。黒紙でフィルムを包み、堅さを与えるために平らな金属プレートを追加し、それから患者さんの口の中で使用するために両者をパラフィン紙で包みました。また、フィルムの後方からのX線の散乱を防止するためにフィルムの裏側に金属プレートを置きました。一九三五年、マコーマックは止血バサミと木製のバイトブロックを使い始めました。

一九三〇年、ゴードン・M・フィッツジェラルド（一九〇七~一九八一年）は連邦クラブミーティングでマコーマックと出会い、マコーマックの歯のX線研究所で専門家として働くことになりました。フィッツジェラルドは、マコーマックの研究所は撮影時患者から八フィート離れ、鉛を含んだシールドの後ろで照射するために安全であることに気づきました。一九三二年、マコーマックはサンフランシスコでフィッツジェラルドをカリフォルニア大学歯学部に入学させましたが、その時大学では歯科放射線学のコースがありませんでした。しかし、彼は卒業から一年後、大学で歯科放射線学の新しいコースを始めるために教員となりました。

フィッツジェラルドはマコーマックの卓上用のロングディスタンステクニック（焦点―被写体間距離を三六インチとする）を歯科治療椅子用に変えたので、歯科医師は自分たちの歯科医院で使うことができました。

〔注〕欧米での歯科X線に関する研究の歴史の箇所は、北米顎顔面放射線学会（AAOMR）のホームページに掲載された、著者の友人であり、留学中に指導を受けたルイジアナ州立大学歯学部サンシィー教授（Dr. Kavas H Thunthy）の記事を、許可を得て著者が翻訳・修正・加筆したものです。

三　わが国での口内法X線撮影の歴史

今まで、米国を中心に欧米での口内法X線撮影の歴史について述べてきましたが、わが国ではどうだったのでしょうか。

レントゲン博士が有名な婦人の手のX線写真を公開したのは、一八九六年（明治二九年）一月、日本では同年二月二九日発行の東京医事新誌九三五号「不透明体を通過する新光線の発見」、また同年三月七日発行の時事新報「写真術上の発明」という記事が最初と思われます。翌一八九七年（明治三〇年）の歯科医学雑誌に、米国の Dental Review という歯科雑誌で報告された「一九歳女性の上顎前歯部にX線撮影で犬歯の迷入を発見した例」の全訳紹介が掲載されました。

これが日本で紹介された歯科領域でのX線応用の最初の紹介記事と思われます。この論文を日本語に翻訳したのが当時東京歯科医学専門学校を作った血脇守之助先生のところにいた後の「野口英世」なのです。アルバイトだったためか、ペンネームを使っていました。東大医学部病院でX線の歯科的応用を手がけていた歯科医師遠藤至六郎が一九〇九年（明治四二年）、東京歯科医学専門学校の同窓会総会で「歯科診療におけるX線の価値について」講演をしました。日本の歯科X線研究の最初の論文は、一九〇九年（明治四二年）に遠藤至六郎が歯科学報に発表した二〇症例のX線診断例です。

一九〇七年（明治四〇年）に東京歯科医学専門学校が発足し、附属病院にX線装置を設置するため、当時順天堂医院に部長としてレントゲン科を開設していた医師の藤波剛一（レントゲン博士から直接学んだ人）に依頼し、一九一三年（大正三年）レントゲン装置が導入されました。ここではレントゲン科として外部からのX線撮影やレントゲン診断の依頼に応じていたのですが、これを全面的に引き受けていたのが、照内　昇（図58）でした。

照内　昇は、一八八六年（明治一九年）福島県で三人兄弟の末っ子として出生しました。福島中学を卒業し、仙台医学校に進みますが、途中で写真を学ぶことを思い立ち、当時東大医学部を卒業し東京で医師となっていた次兄の照内　豊を頼って上京し、水道橋にあった長谷川写真館で写真術の習得に励みます。この間、順天堂医院レントゲン科（藤波剛一部長）で二～三年技術を学びました。

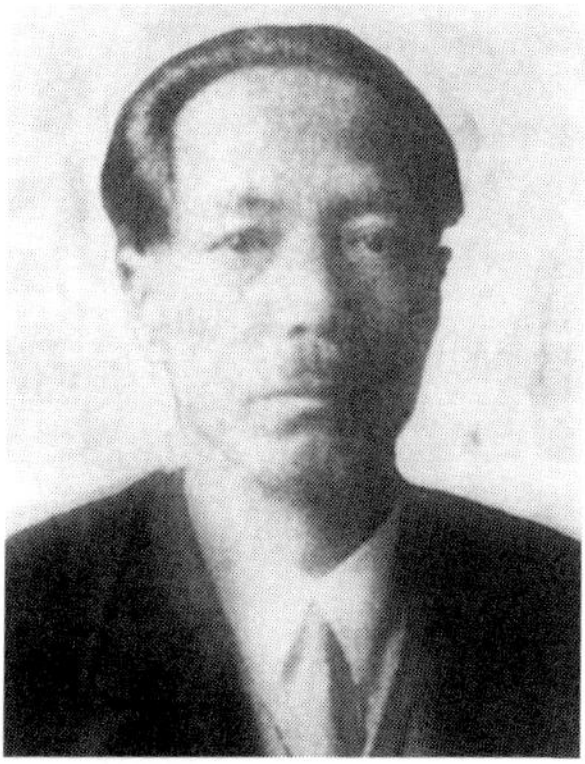

図58　照内　昇(21)

この時、水道橋にあった東京歯科医学専門学校にレントゲン科が開かれようとしており、写真術に造詣が深かった照内　昇は打ち込みました。こうして一九一四年（大正三年）にレントゲン科が開設されました。

照内は同時に医化学の講義も担当し、一九一六年（大正五年）に「歯科物理化学」という本を書いています。一九一八年（大正七年）にはここで助教授となっています。

外部での活動が増えたためか、一九二三年（大正一二年）に東京歯科医学専門学校を退任します。ちょうどその頃日本大学歯科の創設者佐藤《さとう》運雄《かずお》がレントゲン科の充実を図っていたため、懇望されて教授として赴任します。こうして一九二四年（大正一三年）九月に、たぶん歯科放射線学講座としては世界でも五指に入る程の早期に、日本大学専門部歯科に設置されました。

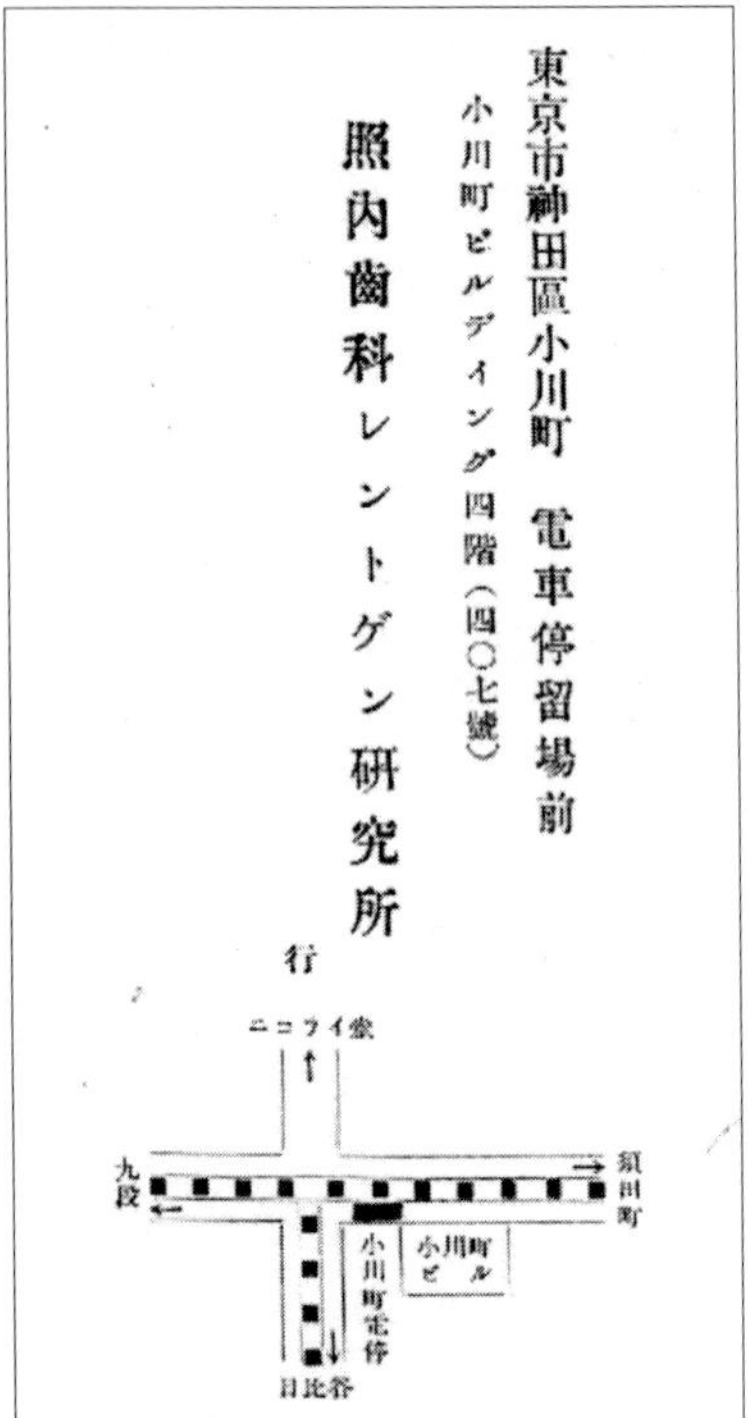

図 59　照内が開設した診療所の案内図（日本大学歯学部歯科放射線学講座所蔵）

ここでも照内は歯科レントゲン学の充実に努め、一九三一年（昭和六年）には、一般臨床家の依頼に応じて「患者を診察し、X線撮影

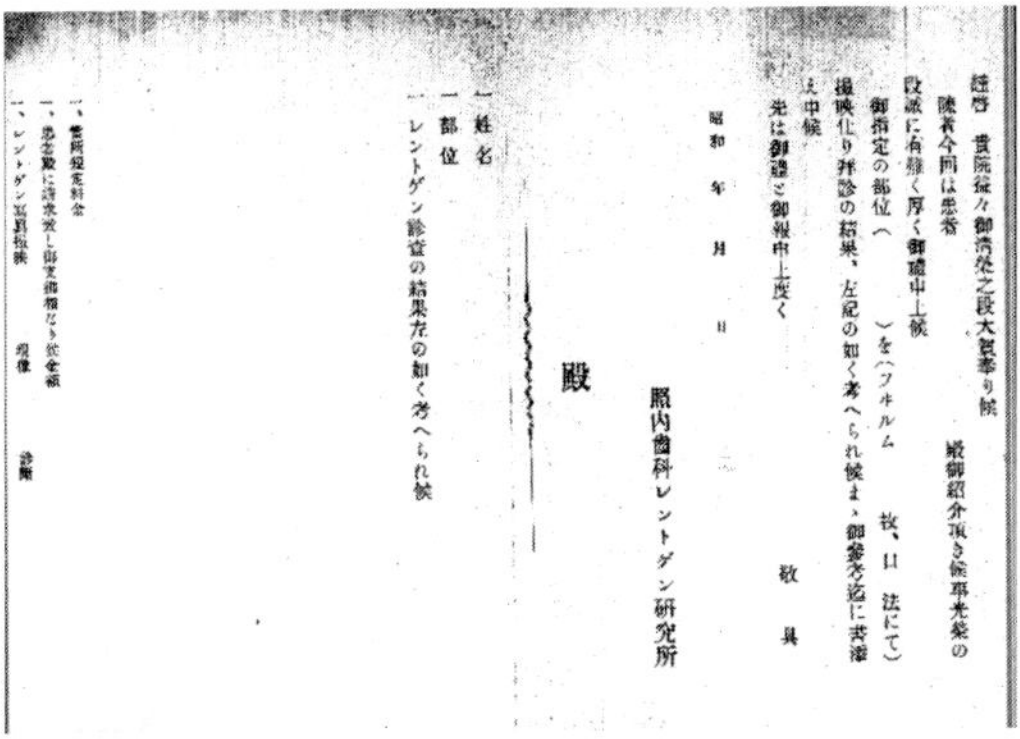
拝啓　貴院益々御清栄之段大賀奉り候
陳者今回は患者　　殿御紹介頂き誠に光栄の
段誠に有難く厚く御禮申上候
御指定の部位へ　　）を（フィルム　　枚、口　　法にて）
撮影仕り拝診の結果、左記の如く考へられ候まゝ御参考迄に書添
え申候
先は御禮ご御報申上度く　　敬具
昭和　年　月　日
照内歯科レントゲン研究所
殿
一 姓名
一 部位
一、レントゲン診査の結果左の如く考へられ候
一、貴所規定料金
一、患者殿に請求致し御支払相成り度金額
一、レントゲン写真相添候　現像　診断

図60　照内が送っていた診断書（日本大学歯学部歯科放射線学講座所蔵）

を行い、診断をつけて送り返す」という、「照内歯科レントゲン研究所」を神田小川町に立ち上げています。現在の専門医による画像診断を行うような所です。他に「テルデンタ」という歯科用X線装置を開発、各地の歯科診療所、病院などのX線装置の整備にも力を注ぎました。

図59は当時照内が開設した診療所の案内で、**図60**のような診断書を依頼があった歯科医院に送っていました。

図61は、照内の著書「臨床歯科レントゲン学」（一九三三年発行）に掲載されているものですが、現在の画像と比較しても遜色なく、撮影・診断の質の高さを伺わせるものです。

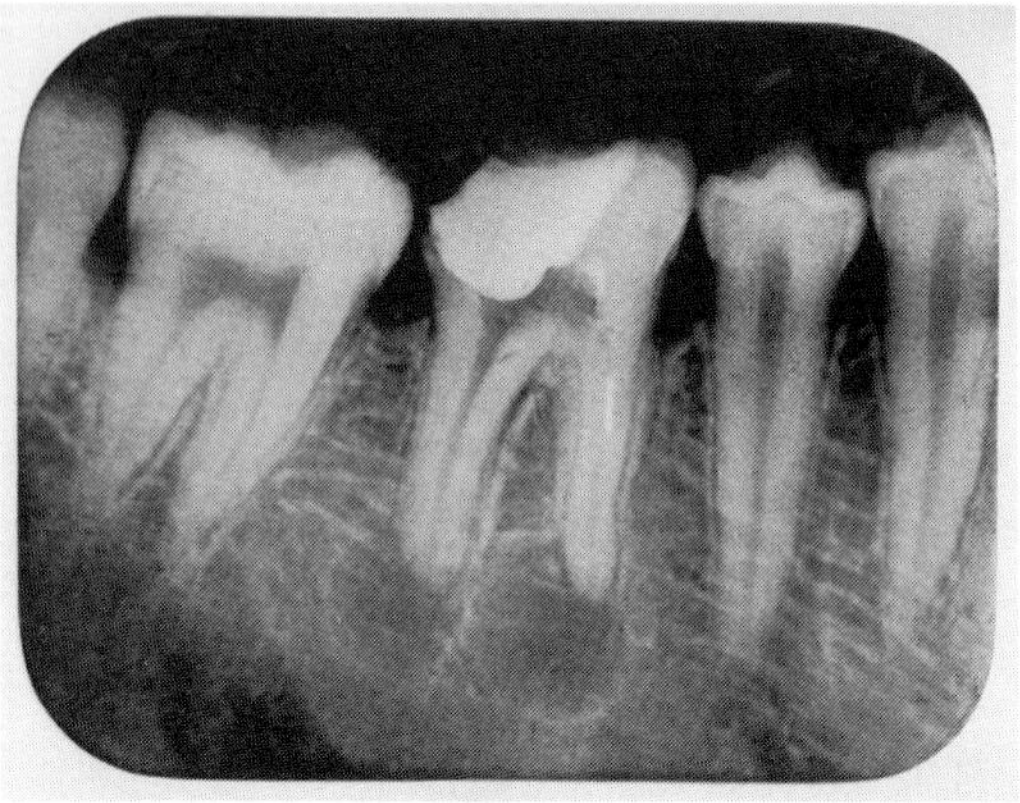

図 61　照内の著書に掲載されているＸ線写真[22]

四　Ｘ線フィルムとデジタル撮影で見え方に差があるか

Ｘ線撮影の際のＸ線の受光体は、従来のＸ線フィルムからＩＰやＣＣＤなどに代わってきています。正確なデータはありませんが、新しく開業する歯科医院は最近、デジタルＸ線画像による診断を取り入れるところが多くなっているようです。

それでは、Ｘ線フィルムとデジタルとで診断情報に差があるのでしょうか。これに関しては少し古いデータになってしまいますが、歯科用デジタルＸ線装置が導入された頃、著者らが行った実験結果があります。乾燥下顎骨を頰舌方向に半分になるように切断し、第一大臼歯根尖部に人工的に円形の骨欠損を直径一㎜から三

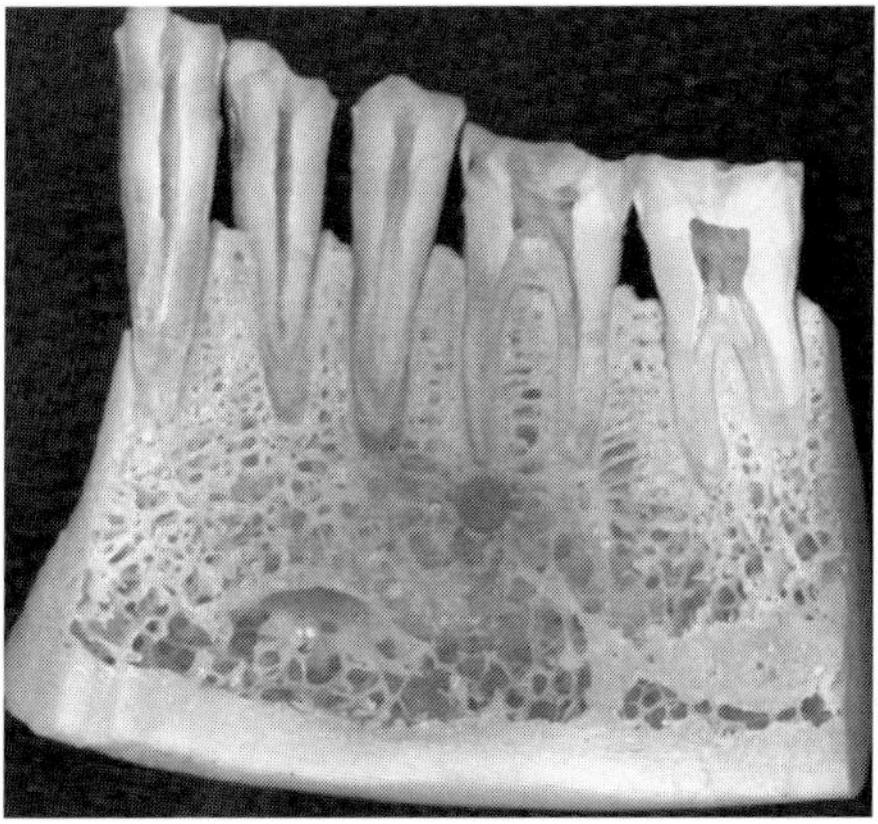

図 62　乾燥下顎骨を切断し、人工的に円形の骨欠損を作成[23]

㎜の大きさのものまで作成しました（**図62**）。それをデジタルX線撮影装置でＩＰを使用するDenOptixとＣＣＤ方式のDixel、またX線写真は当時通常の歯科臨床で使用されていたコダック社のＤ感度のUltraspeedとその二倍の感度を持つEktaspeedフィルムを使って（**図63**）、直径一、二、三㎜のそれぞれを撮影しました。撮影時は生体の歯肉や頬粘膜のX線吸収と同程度の物質を間に置いて行いました。でき上がった画像を評価するのに、ＲＯＣ（Receiver Operating Characteristic Curve：受診者動作特性曲線）という方法で評価しました。これはグラフの縦軸に有病正診率（true positive）といって例えば骨欠損がある状態を画像で正しく診断できた率、横

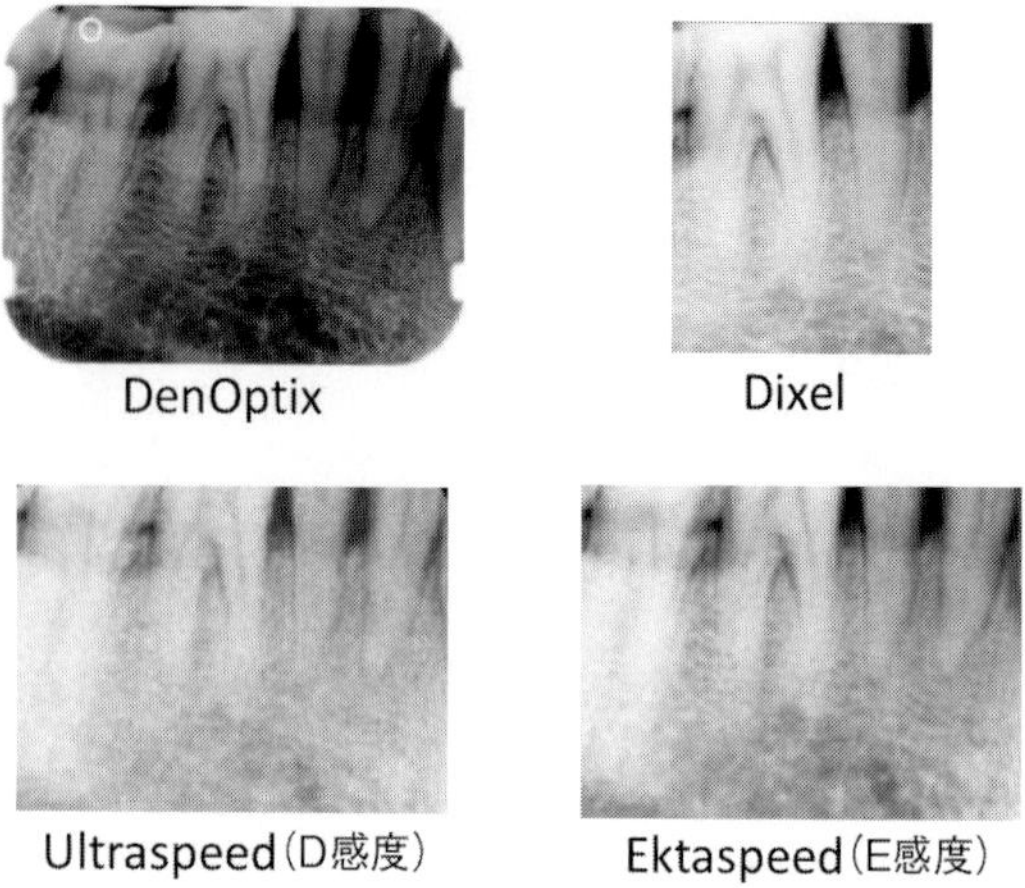

図63　図62の下顎骨を撮影したデジタルＸ線画像とＸ線写真[23]

軸に無病正診率（false positive）といって骨欠損がない状態を正しく診断できた率を取ったグラフを作成して評価しました。このグラフでは左上に近づくほど良好な検査法といえます。その中で直径一㎜の骨欠損（**図64**）では、左上に近いD感度フィルムとＩＰ方式が同程度で高く、直径三㎜の骨欠損（**図65**）では、D感度フィルムがＩＰ方式、E感度フィルムよりやや高く、次いでＣＣＤ方式の順でみられました。

この結果から骨欠損が大きい時はＸ線フィルムとデジタル方式で骨欠損の検出に差はありませんでしたが、小さい骨欠損ではＸ線フィルムの方が骨欠損の検出が良かったという結果になりました。Ｘ線フィ

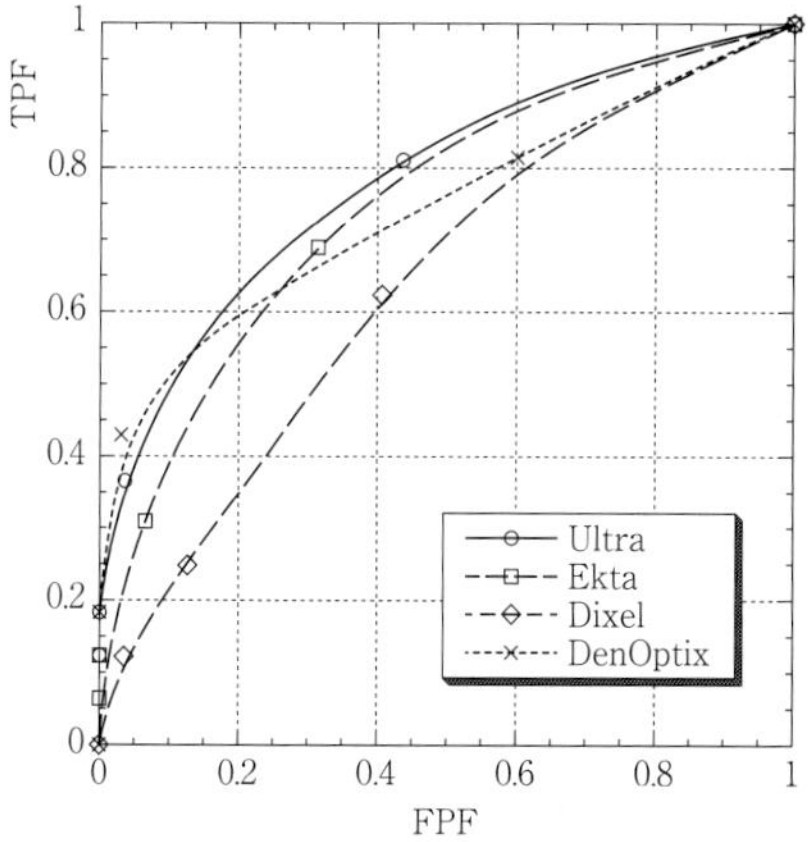

図 64　直径 1 mm 骨欠損の ROC 曲線(23)

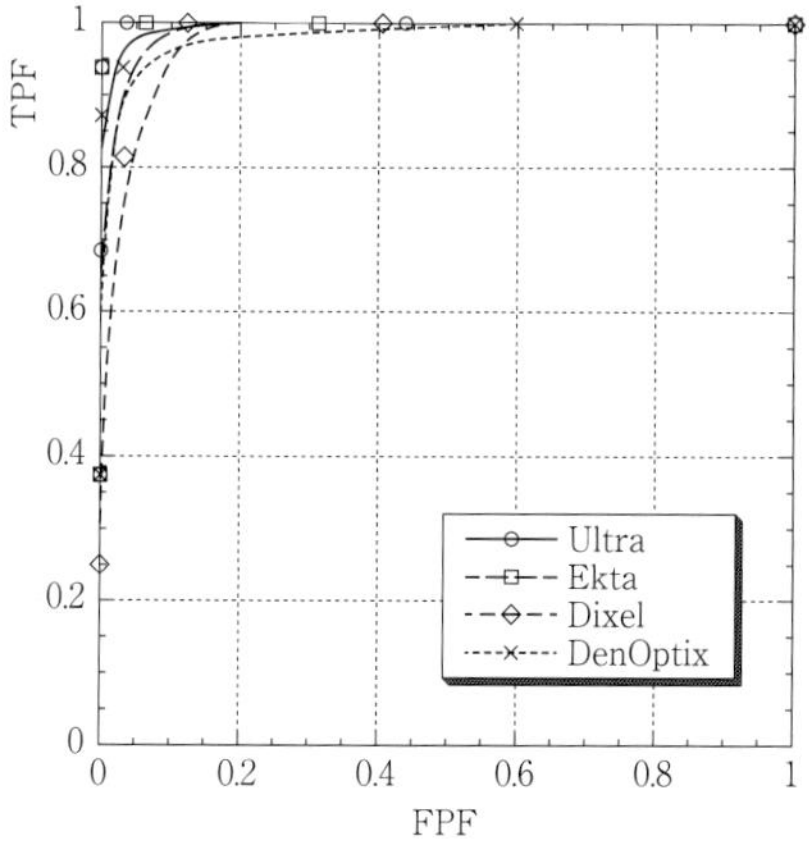

図 65　直径 3 mm 骨欠損の ROC 曲線(23)

ルムとデジタルで著しい差はなかったのですが、小さい病変については若干フィルムの方がみつけやすいことが示唆されました。これはデジタル画像のpixelサイズとフィルムの銀粒子の大きさの差が関係しているかもしれません。デジタルの方がX線量が少なくて済むことを考えると、どちらが良いと一概には決められませんが。

五　口外X線撮影法について

口腔外（口の外）にフィルム・検出器を配置した口腔領域のX線撮影法は、歯科独特のものですが、口外X線撮影法（口外法）といいます。口外法は顎部の深部に存在したり、口内X線撮影法では全体像が捉えられない大きな広がりをもつ病変に対して行われます。広い意味では前述した、歯科で使用頻度の高いパノラマX線撮影も含まれますが、狭い意味ではX線源からフィルム・検出器までの間に存在するものが重積してみられる頭部の単純撮影法のことをいいます。

頭部の単純X線撮影としては、まず、正面像としてPA法（Postero-Anterior Projection：後頭前頭位撮影法 **図66**）とWaters法（**図67**）があります。単純撮影では影絵同様、スクリーン（フィルム・検出器）に近い物体の方が鮮明な像としてみられますが、歯や口腔は顔面の

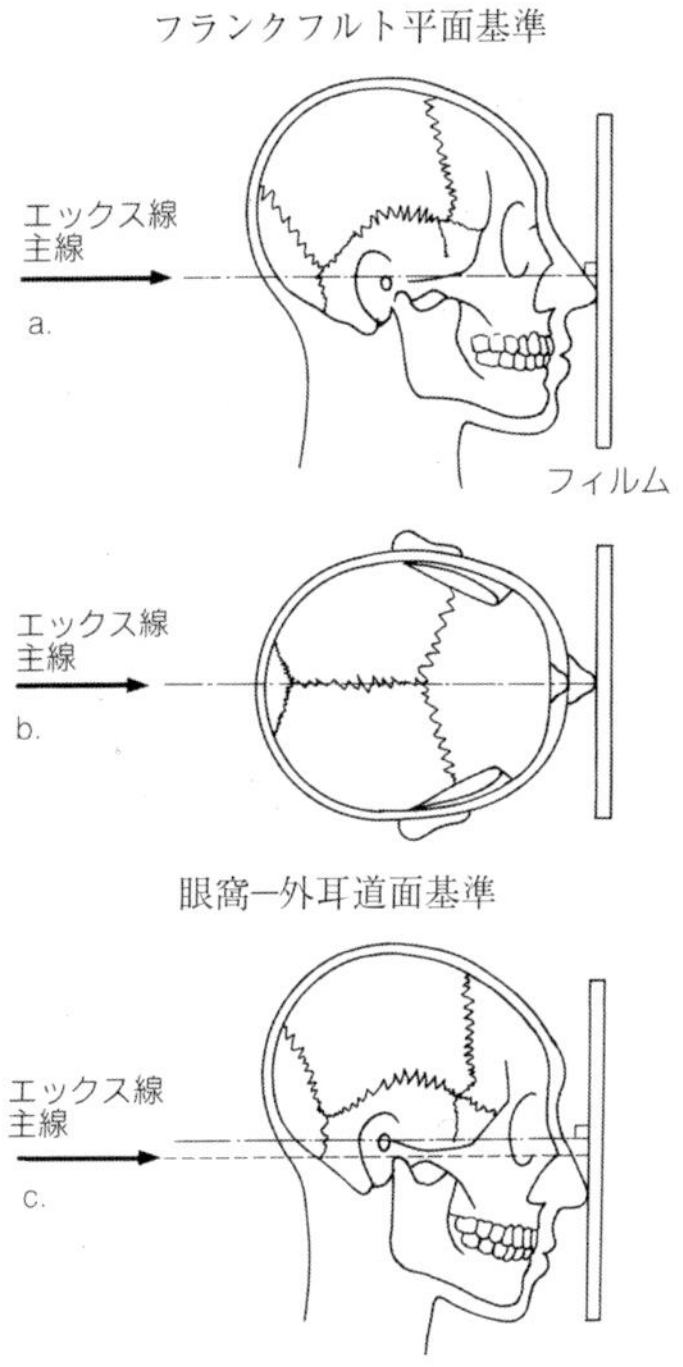

図 66　後頭前頭位撮影法[19]

前方部に位置するため、歯科における正面像はフィルムを顔の前方において後方からX線を照射するPA法が使われています。Waters 法はPA法の角度を変えた変法の一つで、四五度上方からX線を照射することにより、PA法より上顎洞などの副鼻腔や頬骨弓を観察しやすくした撮影法です。この二つの撮影法は耳鼻咽喉科で

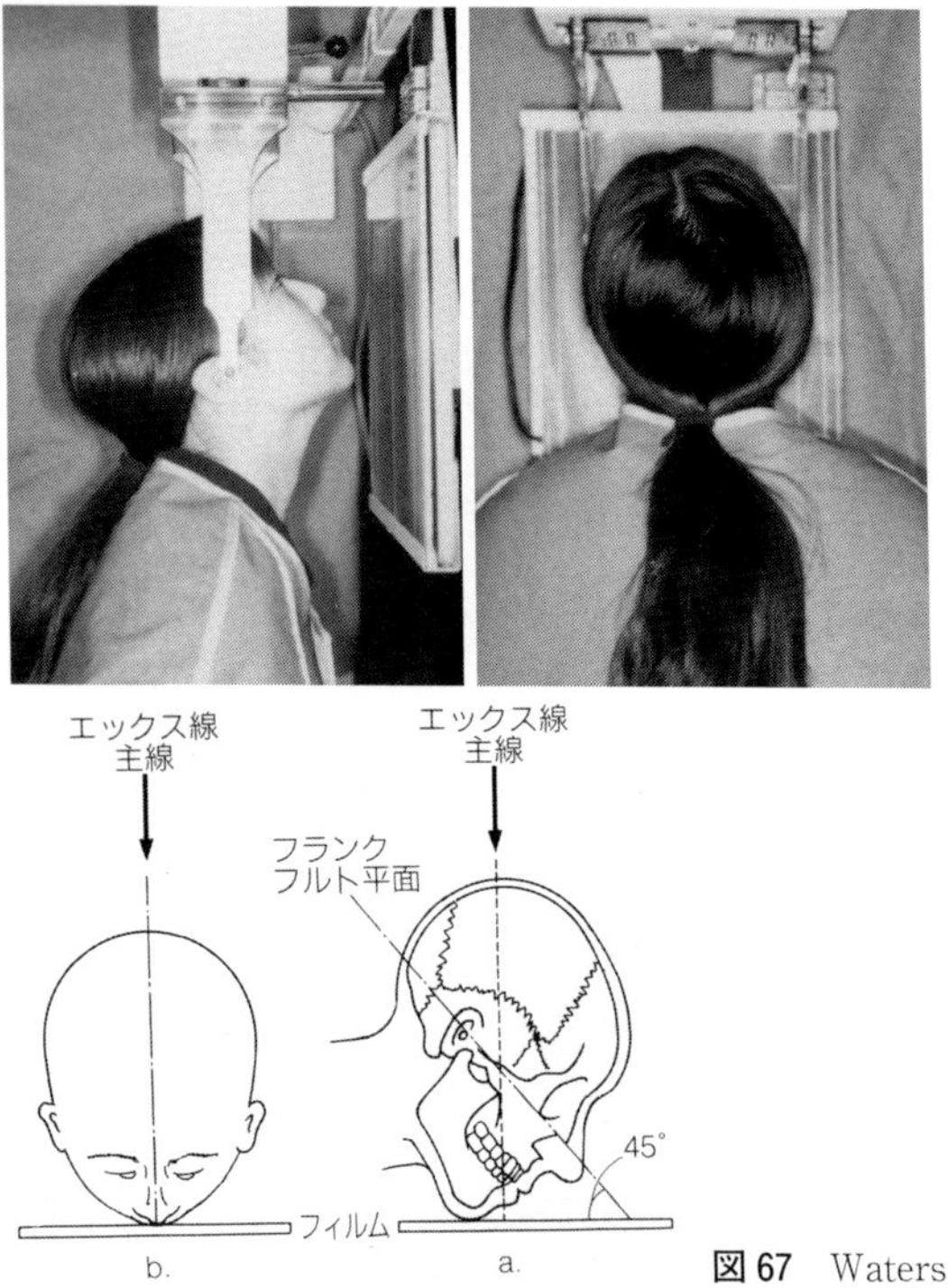

図67　Waters法[19]

は歯科のデンタルやパノラマと同様に、最初の診断の時に撮影されます。副鼻腔という四つの空洞が鼻腔の周りにあり、それぞれ上顎洞、篩骨洞、前頭洞、蝶形骨洞という名前で呼ばれます。内部は空洞で、その周囲を取り囲んでいる骨の壁の表面を粘膜という軟組織が覆っており、通常は一～二㎜程度の厚さでX線写真では写りませ

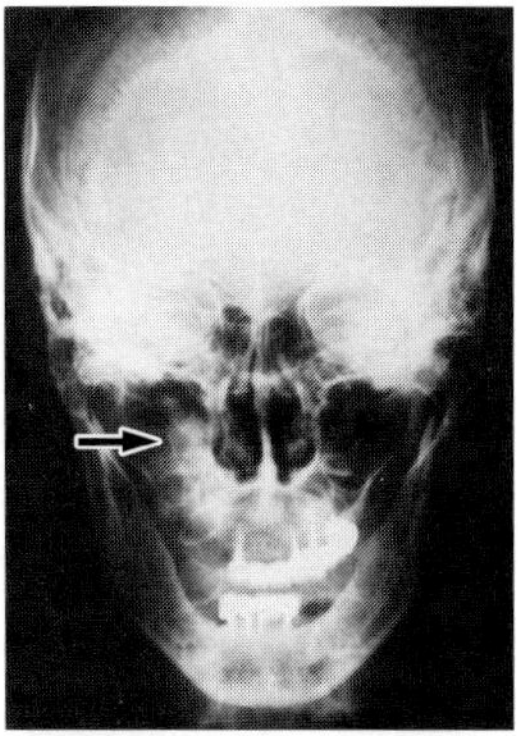

図68－A　右側上顎洞が白っぽくみえる（不透過性の亢進像）(19)

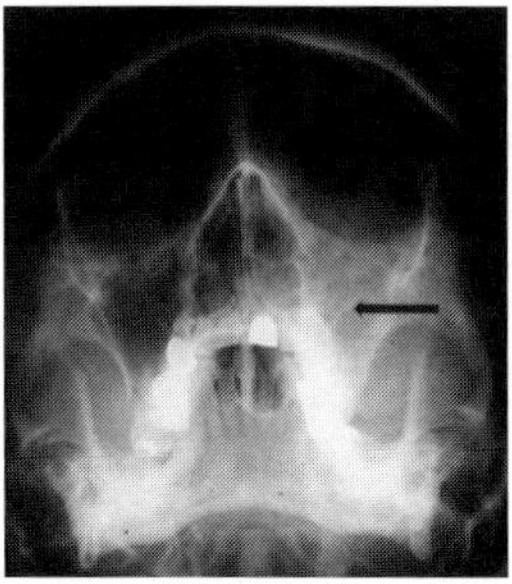

図68－B　左側上顎洞が白っぽくみえる（不透過性の亢進像）(19)

んが、炎症を起こしたりすると厚みが増し、X線写真に白っぽく写るようになります（**図68－A、B**）。また液状のものも空洞内に溜まるとX線写真に写るようになります。こうした患者の初診時の状態をみる時に口外法のX線写真が使われます。またこれらのX線写真で副鼻腔の周囲の骨壁の連続性が失われている場合は、骨破壊が疑われ、癌など悪性腫瘍の可能性も出てきます。

図69では、パノラマ写真に矢印で示した左側上顎洞に不透過性がみられ、Waters法（左下）でも同様です。この症例のCT写真（右下）では鼻腔の中まで炎症がみられます。

頭部の単純X線撮影には他に、側方向撮

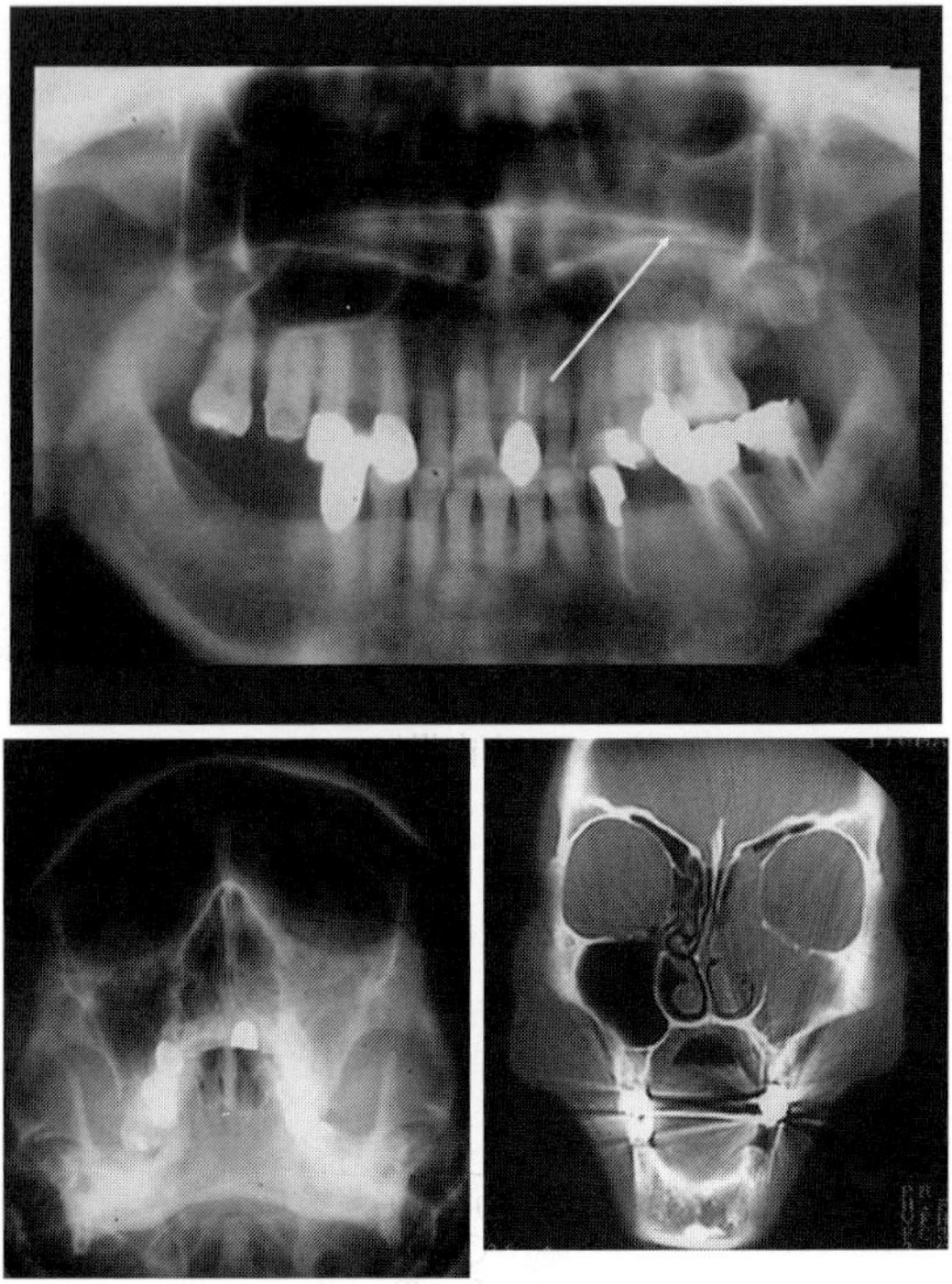

図 69　左側上顎洞炎の例

影法（**図70**）と軸位撮影法がありますが、側方向撮影は一般的にフィルムを頭部の左に置いて右方向から撮影します。セファロスタッドと呼ばれる固定装置で頭部を固定した上で、被写体とフィルム間の距離および焦点と被写体間の距離を一定にして撮影する頭部X線規格撮影法（歯科矯正セファ

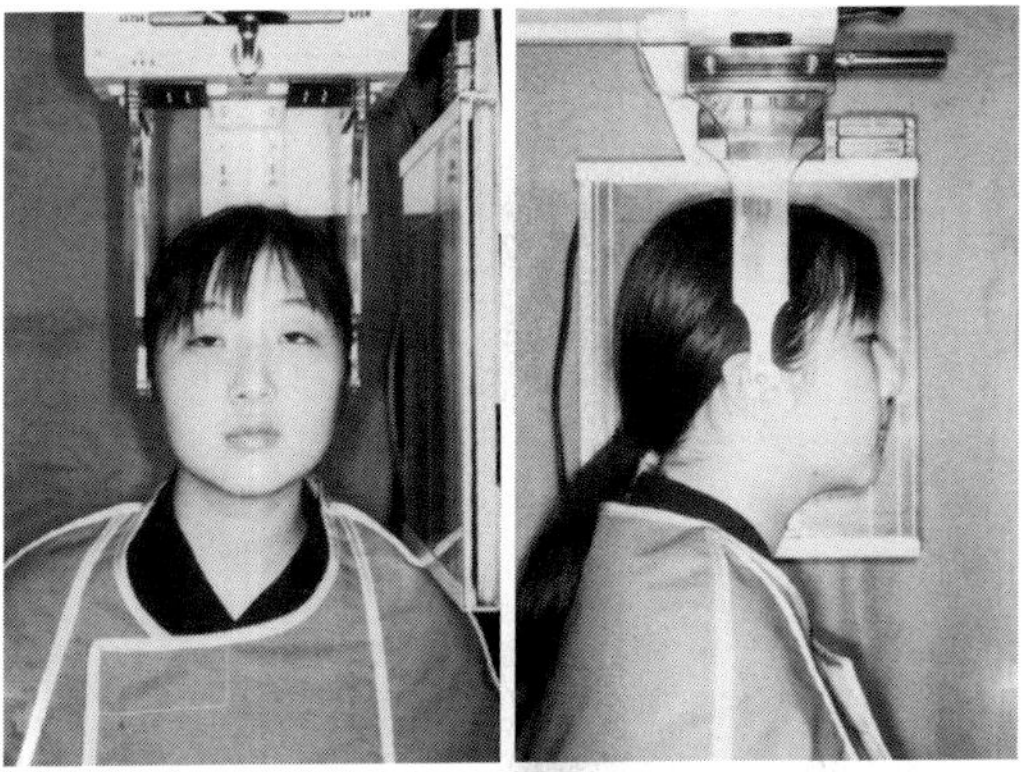

図70　側方向撮影法(19)

ログラフィー 図71）があります。この撮影では線源からフィルム、被写体の正中（中央）からX線源、被写体の正中からフィルムの三つの距離を図に示すようにそれぞれ一六五cm、一五〇cm、一五cmと固定します。これによって、できあがったX線写真で線の長さが一律一〇%拡大されることになり、患者さんの顔の成長発育の経過を追って観察していくことができます。いつも一定の距離関係で撮影する方法を規格撮影（セファログラフィー）といい、側面から撮影するので、側貌X線規格撮影（ラテラルセファログラフィー）といいます。これは、頭部を固定し、X線写真上での拡大率を一定にすることで、矯正治療の診断における計測や治療前後の比較・観察を可能にしたものです。この写真をコンピュータを使って解析し、

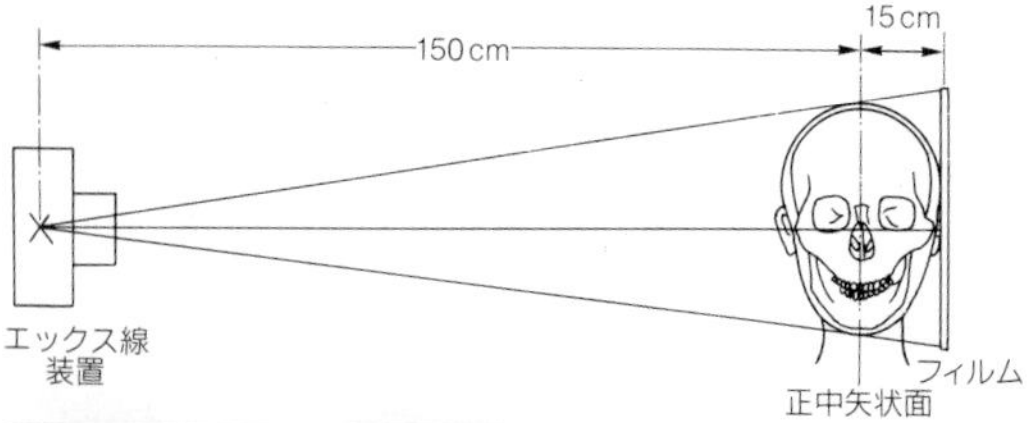

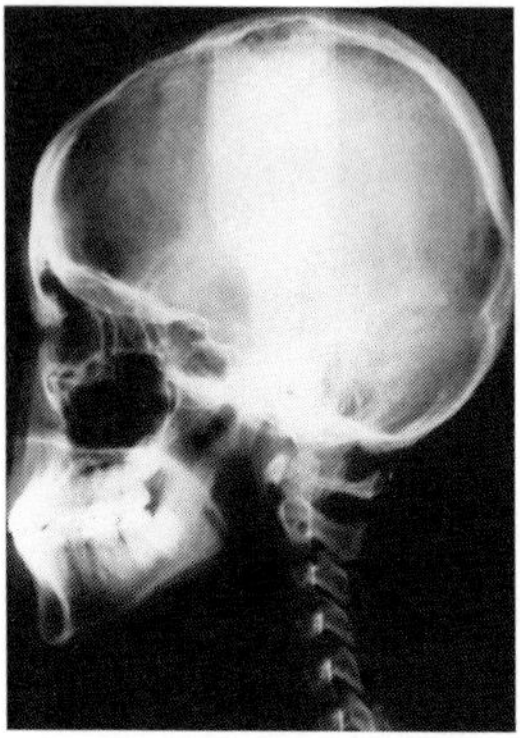

図 71　頭部 X 線規格撮影法[19]

成長・発育を予測して矯正治療をする方法もあります。

軸位撮影法（オトガイ下―頭頂方向撮影法 **図72**）はフィルムを頭頂部に置いてオトガイ方向（下顎の下方）から撮影するものです。頭蓋に対する下顎骨のずれ、骨折などの診断をします。

これらの撮影法には、歯科大学や医科の病院併設の歯科では医科用X線撮影装置が使用されますが、一般の歯科医院では後述のパノラマX線装置にセファロスタッドが装着され側貌X線規格撮影装置として使用されています。顎関

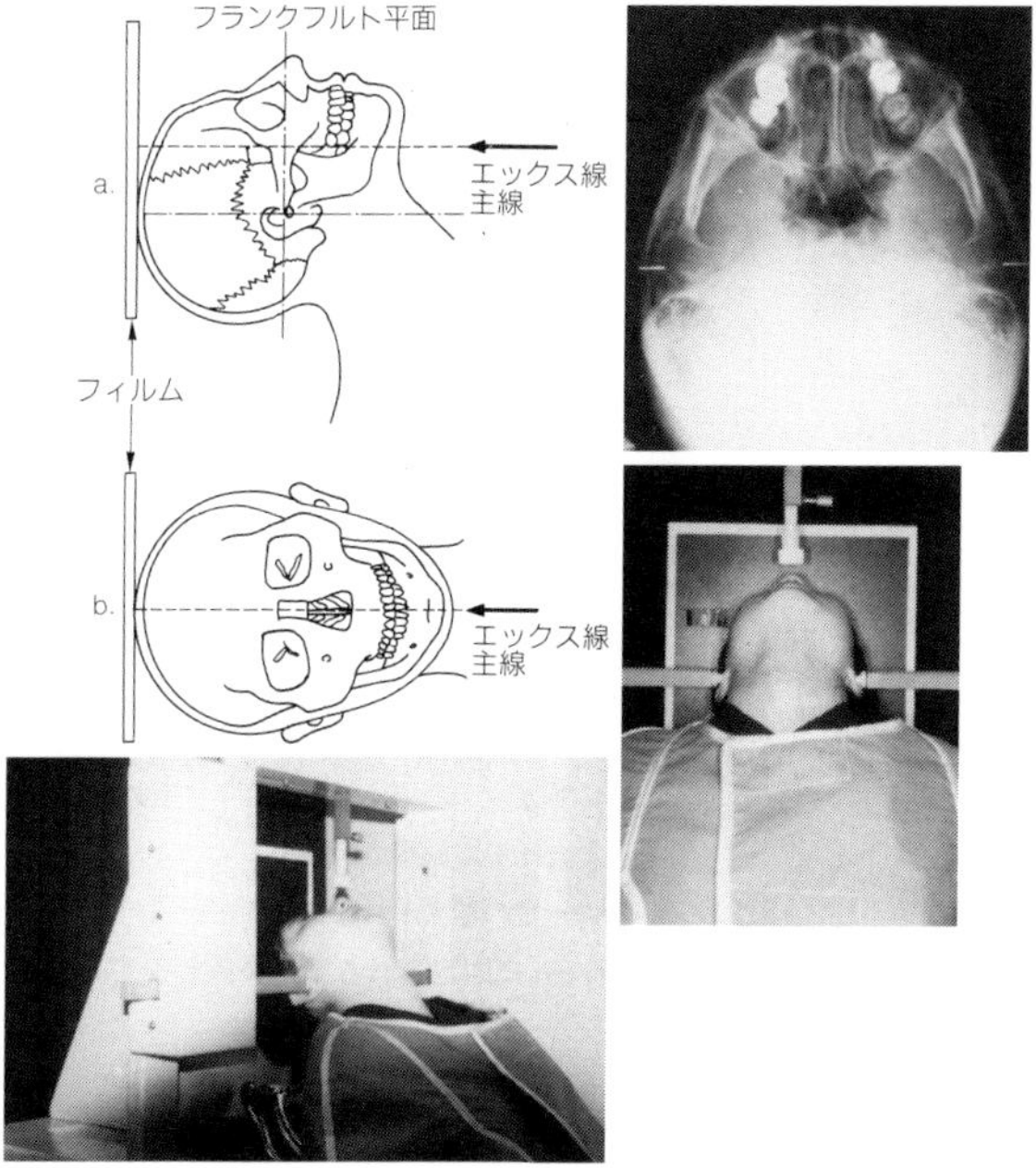

図72　オトガイ下ー頭頂方向撮影法[19]

節診断の分野では、経頭蓋顎関節撮影（Schüller 法）や眼窩上行枝撮影などの口外法撮影もありますが、後述のパノラマ装置を使用した顎関節撮影や歯科用CTの普及により、診断的価値は近年著しく低下しています。

　パノラマX線撮影法は一枚のフィルム・検出器に上下顎骨を描出し、総覧的に診断する方法の総称で、かつては口腔内に棒状のX線源を挿入して撮影する口内線源方式パノラマX線撮影というものもありましたが、画像の質を低下させ診断の妨げとなる不要な散乱線が多すぎるなどの理由で製造中止になり、現在は行われていません。したがって、現在では一般的に回転断層方式と呼ばれる撮影法をパノラマX線撮影とよんでいます。歯科医院でこの撮影を受けた方も多いと思いますが、回転断層方式とはX線管球の前にスリットと呼ばれる細い短冊状の絞りを置き、細く絞ったX線束（スリットビーム）を発生させ、被写体の周囲を回転しながら撮影します。立体を展開図のように撮影する細隙回転撮影の原理と医科利用の章で述べた（57頁）断層撮影の原理を組合せて撮影し、一九四九年にフィンランドヘルシンキ大学歯学部のパテロ教授（Yrjö Veli Paatero）が原理を発表し（**図73**）、日本大学歯学部の西連寺永康名誉教授らも具体的に装置を製作し使用しました（**図74**）。

図75-AのようにX線管が患者の周りを回り、同じ速度でX線フィルムやIPが反対方向に回転し画像を作っていきます。X線管とフィルムの手前にX線を細く絞るためのスリットというものがあり、X線は**図75-B**のようにフィルム上に短冊状に少しずつ当たって連続した画像を作っていくのです。これが前述（57頁）した断層撮影の原理を利用した回転断層方式のパノラマX線撮影法とよばれるものです。

できあがったパノラマX線写真（**図76**）は上下顎および顔面部硬組織を一枚のX線写真で

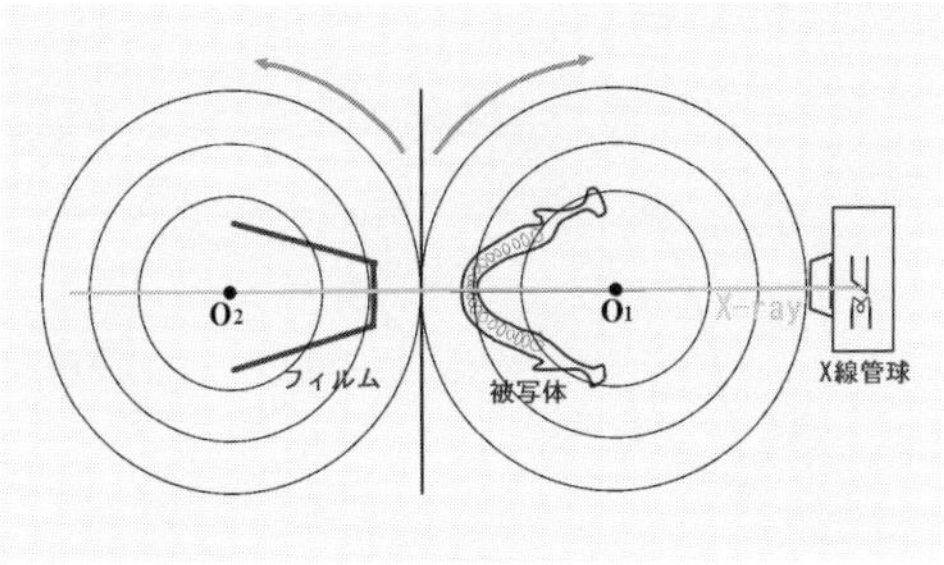

（安藤正一：改訂新版 口腔 X 線診断学，医歯薬出版，1978 より一部改変）

図 73　パテロ教授が発表した原理[15]

診断可能なため、総覧的な診断やデンタルX線写真で全貌を確認できない大きな病変の診断に用いられています。しかし、画像の解像度（鮮明さ）はデンタルX線写真に比べて劣り、小さなう蝕の診断や細かい骨の変化などは、デンタルの方が診断に有効であるため、

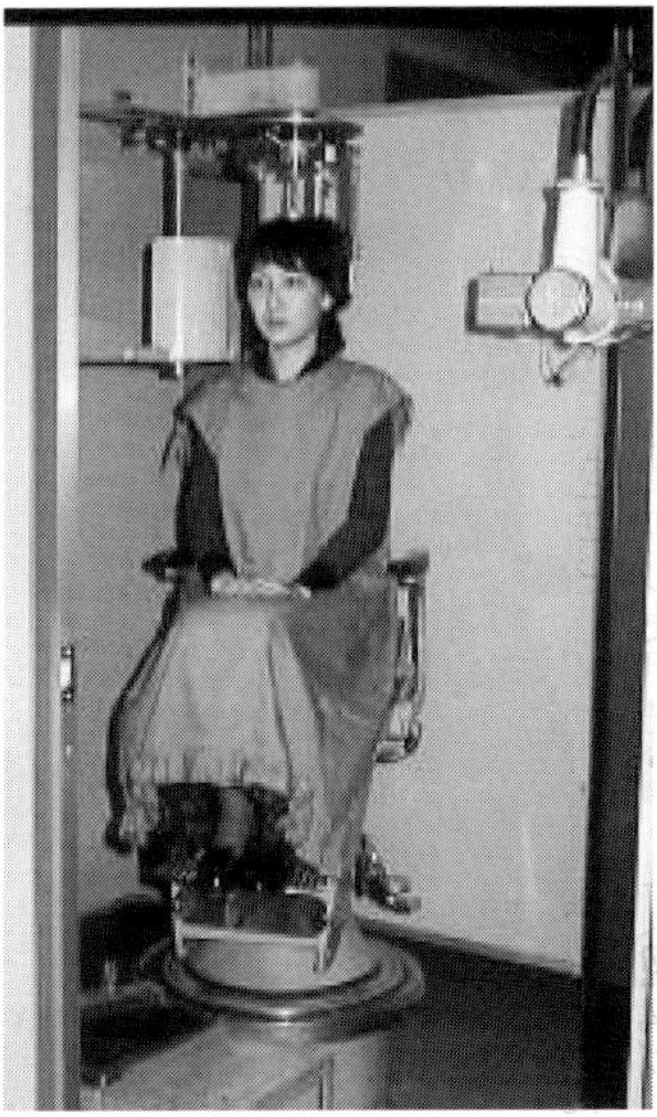

図 74　世界最初のパノラマ装置[21]

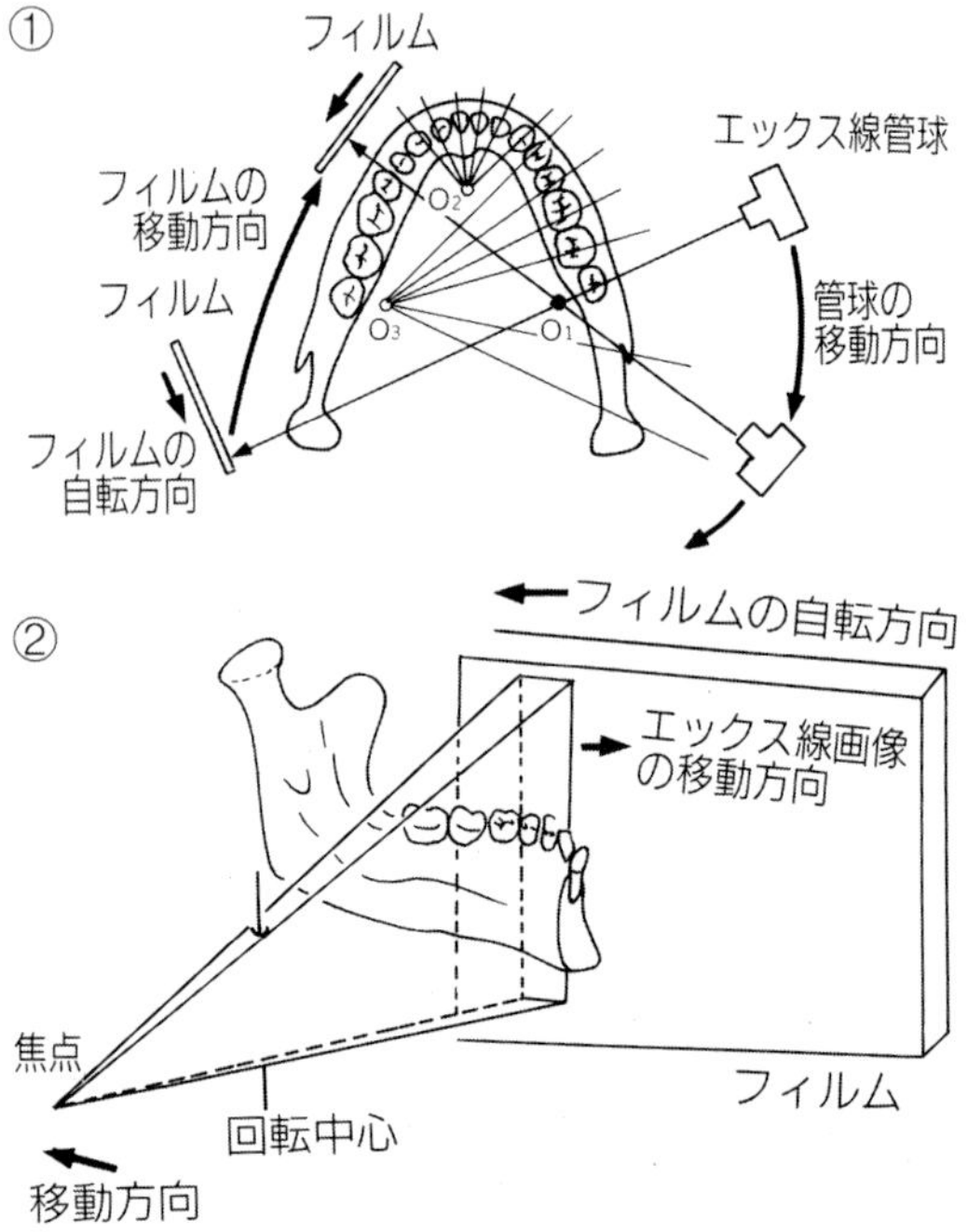

図 75-A パノラマ X 線撮影法[19]

ほとんどの歯科医院ではパノラマX線写真とデンタルX線写真からの情報を合わせて画像診断を行っています。特殊なパノラマX線装置には、通常のパノラマ撮影モードの他に顎関節診断モード（左右の顎関節部のみを口を開けた状態と閉じた状態で撮影し、四分割して一枚のパノラマフィルムに表示するため顎関節四分割ともよばれます **図 77**）を備えています。

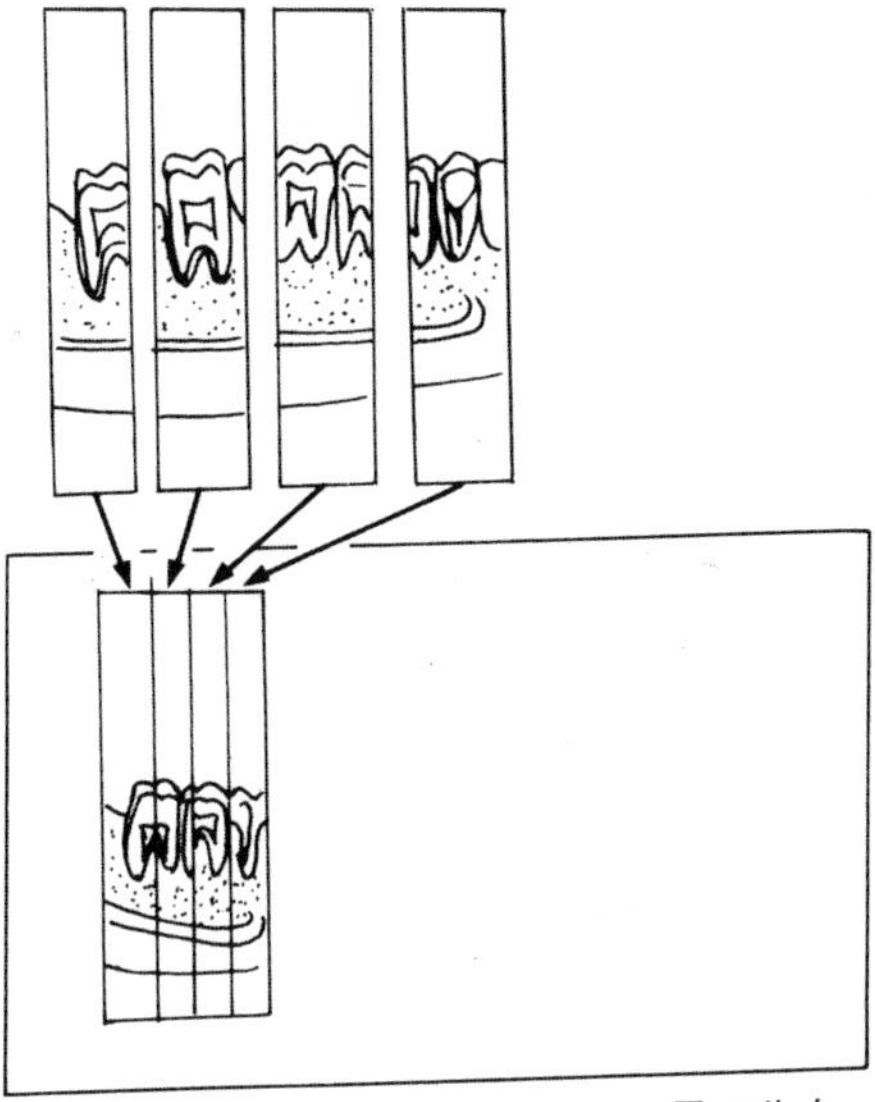

図 75-B　短冊状の X 線画像(19)

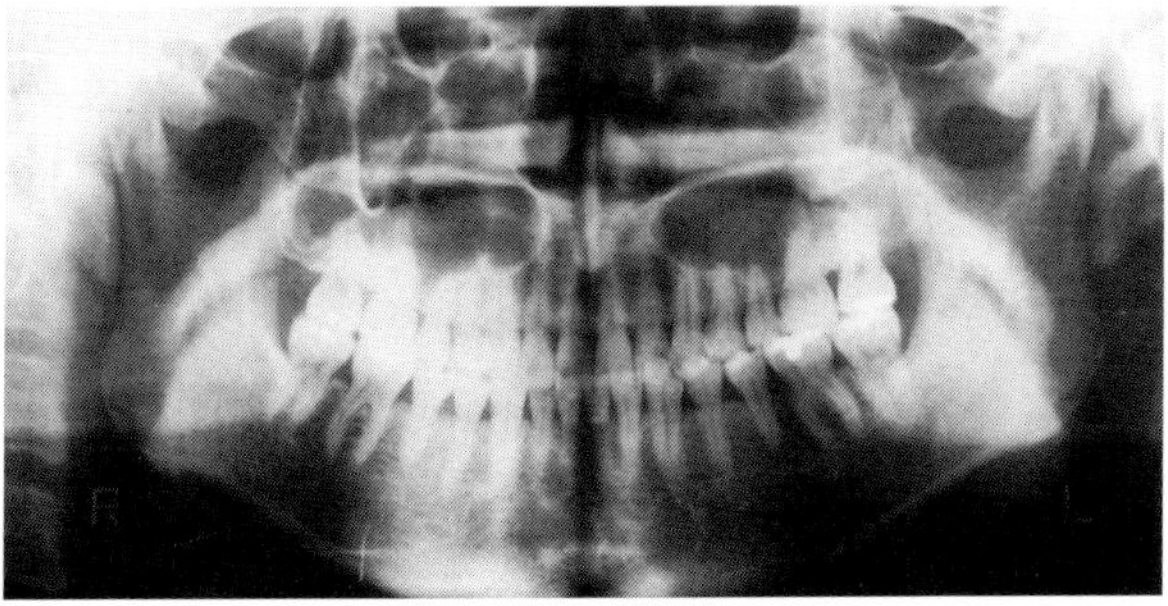

図 76　パノラマ X 線写真

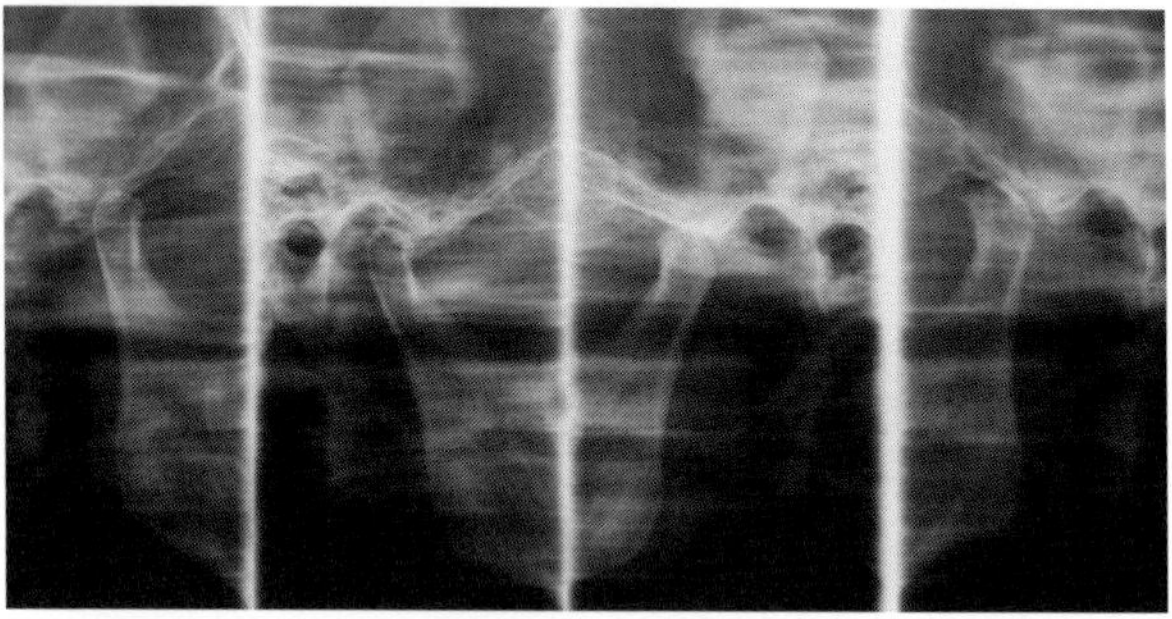

図 77　パノラマＸ線装置の顎関節診断モードで撮影

これは関節の部分だけを観察できる画像で、顎関節パノラマ四分割撮影といい、左から右側の顎関節の口を開けた時（開口時）、同じく口を閉じた状態（閉口時）、左側の顎関節の開口時、同じく閉口時が撮影されています。また上顎洞診断モードも搭載されている装置、前述のようにセファログラムも撮影できる装置、後述のように歯科用ＣＴ画像を撮影できる装置も存在します。また、パノラマＸ線写真では、骨粗しょう症や頸動脈の石灰化などの医科的な病変の診断も可能であるため、近年は医科領域からも注目されています。

また一九九八年に日本大学の新井によって開発された歯科用ＣＴ（小照射野コーンビームＣＴ **図78**）は、平成二四年度から健康保険で撮影できるようになり、急速に普及してきています。

歯科用ＣＴはソフトクリームのコーンのような細く

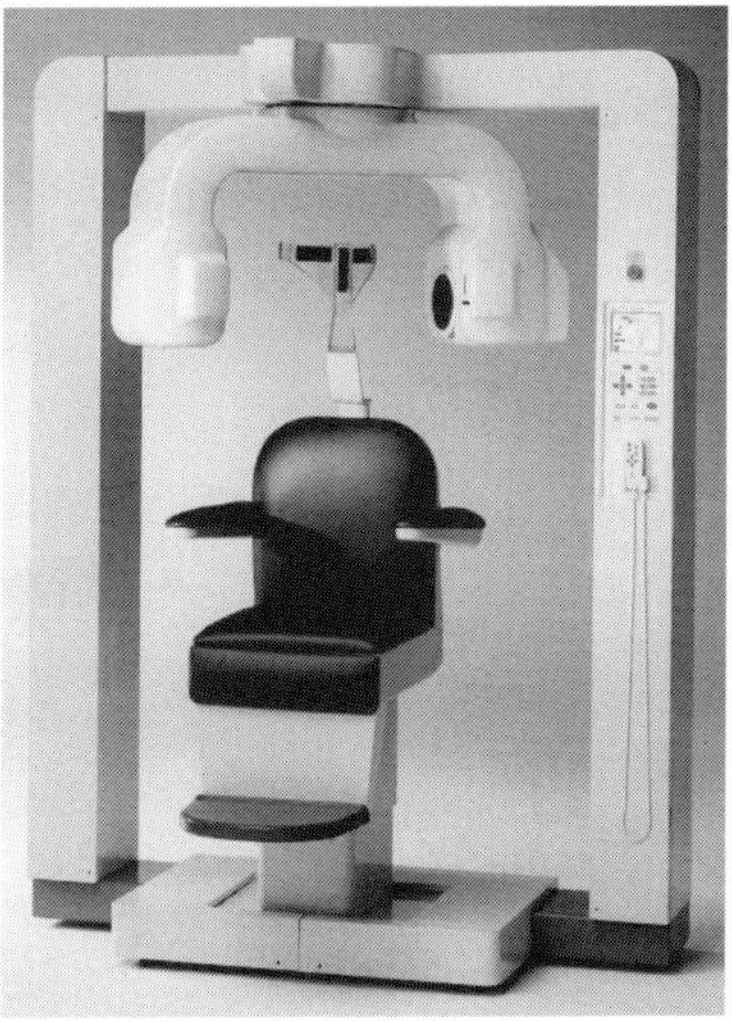

図 78　歯科用 CT 専用機（3DX、モリタ）

絞ったX線束を用いて、歯や骨などの硬組織の撮像条件で撮られた回転する透視画像を原画像とし、相対的濃度比から画素値を算出するため、医科用CTのような物質によって決められたCT値を持たないことから軟組織の診断には向きません。しかし、ちょうど前述のデンタルX線を立体的に観察するような画像が得られ（**図79**）、理論上は一㎜の⅛程度のものまで識別できる高い診断精度を有しています。**図80**に上顎骨を二㎜の厚みに薄く切断したもの（左）と、その部分を撮像した歯科用CT像（右）を示します。骨の状態が正確に再現されているのが分かります。

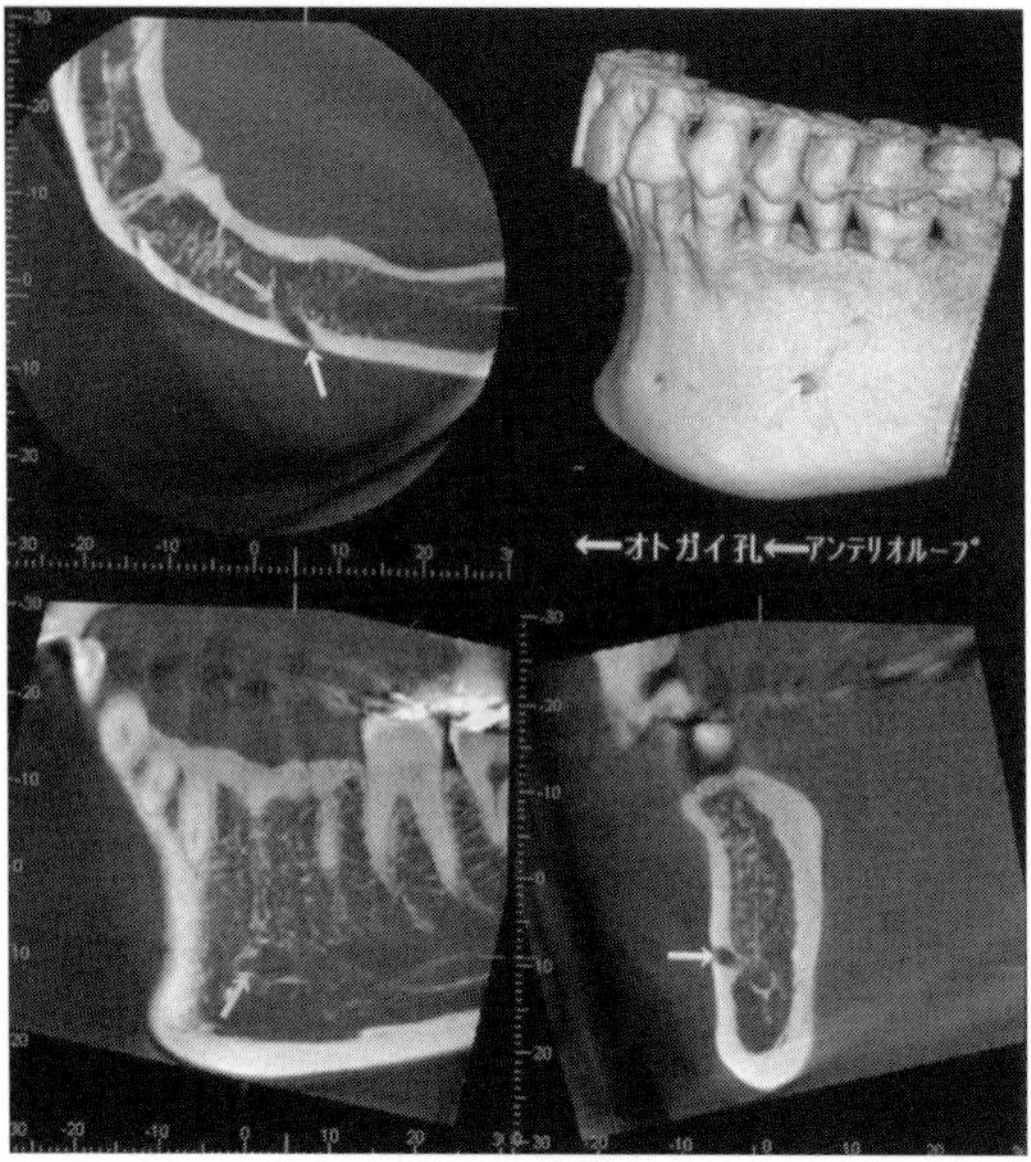

図 79　歯科用 CT（3DX）の画像
左上の水平に切った断層像（水平断）、左下の下顎骨を平行に切った断層像（矢状断）、右下の下顎骨を前後方向に切った断層像（前頭断像）の三方向からの任意の断面像と右上の立体的な画像

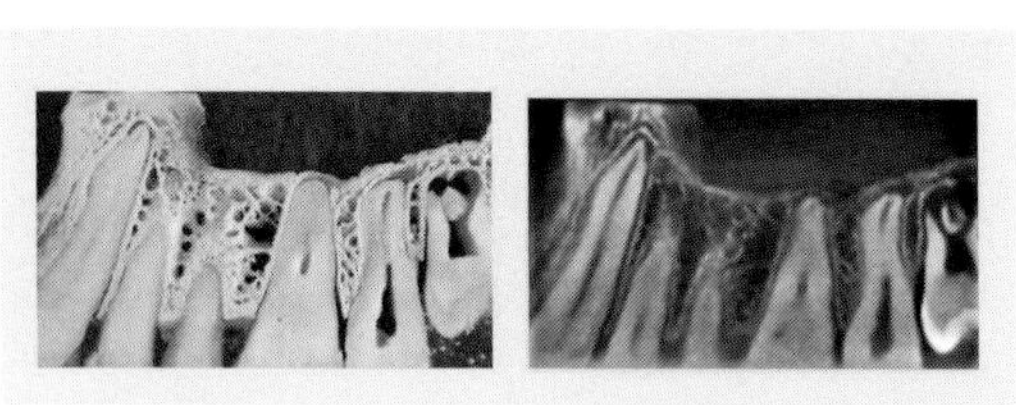

図 80　上顎骨の切片とその歯科用 CT 像

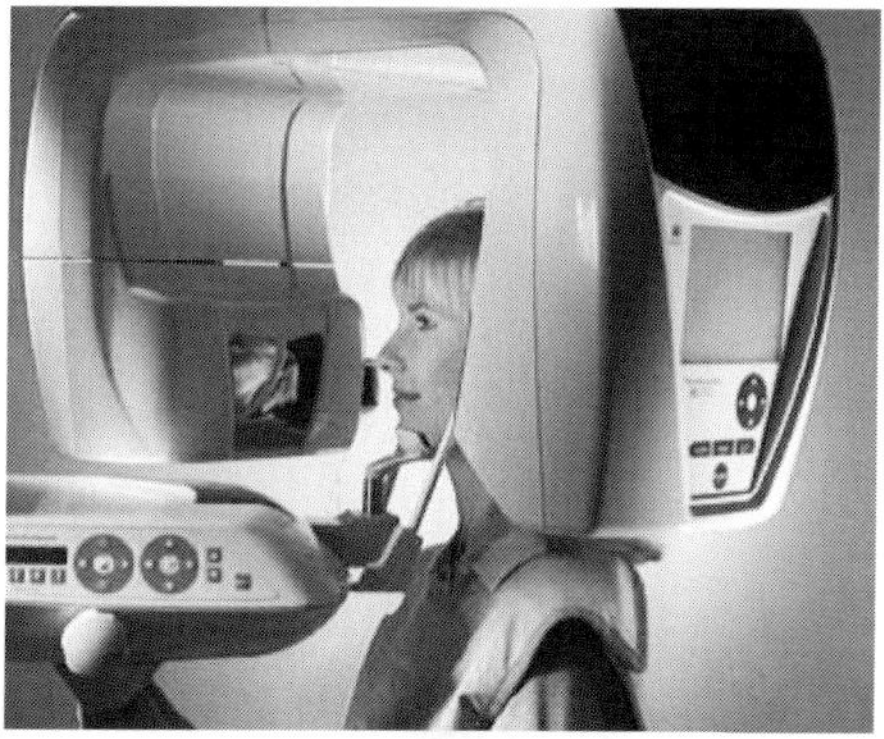

図81　パノラマー歯科用CT一体型装置（モリタ）

歯科用CTの被曝線量は数歯分の小さい照射野の撮像では、パノラマ撮影の数倍程度と医科用のCT装置と比較しても圧倒的に少ないのですが、医科用CTのような広い範囲の診断を行うには、複数回の撮像を行わなければならず、被曝線量も医科用CTよりも多くなる場合もあります。最近はパノラマ撮影も可能なハイブリッド型（**図81**）が主流となっています。歯科用CTは最近、耳鼻科領域でも使用されています。

なお、二〇一五年九月に日本歯科放射線学会防護委員会は「歯科エックス線撮影における防護エプロン使用についての指針」を公開し、パノラマX線撮影の場合は、「実質的な患者の線量低減効果はほとんどない」とし、「不適切に装着した場合、防護エプロンの像が下顎前歯部に重複し、再撮影を余儀なくされる危険性があるため、防護エプロンは使用しない方が良いと考えられている」としています。口内法X線撮影の場合は、「撮影手技によっては防護エプロンを使用する意義はある」が必ず使用しなくてはならないとはされておらず、「防護エプロンの装着は、患者の被ばく線量を低減するためというより、患者の心理面への配慮のためと考えた方が適切である」としています。いずれにせよ、適切に行われた歯科での撮影では、体幹部への被曝はほとんどないと考えられます。

歯科大学病院でも、パノラマやデンタルX線写真で診断できない症例には、医科用CTやシンチグラフィ・PETなども使用されます。また、脳血管障害や口腔病変の後遺症により、飲み込み（嚥下）に障害がある方の治療を行う摂食機能療法の分野では、透視X線診断装置を用いたVF（嚥下造影検査：videofluoroscopic examination of swallowing）などの検査も行われています。

歯科におけるIVR（画像下治療：Interventional Radiology）には、唾液腺造影検査による唾液流量の回復と顎関節造影検査による開口量の回復があげられます。唾液腺造影検査とはブジーとよばれる器具を用いて大唾液腺の開口部を拡大し、そこからカテーテルを挿入して唾液腺内にヨード系の造影剤を注入してX線撮影を行うのです。口腔乾燥症を起こす自己免

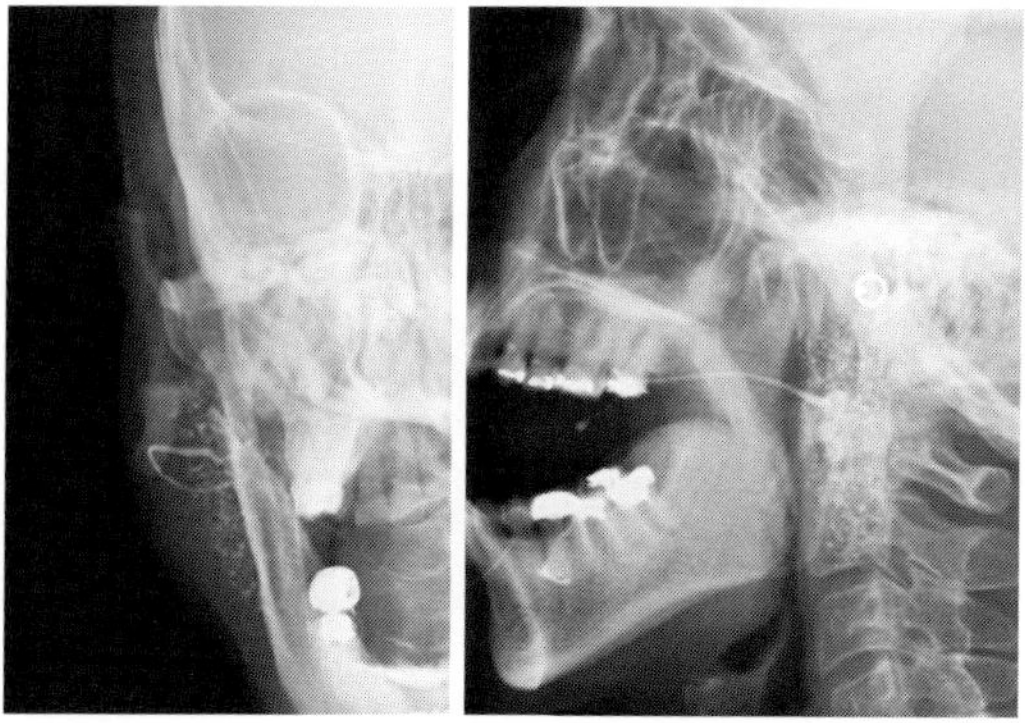

図 82　シェーグレン症候群患者の耳下腺唾液腺造影像

疾患であるシェーグレン症候群では独特の造影像がみられます（**図82**）。

最近は、造影剤なしで液状物を描出するＭＲＩの登場により、唾液腺造影検査の診断的価値はほとんどなくなっていますが、造影時に導管を拡大することにより、導管の狭窄による口腔乾燥を改善する治療効果を主体としたＩＶＲとして実施されることもあります。顎関節造影検査は上関節腔もしくは下関節腔（両方に行う場合もある）に注射針を刺入してヨード系造影剤単独もしくは空気の注入を加えた二重造影を行う検査（**図83**）ですが、造影しなくても顎関節円板を描出できるＭＲＩの普及により、関節円板という所に穴が開く（穿孔）などの一部の症例を除き、診断的価値は低下しています。しかし、顎関節造影検査も造影の手法を用いて、関節腔内を生

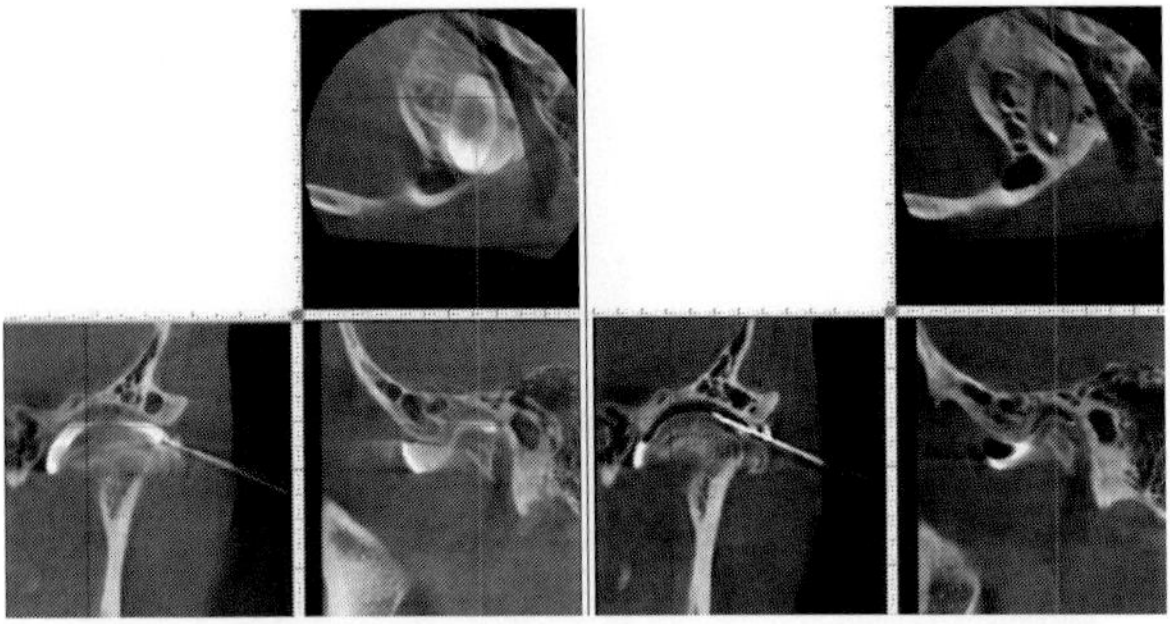

図 83　顎関節造影検査：シングルコントラスト（左）とダブルコントラスト（右）

（日本大学歯学部本田和也教授ご提供）

理食塩水で洗浄する関節腔内洗浄術や、関節腔内に圧を加えて癒着部位を剝離し、顎関節を徒手的に強制運動させて開口の回復を図るパンピング・マニピュレーションとよばれる治療などがＩＶＲとして行われています。

　以上述べてきたように、医学同様、現代の歯科医療にとっても放射線は必要不可欠なものとなっています。

六　診断以外での歯科における放射線利用

　それでは放射線診断以外での歯科における放射線利用についてみてみましょう。現在歯科における放射線利用も医学同様、放射線治療、放射線診断およびＩＶＲの三本柱からなっています。放射線治療については、医学での利用と同様ですが、内部照射として、舌癌に対するイリジウム針一時装着療法や口腔癌（舌癌・口腔底癌・頬粘膜癌）に対するＡＵグレイン（直径二・五㎜のＡＵ一九八金粒子）永久挿入療法が行われており、歯肉癌や硬口蓋癌に対してはＡＵグレインをアプリケーターとよばれるマウスピースのようなものに封入して、口腔内に装着するモールド法も行われています。顎の骨は複雑な形態をしており、四肢や体幹部と比して複雑な形態の部位に発生する頭頸部癌に対する外部照射には、腫瘍部のみに線量を集中するＩＧＲＴやＩＭＲＴ、サイバーナイフやガンマナイフ、陽子線治療や重粒子線治療が有効であり、年々治療成績も向上しています。

口腔癌の放射線治療の副作用としては様々なものが知られていますが、術後に発生する多発性う蝕・口内炎・骨髄炎などの予防にはブラッシングなどの口腔ケアが有効です。

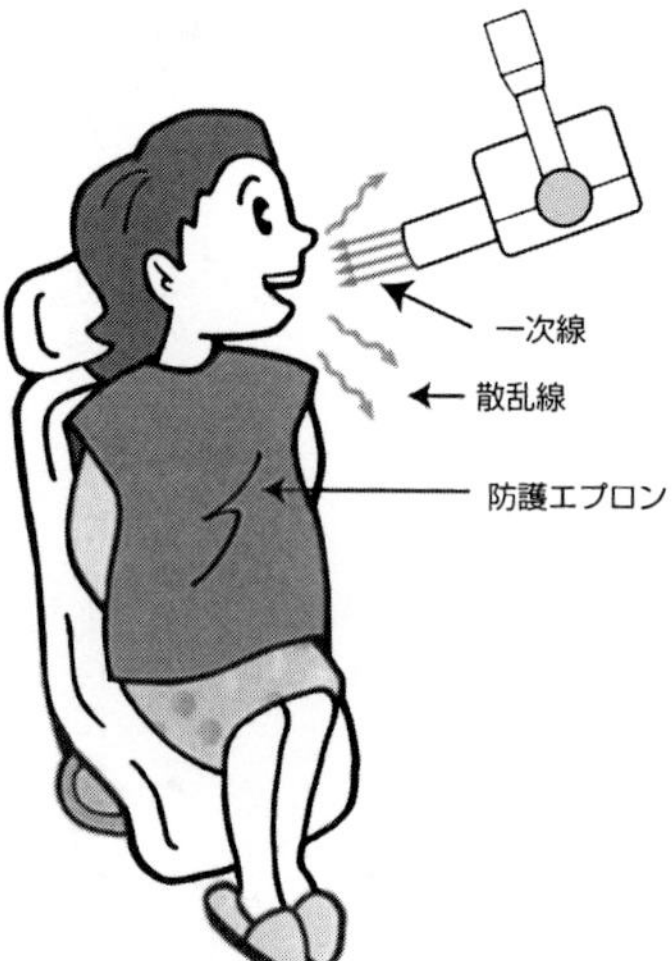
一次線
散乱線
防護エプロン

第五章　歯科放射線診断について

一　歯科X線写真の見方

ここでは歯科に関連する疾患の実際の診断について、具体的に例をあげて述べます。

放射線とくに診断を専門にしていると、普段から平面像として得られたX線像をみて立体像を頭の中で組み立てるという作業を知らず知らずに行っています。この感覚はかなり個人差があるようです。同じX線写真をみても、存在する病変を的確に把握できる人もいれば見過ごしてしまう人もいます。とくに顎口腔領域は様々な骨が重なって映し出されているので、例えば胸部X線写真で肺をみるよりも病変を捉えにくいかも知れません。最近はCTやMRIなど薄く切ってみる画像が容易に得られるようになり、病変も捉えやすくなってきました。しかし余りにも薄く切った画像で例えば骨の壊れがみられたとしても、実際の症状が全くないことは十分にあり得るのです。従来からX線写真は、X線が体に入ったところから出たところまでが重なってみられ、診断を行ってきました。例えば胸部では肋骨や脊椎などの骨が肺や心臓、血管と重なってみえるので、余りにも微小な肺癌などは分からなかったのです。

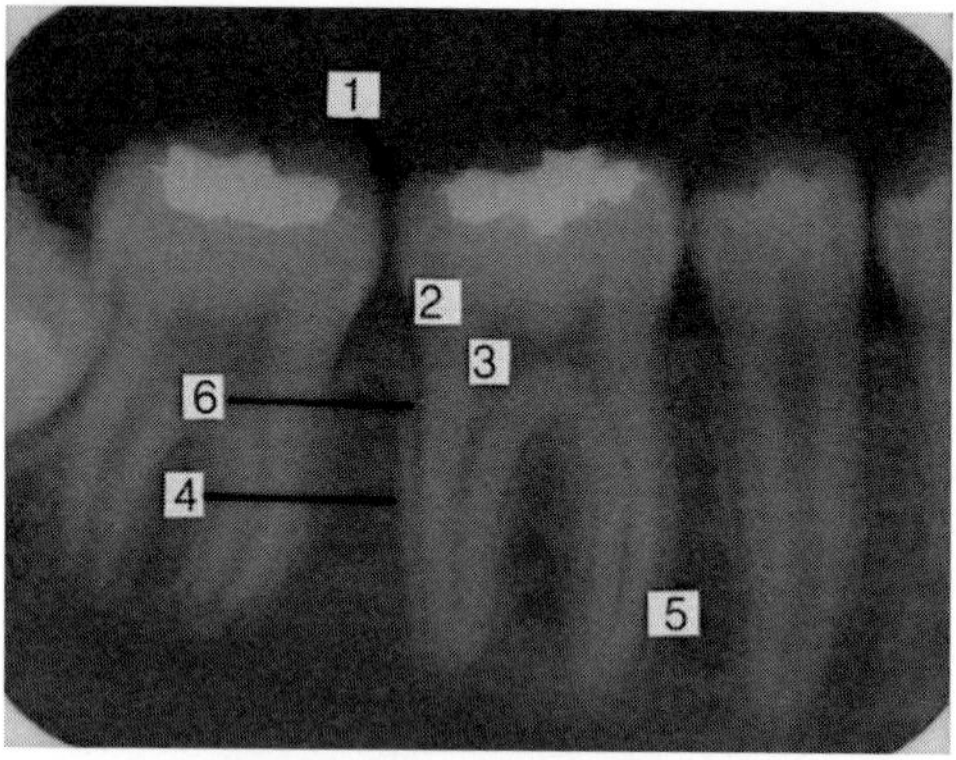

図84　デンタルX線写真[19]

1. エナメル質、2. 象牙質、3. 歯髄腔、4. 歯槽白線、5. 海綿骨（骨梁）、6. 歯根膜腔

しかし、最近はCT検査の輪切りにしたような画像から、このような病変もみつけられるようになってきました。

図84は、歯科治療で最も多く使われているデンタルX線写真というもので、X線フィルムを使用しています。最近は、イメージングプレート（IP）というものをフィルムの代わりに使ってデジタル画像も得られます。デンタルX線写真から得られる情報は非常にたくさんあります。図84の中央にみられる歯は右側下顎第一大臼歯という歯で、歯冠という歯の頭の部分には金属の詰め物（金属修復物）がみられ、物を咬むところ（咬合面）のエナメル質からその下にある象牙質にまで達しています。その下の歯髄腔には神経や、血管（歯《し》

髄《ずい》）が入っています。むし歯（う蝕・カリエス）が歯髄腔に近づいてくると刺激で歯が痛み出し、しみるようになります。さらに歯髄腔から根の方に神経・血管が入り込む細い空洞があり、根管といいます。歯の根の周りには歯根膜という軟らかい組織（軟組織）があり、顎の骨と歯の根のセメント質という部分とを線維で結びつけています。歯根膜は歯に咬む力がかかった時に直接顎の骨に伝わらないように、その力を弱める働きがあります。いわゆるハンモックのような働きをしているのです。4の歯槽白線とは緻密な骨です。5の海綿骨とは骨梁という骨の中の縞模様のような構造の部分で、歯にかかる力（咬合力：第一大臼歯では65kgくらいある）を分散させて、顎の骨にかかる負担を少なくしています。X線写真の左端に少しみえるのは顎の骨の中に埋まった状態の親知らず（智歯）です。これはほぼ正常な下顎の骨の状態です。

図85はパノラマX線写真です。上顎骨と下顎骨の歯が咬んだ状態で、歯以外に骨の中にある様々な解剖学的構造も1から24の数字で示されています。デンタルX線写真に次いで、歯科では撮影されることの多いX線写真で、この撮影法が行われるようになって様々な病気が発見されるようになりました。

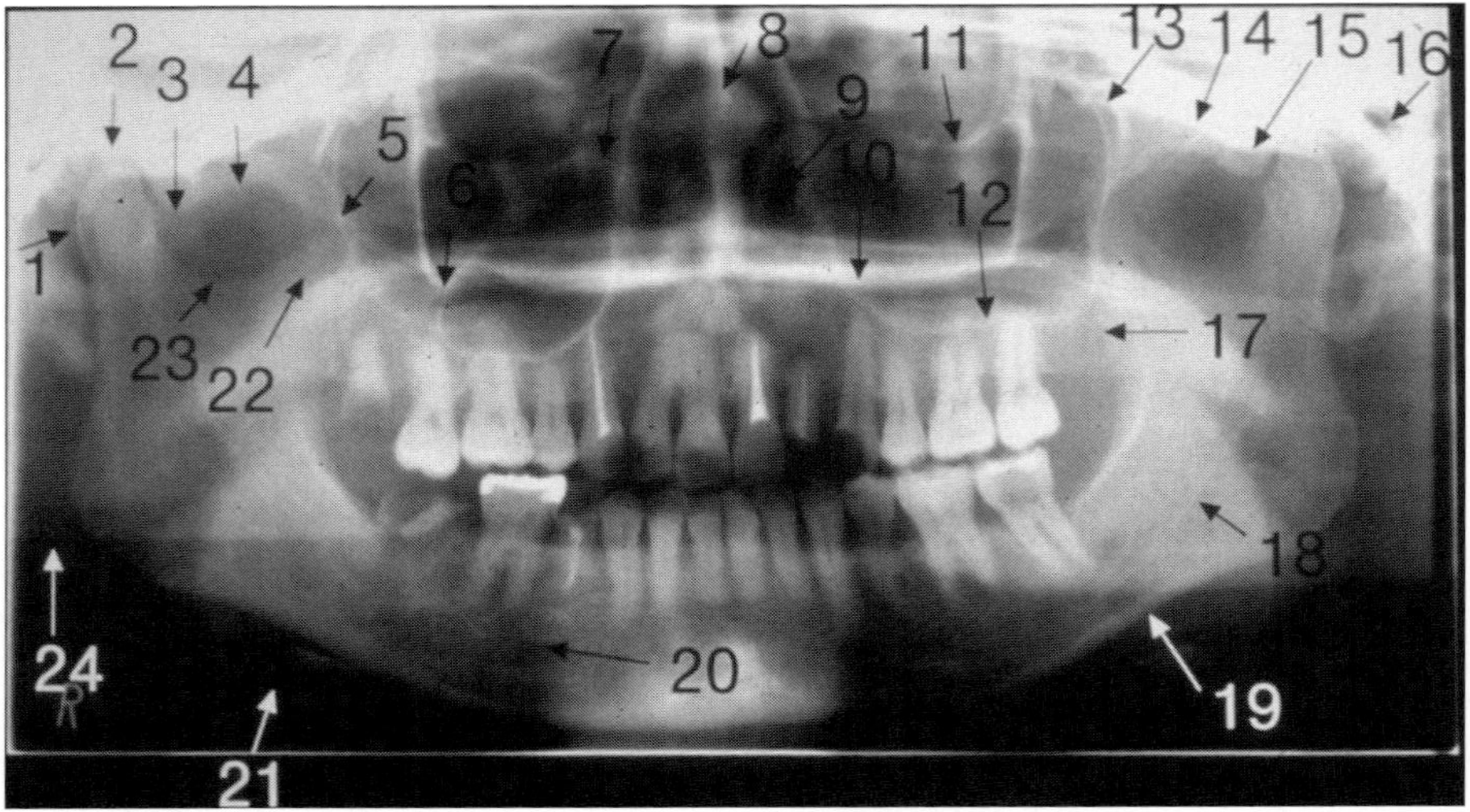

図 85　パノラマ X 線写真

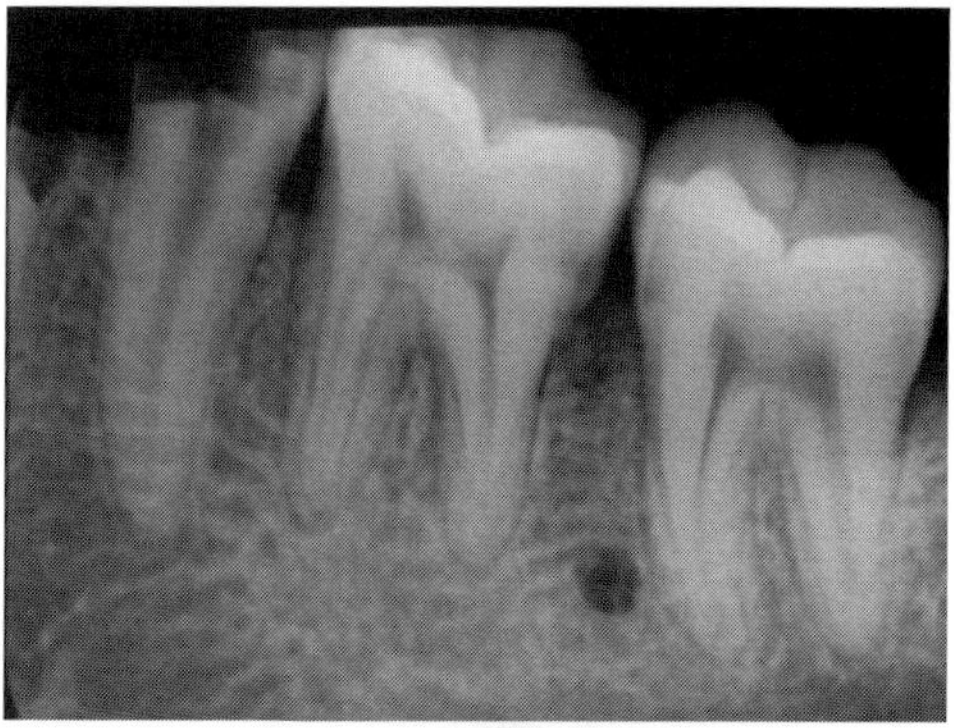

図 86　透過像と不透過像

二　X線透過像・X線不透過像とは

X線透過像とはX線を全く吸収しない、あるいはわずかしか吸収しない部分で、X線写真上では濃度（黒化度）が高く黒く写ります。

例：空気、歯髄（腔）、歯根膜（腔）、歯肉、う蝕、囊胞、根尖病変など

X線不透過像とはX線を多くあるいは強く吸収する部分で、X線写真上では濃度（黒化度）が低く白く写ります（図 86）。

例：金属（インレーやクラウン）、エナメル質、象牙質、セメント質、骨梁、セメント質

この両者の混じってみられる混合像もあります。

前述の二つのX線撮影法が歯科では最も多く診断に使われ、開業歯科医院ではほとんどがこの撮影法です。

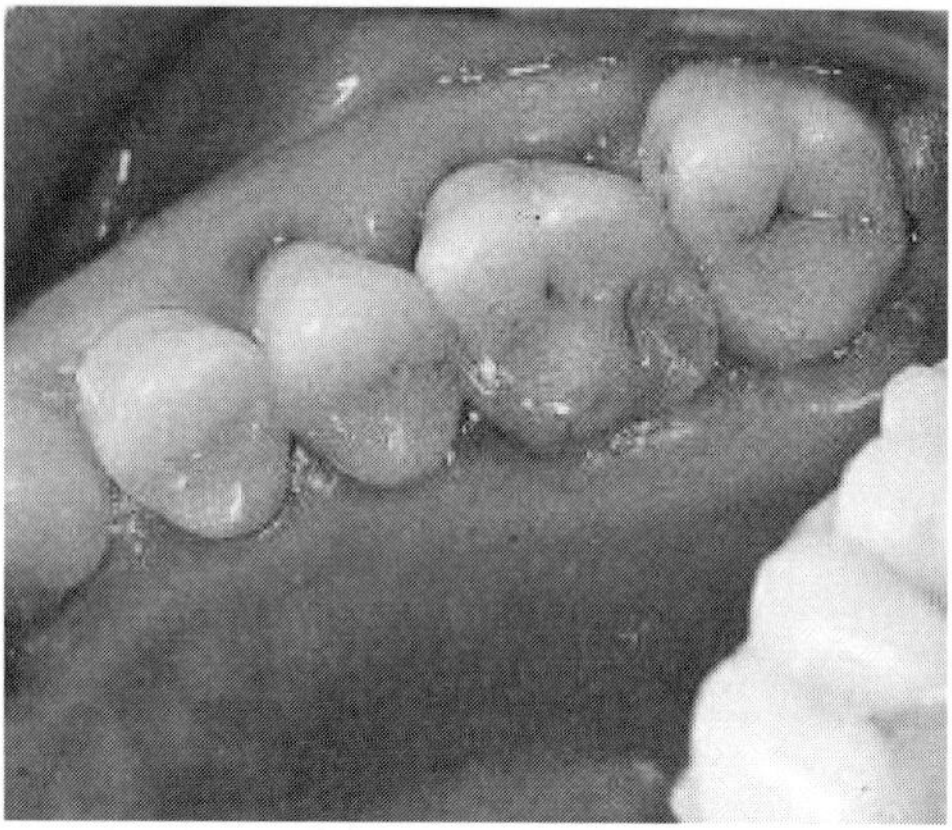

図 87　上顎に痛みがある患者さんの歯

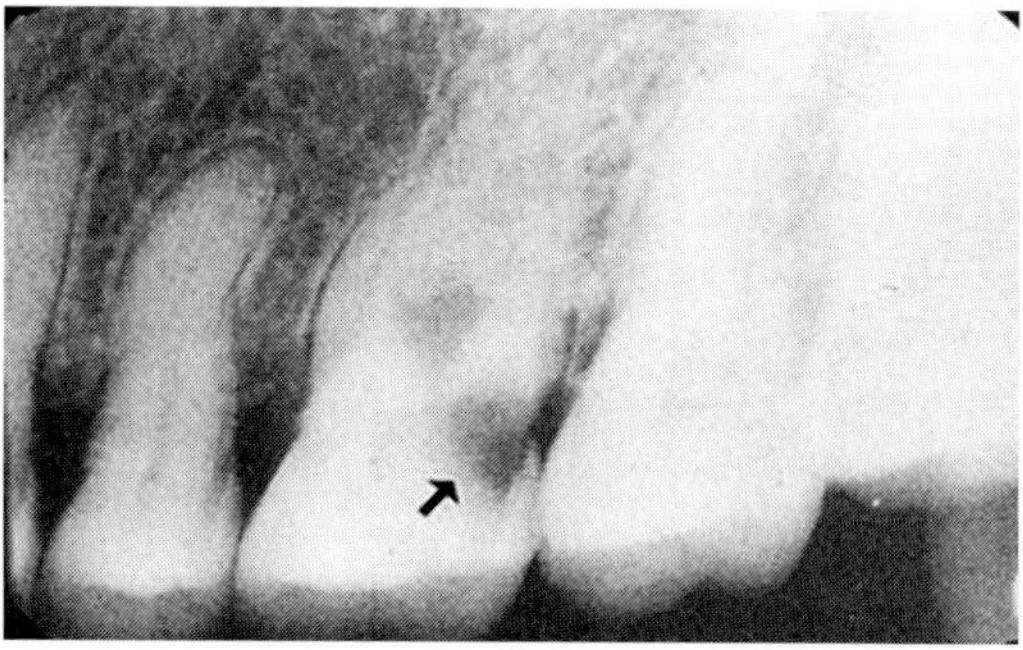

図 88　図 87 の X 線写真

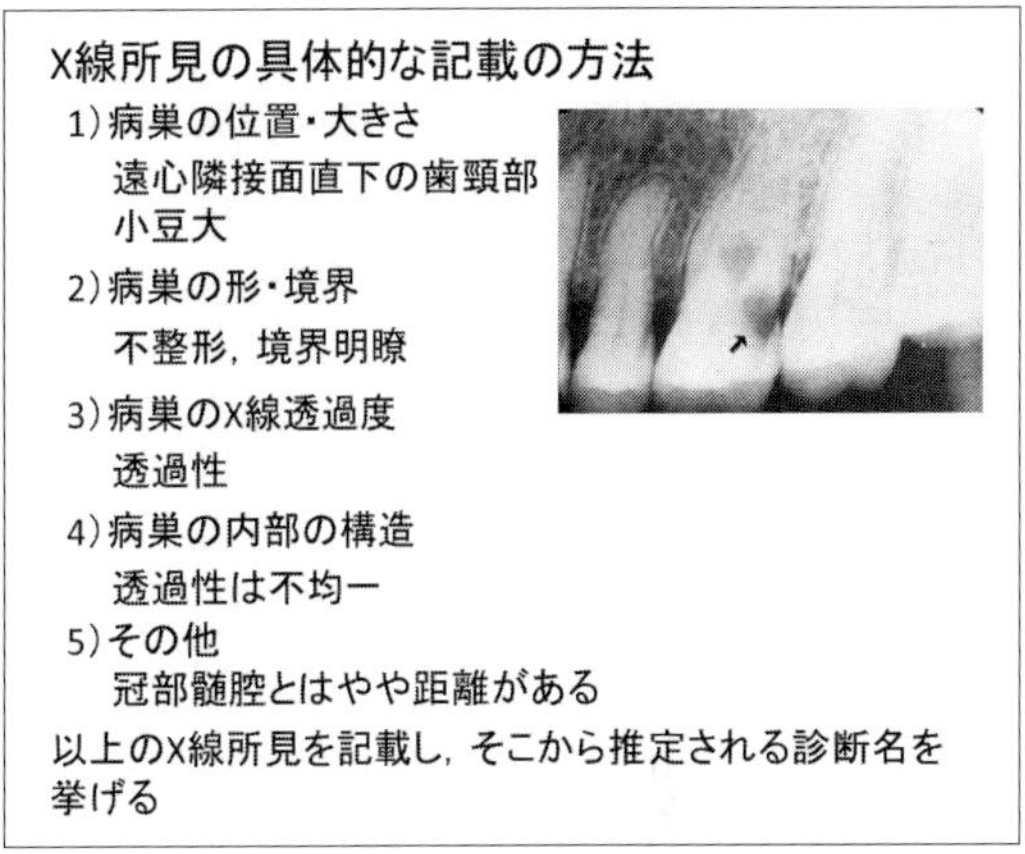
X線所見の具体的な記載の方法
1）病巣の位置・大きさ
遠心隣接面直下の歯頸部
小豆大
2）病巣の形・境界
不整形，境界明瞭
3）病巣のX線透過度
透過性
4）病巣の内部の構造
透過性は不均一
5）その他
冠部髄腔とはやや距離がある
以上のX線所見を記載し，そこから推定される診断名を挙げる

図 89　X 線所見の具体的な記載の方法

図87は上顎の歯の痛みを訴えて来られた患者の歯を咬む方向からみた写真ですが、大きなう蝕はみられません。

ところがX線写真（**図88**）でみると、矢印の部分にう蝕がみられます。幸い歯髄腔とは距離があるので、う蝕の部分を削り取って、何かを詰める治療ですみそうです。

撮影したX線写真には、写真上にみられる状態を記録しておかなくてはなりません。これを読影（像）所見といいます。

図89に示すような形でX線写真にみられる状態を書いていきます。これを所見の記載といいます。

図90のX線写真はう蝕とともに歯科の二大疾患といわれる歯周病の進んでいく状態を示して

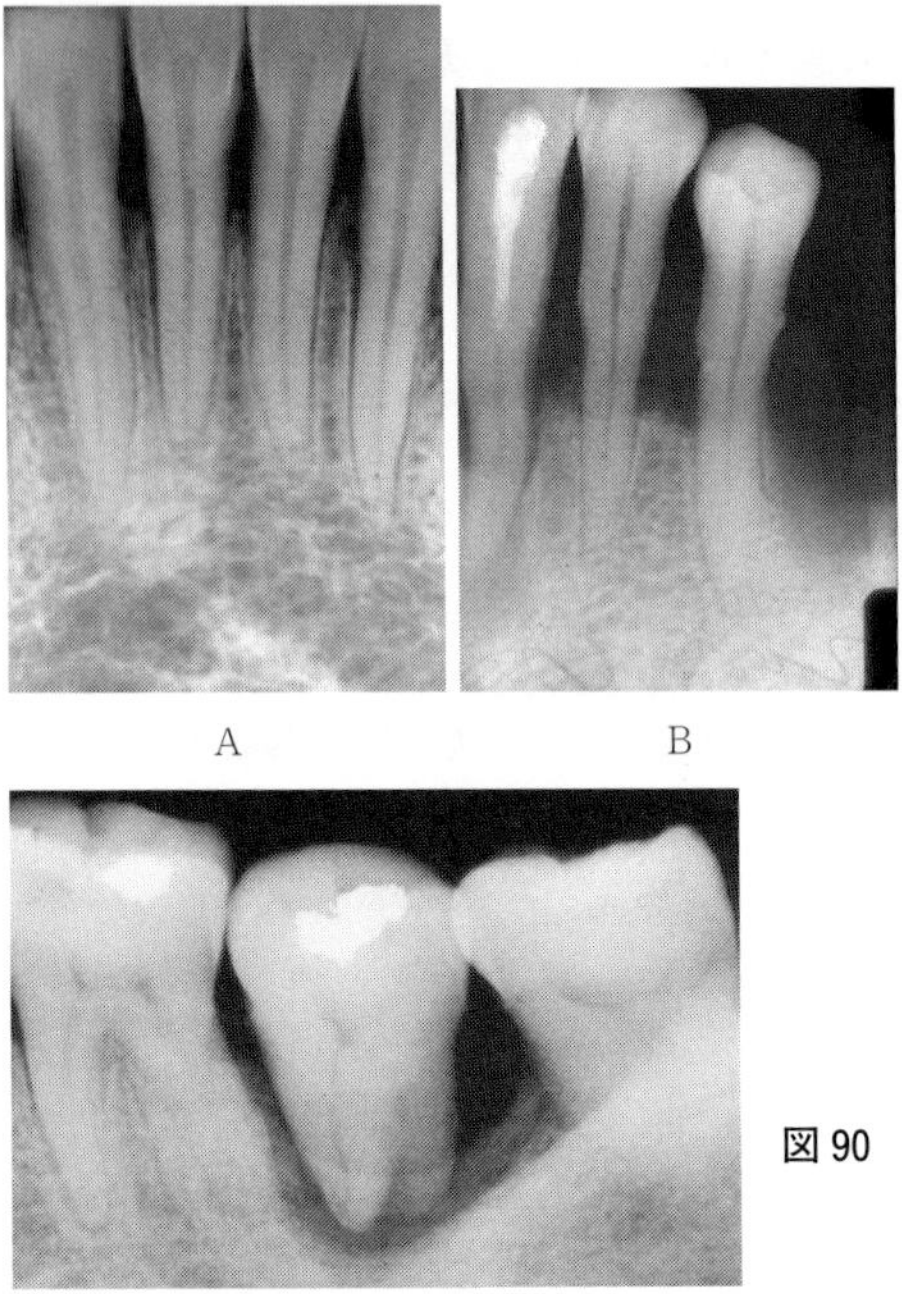

A　B　C

図90　歯周病の進行程度を示すX線写真

います。歯槽骨という歯を支えている骨の吸収程度が歯の根の長さに対してどの位にあるかを現しますが、Aでは根長½程度、Bでは根長⅔程度で根の表面に歯石が付着しているのがみられます。Cでは下顎左側第二大臼歯がぐらぐらして出血もあり、根の先端部まで骨がなくなっていることが分かります。残念ながら抜歯を考えなければいけない症例です。

図91のX線写真は、左側

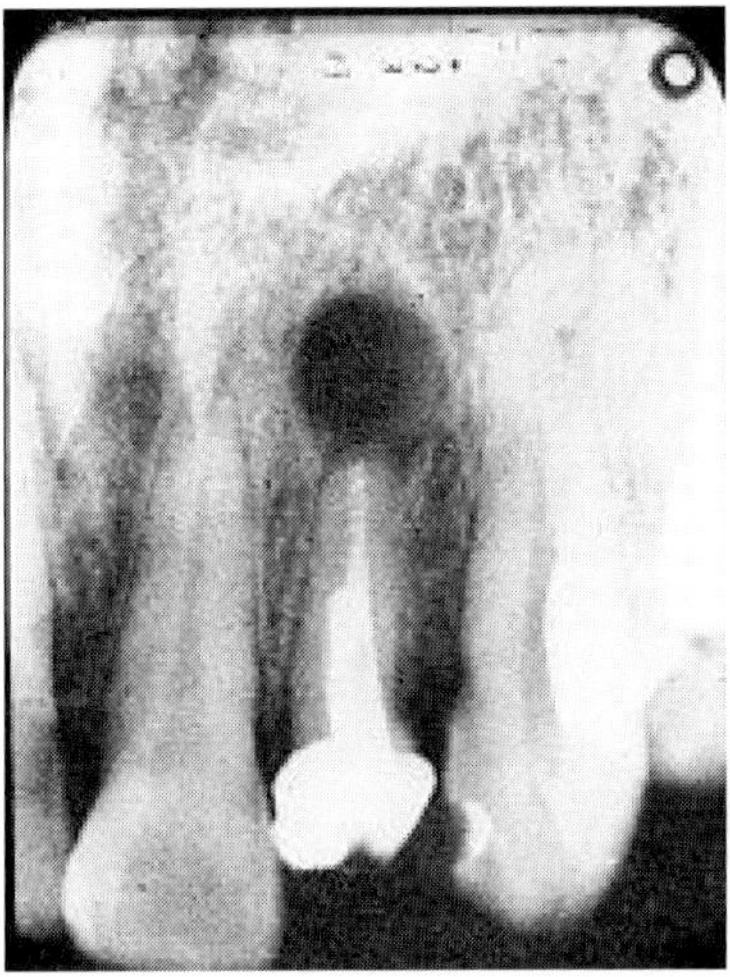

図 91　左側上顎側切歯の歯根嚢胞

で上顎の中央（正中）から二番目の歯（側切歯）を撮影したものです。根管内に金属の棒状の物（白く写っている）がみられ、その下方（写真では上方になります）の根管には根の先端（根尖）近くまで不透過性の根管充塡（根管に薬が詰めてある）がみられます。根尖の上方に、円形で（三次元で立体的に考えれば球状という表現になりますが、二次元の平面的な像なので円形という表現になります）境界が周囲の骨とは明瞭な透過像（黒く写っている）がみられます。歯根膜腔と連続しているようです。これは歯の神経（歯髄）の炎症が歯根膜に広がり、炎症の結果骨が壊れ、肉芽という柔らかい組織ができ、液状化して内部に水っぽい物（液状物）を含む袋状の物が形成されたと考えられます。これを嚢胞といい、歯に関係する嚢胞の中で最も多くみられる歯根嚢胞という疾患です。

図92は非常に興味ある症例です。矢印や矢頭で示したように二本の左側下顎小臼歯の根尖部で左の第一小臼歯根尖には不透過像（矢印）、右の第二小臼歯根尖には透過像（矢頭）がみられます。この二本の歯の歯冠部をみると第一小臼歯には不透過性の突起がみられ、第二小臼歯にはみられません。これは中心結節というもので、その下方は神経の入った根管に近い状態です。第二小臼歯は咬む力が強くかかって中心結節が破折し、その刺激で歯の神経が死んでしまい、歯髄炎から歯根膜炎が起こり、根尖部の骨に炎症が起きて、透過像がみられるようになったのです。第一小臼歯は中心結節が残り、歯の神経は生きています。中心結節部に咬む力が少し強くかかり、それが刺激となって歯根膜の細胞が活性化し、骨のような物ができ不透過像としてみられるのです。

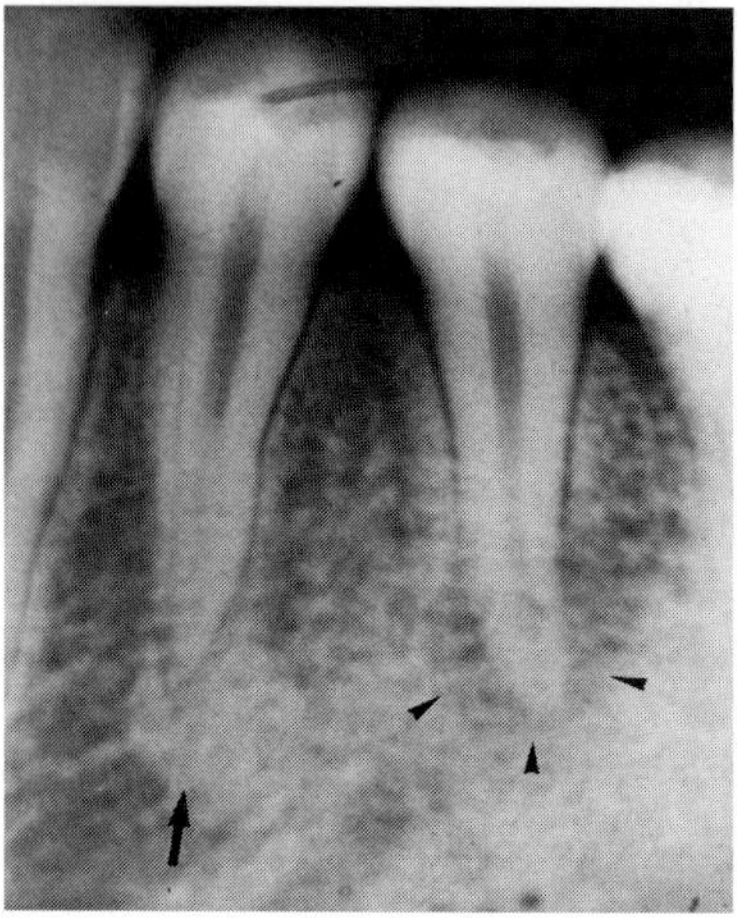

図 92　根尖部の透過像と不透過像

図93は口の中にはえていない歯（未萌出

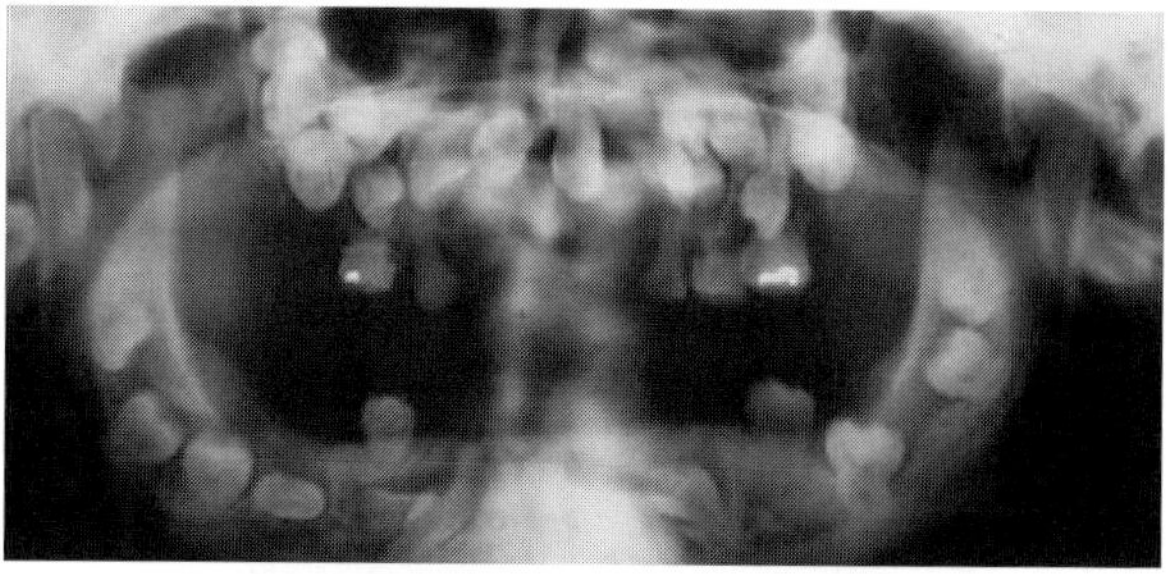

図 93　未萌出歯がみられるパノラマＸ線写真[18]

歯）が顎の骨の中にたくさんある患者さんのパノラマＸ線写真です。いったい何本、顎の骨の中に埋まった歯（未萌出歯および埋まったままの歯）があるのでしょうか。

図94は下顎骨の左側（向かって右側）にみられる透過性病変（黒っぽくみられる病変）です。透過性病変の内部が白っぽい線で中が区切られたようにみえ、多房（胞）性の透過像と表現します。また病変の上方にみられる下顎の歯の根（歯根）がきれいに吸収され、短くみえます。これはエナメル上皮腫という良性の腫瘍で、このような画像が特徴です。また、歯を作る組織からできたので「歯原性腫瘍」とよばれます。

図95は上顎骨の右側（向かって左側）の歯のない部分（欠損部という）にみられる透過性病変（黒っぽくみられる病変）です。透過性病変は上顎骨から上顎洞まで広がり、骨がなくなっているため、歯を支えるものがなく右上の最後

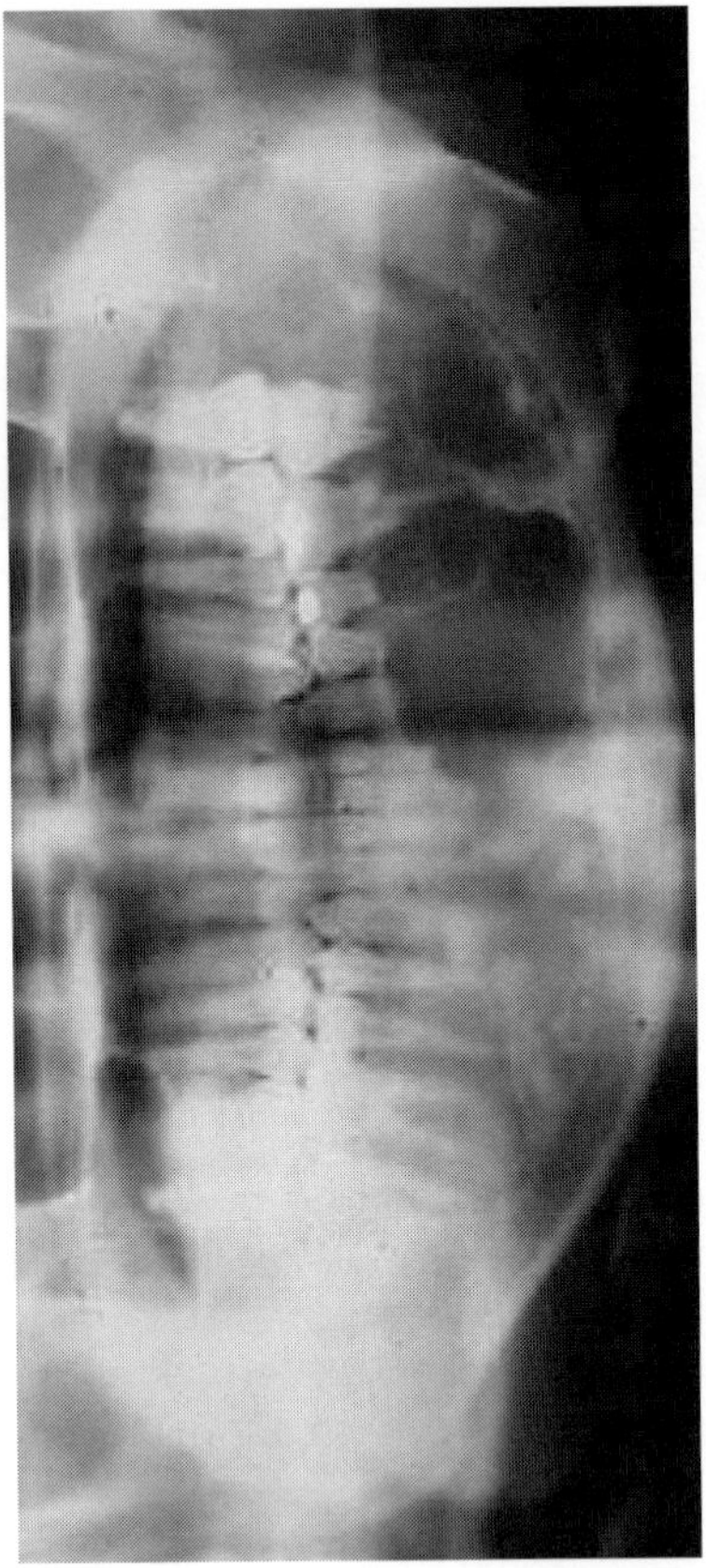

図94 良性腫瘍（エナメル上皮腫）のパノラマＸ線写真[18]

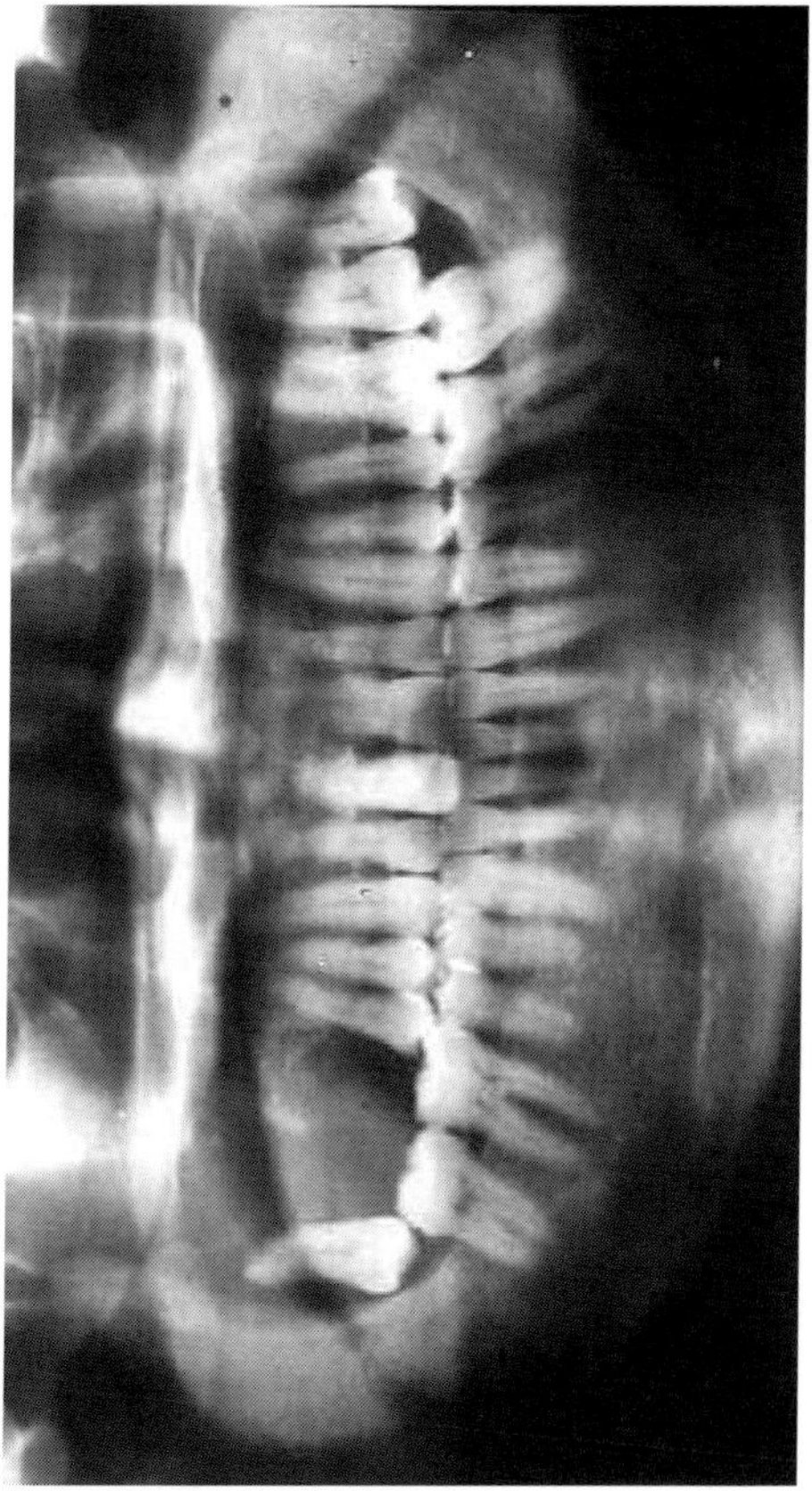

図 95　悪性腫瘍のパノラマ X 線写真[18]

の歯（智歯）は下に下がってぐらぐらしています（浮遊歯という状態）。歯肉に起きた「癌」が上顎骨に広がった状態です。

三　良性と悪性のX線像

図96は徳島大学歯学部歯科放射線学講座の教授であられた故上村修三郎教授が一九七八年岐阜市で行われた歯科X線診断研究会で「歯原性腫瘍のX線診断」というテーマで講演された時に使われたスライドで、当時大学院三年生であった私は講演内容の素晴らしさにうたれ、ぜひスライドをコピーさせて頂きたいと無理なお願いをしたところ、ほとんど面識がなかったにも関わらず快く提供して頂いたものを学生講義にずっと使用しています。下顎骨に発生した良性腫瘍と悪性腫瘍の骨の壊し方と周囲の歯や、神経・血管などにどのような影響を与えるかを示した、非常に理解しやすい図です。

これらの図は、左側下顎臼歯部のデンタルおよび咬合法X線写真について示したものです。歯の根の下方に腫瘍ができた場合、良性腫瘍の発育様式を示す**図96-A**では長円形の腫瘍が周囲を白い線で囲まれています（図中左上）。咬合法では歯の咬合面が並んで、神経や血管の入った下顎管が重なっています（図中左下）。それが右側の矢印の方向に、海綿骨という比較

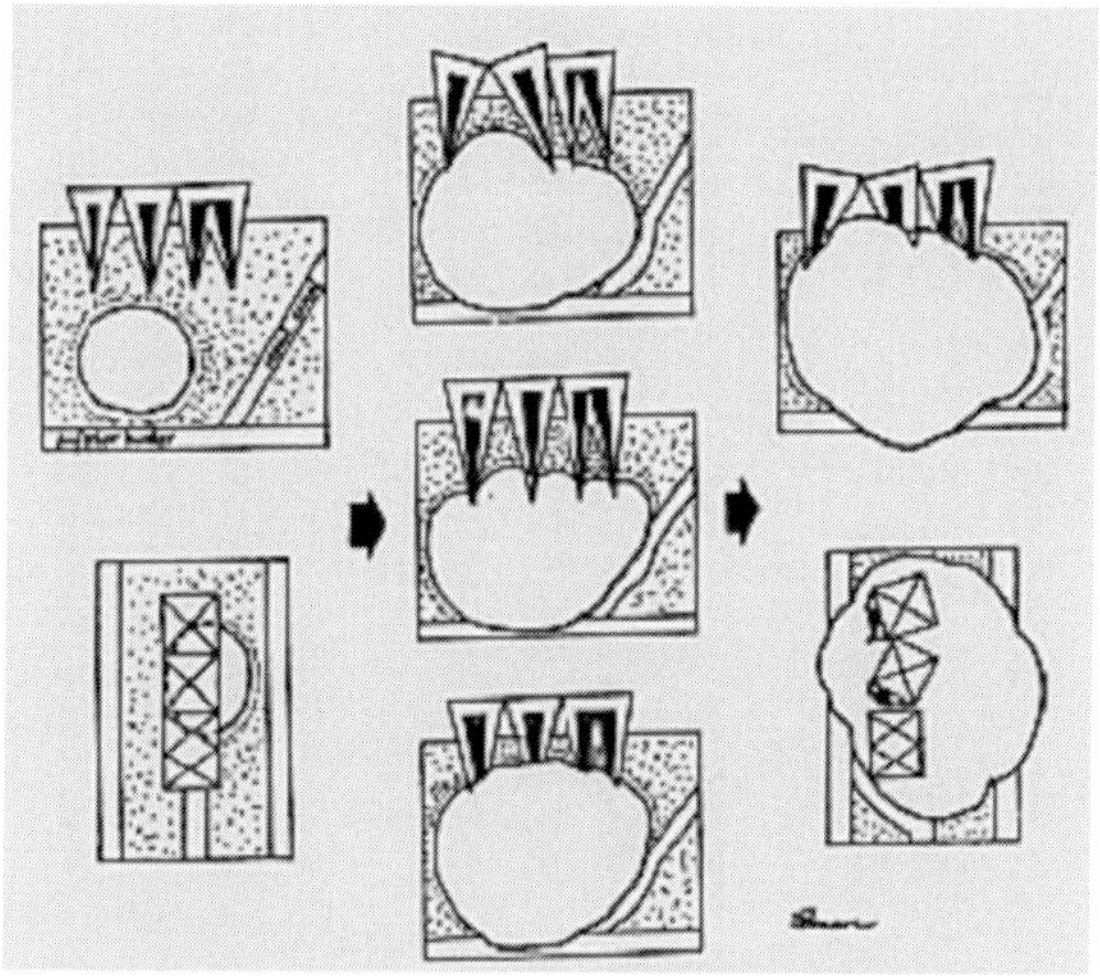

A．良性腫瘍、嚢胞の発育

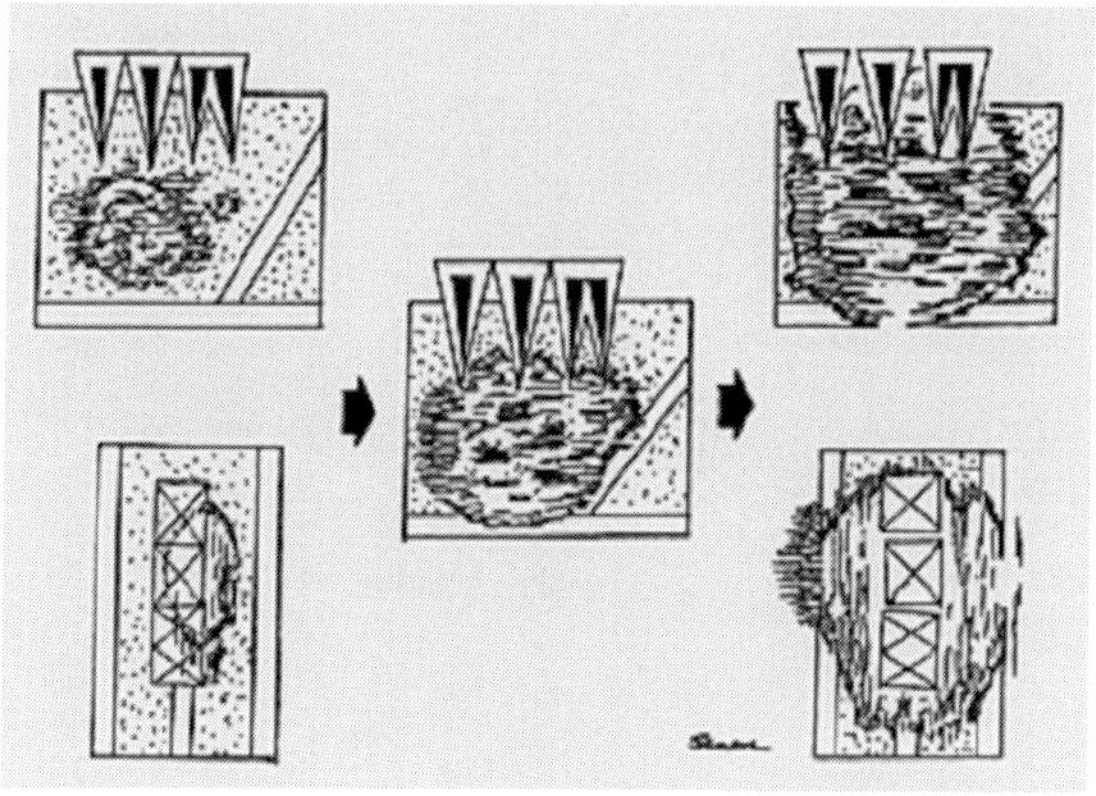

B．悪性腫瘍の発育

図 96　良性腫瘍・悪性腫瘍の発育様式[24]

的構造が粗い部分の骨を壊して広がっていきます。中央の縦に並んだ三つの図は病変が歯や骨、下顎管に与える影響を示しています。歯の根を押し広げるように広がり、歯を傾かせていくタイプ（上）、歯より骨のほうが柔らかいので歯の根を避けるようにして広がっていくために周囲の線が波のような形になるタイプ（中）、そして歯の根を吸収するタイプ（下）があります。また下顎管が下方へ押し下げられ、骨の外側にある硬い緻密骨と呼ばれる骨（皮質骨）は外側に押し広げられていきます。しかし骨が破壊されても骨内の腫瘍が外側に飛び出すことは普通ではみられません。これらはすべて病変がゆっくり発育していく時の変化で、良性の腫瘍などが疑われます。この変化が画像上でみられることを画像所見という言葉で表します。難しいかもしれませんが、病変が良性で、その性質（発育がゆっくりしている、骨などを破壊する力が比較的弱い等）が画像の変化に反映されているのです。

これに対して**図96-B**は癌や肉腫などいわゆる悪性病変の時にみられる像です。下顎骨の内部（海綿骨と呼ばれる比較的構造が疎な部分）に悪性の腫瘍ができた場合（他の臓器の腫瘍が転移することもあります）、良性の腫瘍と違って周りの骨をどんどん壊していきます。歯の根が吸収したり、移動や傾斜したりせずに骨が壊されていくことにより、支える骨がなくなり歯がぐらぐらしてくるのです（歯の動揺）。また下顎管なども下に押し下げられるより腫瘍が中に入り込んで、中を通っている神経に浸潤した結果、知覚の麻痺やしびれなどの症状が出てきます。さらに広がると硬い緻密骨（皮質骨）も破壊され、腫瘍が外に広がり、筋肉などの柔らかい組織（軟組織といわれる）部分に広がり、腫れ（腫脹）を起こします。

以上が、顎の骨に発生した良性腫瘍、悪性腫瘍の発育に伴う典型的なX線像の変化といわれるものです。もちろん、患者さんの骨の構造、炎症の有無、年齢、性別、その他の要素で変わってきます。

図97のパノラマX線写真の患者さんは口が開けづらい、片頭痛があるなどの症状を訴えており、画像で左右の茎状突起が異常に長くみられます（矢印）。これは側頭骨の茎状突起につく靭帯が化骨化したもので、茎状突起過長症と呼ばれる病気です。この状態になると周囲の神経を刺激して、片頭痛、耳鳴り、開口障害などの症状が起こり、顎関節症と鑑別が難しくなります。摘出した茎状突起の写真では化骨がかなり進んでいました（**図98**）。

四　歯科病院の放射線科とは

これまで、歯科放射線の歴史、X線撮影法、画像診断などについて述べてきましたが、歯科病院の中で歯科放射線科はどんな仕事をしているかについて触れます。私が勤務していた

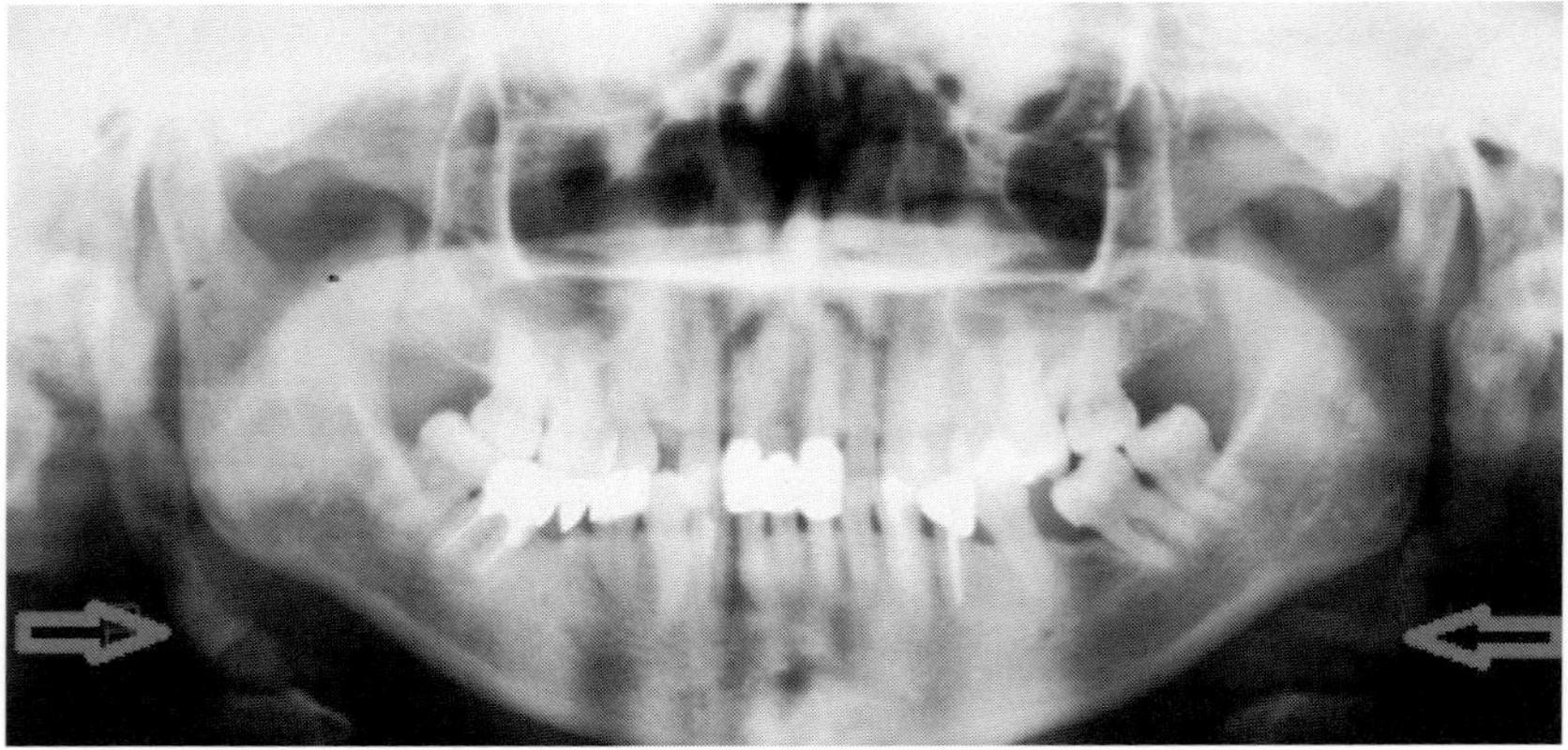

図 97　茎状突起過長症患者のパノラマ X 線写真[25]

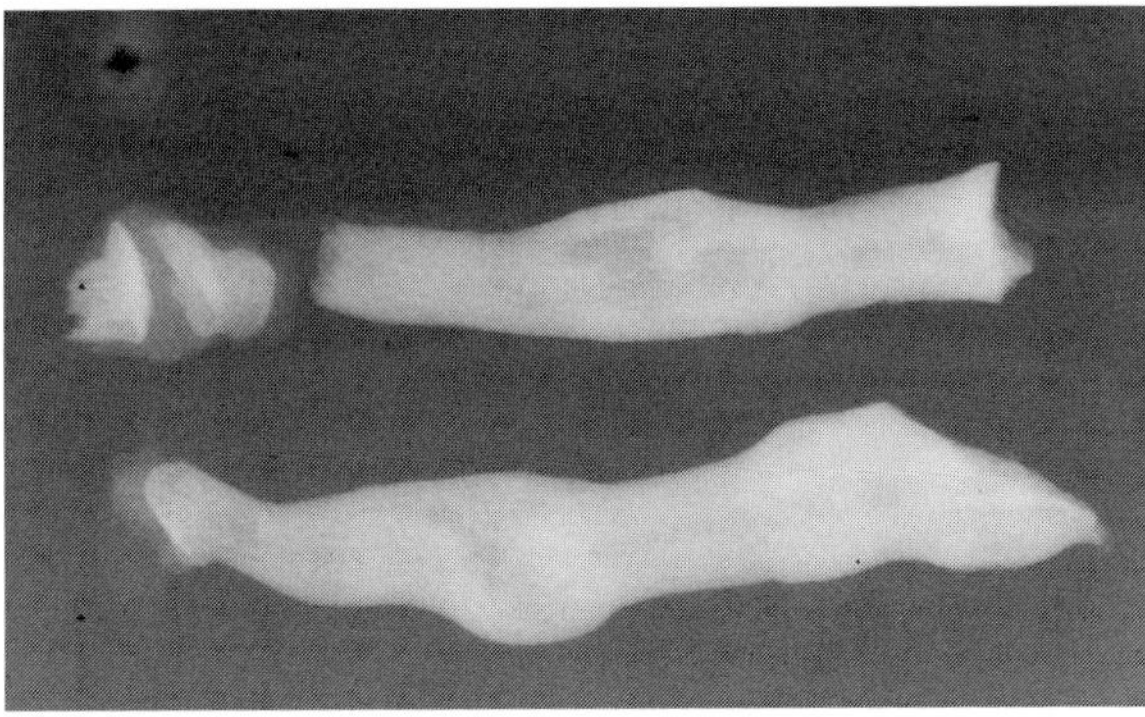

図 98　摘出した左右の茎状突起。非常に太く、長い[25]

日本大学歯学部付属歯科病院は、昨年（二〇一六年）で創立一〇〇周年を迎えました。一年後には新歯科病院ができる予定です。東京都千代田区の御茶ノ水駅から数分というロケーションにあります。東京には御茶ノ水駅の反対側に国立の東京医科歯科大学、隣の水道橋駅の近くに日本で一番最初にできた歯科大学の東京歯科大学、さらに次の飯田橋駅の近くに日本歯科大学生命歯学部、他に都内には昭和大学歯学部と全国で二九ある歯科大学・歯学部のうち五つが集中しています。それぞれの大学が付属歯科病院を併設し、臨床実習という学生教育を行い、一〇年程前からは歯科医師国家試験に合格したばかりの歯科医師の臨床研修医の研修という教育の他に、多くの患者さんの歯科治療を行っています。二九歯科大学・歯学部のすべてに、名称は違いますが歯科放射線に関する講座があり、それぞれが歯科病院で診療科を持っています。既に述べましたが、日本で一番最初にできた日本大学歯学部の歯科放射線科は現在歯科病院の四階にあります。通常歯科病院で診断関係の科、とくに歯科放射線科は一階かCTなど重量のある装置を使用するため地下にあるのですが、一九六五年に現歯科病院が建設された時、旧歯科病院には小さな歯科放射線科が四階にあったのでそのまま四階になったということです。二〇一八年に新しくできる歯科病院では、口腔診断科と一緒の一階になることが決まっています。

毎日の診療ですが、一〇数年前にX線フィルムを使うアナログ方式から完全にデジタル方式に変更し、すべての撮影をイメージングプレートを使って行っています。そのため、X線フィルムの時代は下から光を当てて写真をみるドイツ語でシャウカステンというビューアーが数台外来にあったのですが、すべて画像モニタに切り替えとなり、手書きで書いていたカルテ（診療録）もコンピュータを使用した電子カルテに切り替わりました。われわれの診療科ではデンタル、パノラマから撮影したすべての画像について歯科放射線科の外来担当が前章で述べた読影所見を電子カルテに入力しています（図99）。

また医科用、歯科用CT、および超音波検査の画像については別に定めた形式の所見レポートを作成しています。医科病院の放射線科ではX線撮影を行うのはほとんどが診療放射線技

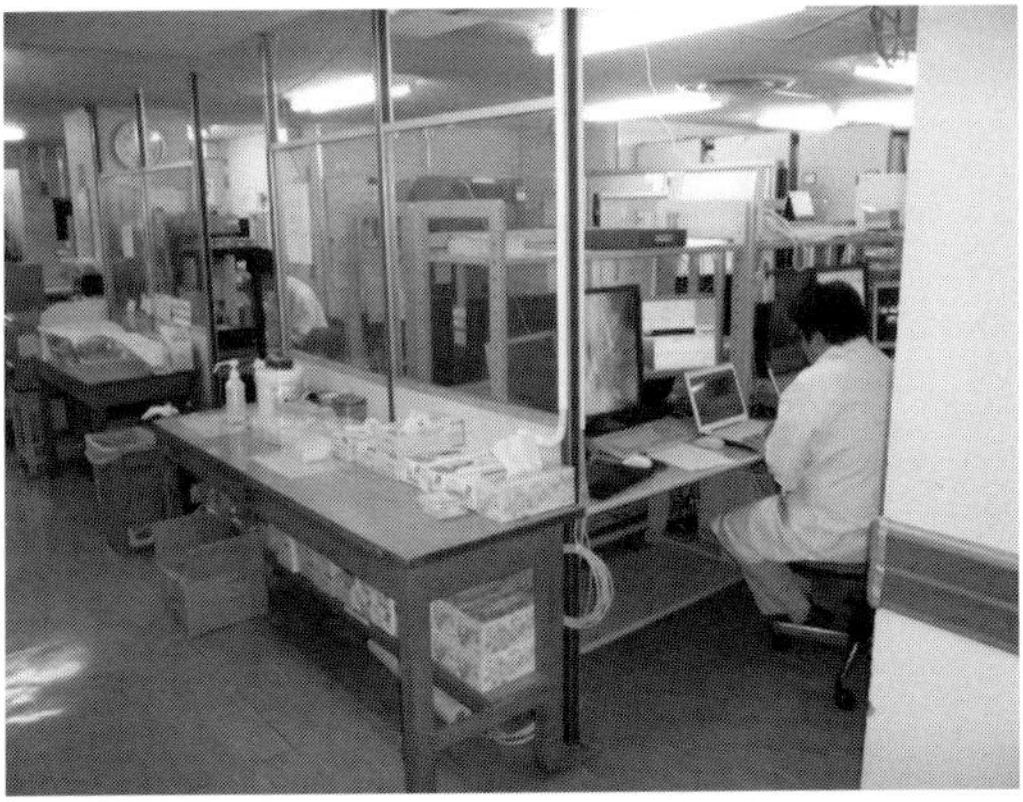

図 99　歯科放射線科外来

師という資格の人で、医師が行うことはないと思いますが、歯科では歯科医師も撮影をしています。これは、臨床実習の学生（現在はスチューデントドクターと呼びます）の撮影指導があり、放射線被曝の問題もあって歯科医師が患者さんに、学生に撮影を行わせる旨を伝え了承してもらわなくてはいけないからです。学生は撮影したX線写真についての読影レポートを決められた症例数を作成しますが、それを歯科放射線科の歯科医師がチェックし、さらに臨床研修医の撮影指導など教育的な仕事もこなさなければなりません。開業歯科医院からインプラント術前の歯科用CTの撮像依頼も受けており、そのレポート作成の仕事もあります。さらに学生教育では、臨床実習の五年生がグループで歯科放射線科で提示した症例の診断実習を、教員一人が一日担当して行っています。その他に他科との関連では、顎関節症科の科員として診断・治療を担当、近くにある日本大学病院人間ドック科の歯科人間ドックで撮影したパノラマX線写真の読影レポートを作成します。最近では開業歯科医師が撮影した歯科用CT像やパノラマ像をインターネットで当科に送ってこられ、それについて所見を書いて送り返すという遠隔画像診断（医科ではだいぶ前から行われています）も健康保険に導入されたこともあり、歯科放射線科としては日本で最初に開始しました。

歯科病院での実習前の四年生はデンタルやパノラマの撮影、解剖も含めた読影等の実習を行います。この撮影は防護された撮影室で行わなければいけないので、歯科放射線科の診療を行いながら実施されています。従来講座は教授、助教授、専任講師、助手という常勤の教員で構成されていたのですが、最近は教授、准教授、専任講師（大学によっては設けていない）、助教という構成に変わり、学生定員の削減もあり教員の定員も減っています。第七章で述べますが、学生に対する教育でも教えなければいけないことが細かく決められ、実習内容もそれに沿った内容に変わってきています。国民の医療に対する要求が厳しくなり、医学・歯学教育に要求されるものも今後、より厳しくなってくると思われます。

第六章　海外留学を経験して

一　ルイジアナ州立大学歯学部へ

一九八九年八月から一九九一年七月の約二年間にわたって所属する日本大学、および日本大学歯学部から奨学金を得て海外留学をしました。留学先は米国ルイジアナ州ニューオリンズ市のルイジアナ州立大学歯学部（Louisiana State University Dentistry：ＬＳＵＤ）でした。この大学の歯科放射線学研究室での研究がどうこうではなく、同学部の生理学講座に本歯学部を卒業した中本哲夫助教授（当時、後に教授）がおられたことから、放射線の教授を紹介してもらい、自分で手紙を出して受け入れてもらいました。

何しろそれまで数回、海外旅行の経験はありましたが、旅行とその国で生活していくのは大違いですから、同胞、しかも同窓というのはありがたいものです。

一九八九年八月三〇日夕刻、成田空港を飛び立ちました。もう三九歳になっていたのでそれほど緊張もしなかったのですが、二年間米国で暮らしていくことへの不安はもちろんありました。下宿先は前述の中本助教授の紹介で、米国人のご主人を亡くされた日本人の方が下宿人を探しているというので、単身で渡米することになった私にちょうどいい話だと思いお願いしました。

ダラスで国内便に乗り換え、時差の関係で日本を出発した時間とほぼ同時刻にニューオリンズのルイアームストロング空港に到着しました。予想したように暑かったのですが、日本のように湿度は高くなく私には暮らしやすそうで、何といっても澄み切った青空がすばらしかったです。とりあえず下宿先に落ち着き、翌日、さっそく自動車運転免許を取りに行きました。試験の申し込みをする際の担当は女性でしたが、その女性の話す英語が全くわかりません。この時は、「これから、一体どうしていけばいいのだろう」と真剣に落ち込みました。ところがその女性が男性の担当者と話している英語は十分理解できたし、彼の質問もよくわかったのです。

これで安心して試験を受けましたが、一回目は筆記試験で不合格になってしまいました。何しろ法規が日本とあまりに違ったのです。二回目に合格し、試験場の建物を一周するだけの実技試験に合格し、晴れて運転免許証を手にできました。

運転免許証は身分証明書（ＩＤ）として必要ですし、何よりも大学へ通うには車がなければ無理なのです。さっそくディーラーへ車の購入に行き、何回か通って Ford の Tempo という新車を購入しました。中古車は当たり外れが多いと聞いていたので、二年間位は乗るので新車にしました。後で聞いた話では、日本人で高速道路を走っていたら突然車が止まって、死にそうな目にあった人がいるということでした（結局私の車は二年間フルに乗っても、特に故障もなく、帰国時にはアメリカ人の知り合いにほぼ半額で売れたのでまずまずでした）。

車を運転するにあたって保険に入ったのですが、半年後契約更新にいったら、掛け金が上がっていました。無事故、無違反なのになぜ上がるのかと聞いたところ、ルイジアナ州は交通事故が多くその影響だといいます。そんなものかと思って契約しましたが、日本とは随分違うものです。

こんな状態で研究生活がスタートしました。大学はルイジアナ州立大学歯学部（**図100**）というところで医学部はニューオリンズ市の中心街にありますが、歯学部は郊外のCity parkという大きな公園のすぐ近くにありました（近くといっても歩いて行くにはやや遠く、車で数分という感じです）。私がお世話になった講座はDepartment of Oral Diagnosis Oral Medicine Oral Radiologyという名前で、歯科放射線の専門家はサンシィー（Dr. Kavas H. Thunthy）とフォーシエ（Dr. Pete Fortier）という教授が二人常勤でおられるだけで、あとは外で開業か勤務している歯科医師が数人、週に一回程度来るだけです。そのメンバーで歯学

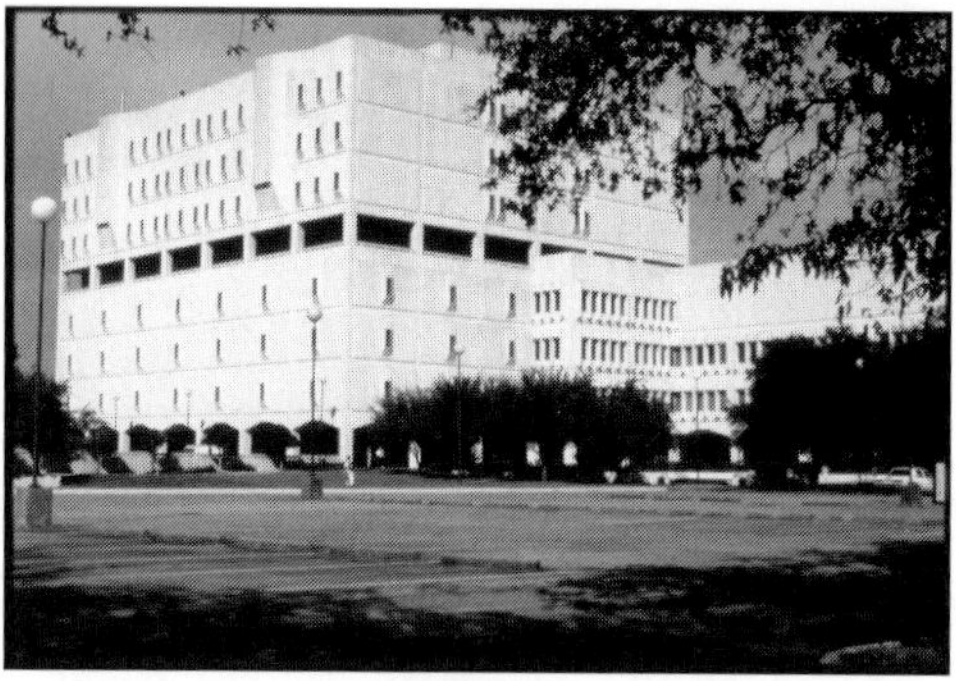

図 100　ルイジアナ州立大学歯学部（LSUD）

部の学生、歯科衛生士学部の歯科放射線の講義を全部行い、歯科放射線科の外来と学生指導もしていました。学生は一学年五〇人程度で四年生まで、ご存知のようにCollegeを修了してから入学してきます。年齢も様々で中には教授より年上の学生もいたようですが、皆互いの年齢のことはあまり気にしていないようでした。時々見かけていた学生が来なくなり、どうやら退学したようなので、回りの学生に聞いたのですが「よくわからない。彼は幸せでなかったのではないか」という答えでした。日本だったら、教員や友達が話を聞いてあげるなどとなるでしょうが、米国では他人には干渉しないのか、個人主義の現れだったのでしょうか。歯科放射線科（**図101**）のスタッフは前述の教授二人の他に男性の放射線技師、アシスタントの女性二人（**図102**）です。私はアメリカの歯科医師免許は持っていま

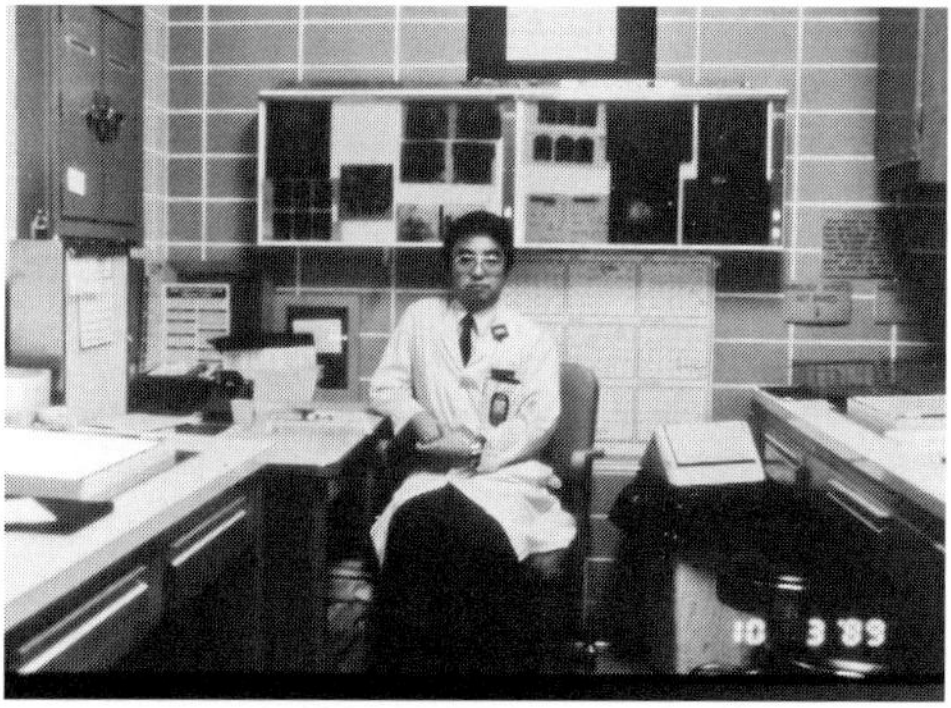

図 101　LSUD 歯科病院歯科放射線科にて

せんから、当然患者さんの治療はできないのですが、できあがったＸ線写真をみて診断をすることは（患者さんの前でなくても）できるので、スタッフの歯科医師といろいろディスカッションしました。日本に比べて全身の病気は医科の放射線科で扱うことが多く、歯科の病院にはＣＴ装置などもなく、その点では日本で学んでいたことで十分対応が可能でした。ただしＣＴやＭＲＩなどの装置を使用した診断も勉強したかったので、日本人会で知り合った米国の医師免許を持ち放射線診断が専門のチューレン大学という私立の名門大学医学部所属の先生のところにも週に一回見学に行かせてもらいました。また、その先生の紹介で日本の九州大学放射線科からＭＲＩで眼の診断を研究に来られていたＭ先生を紹介してもらって見学に、さらに私立のオクシナ病院で放

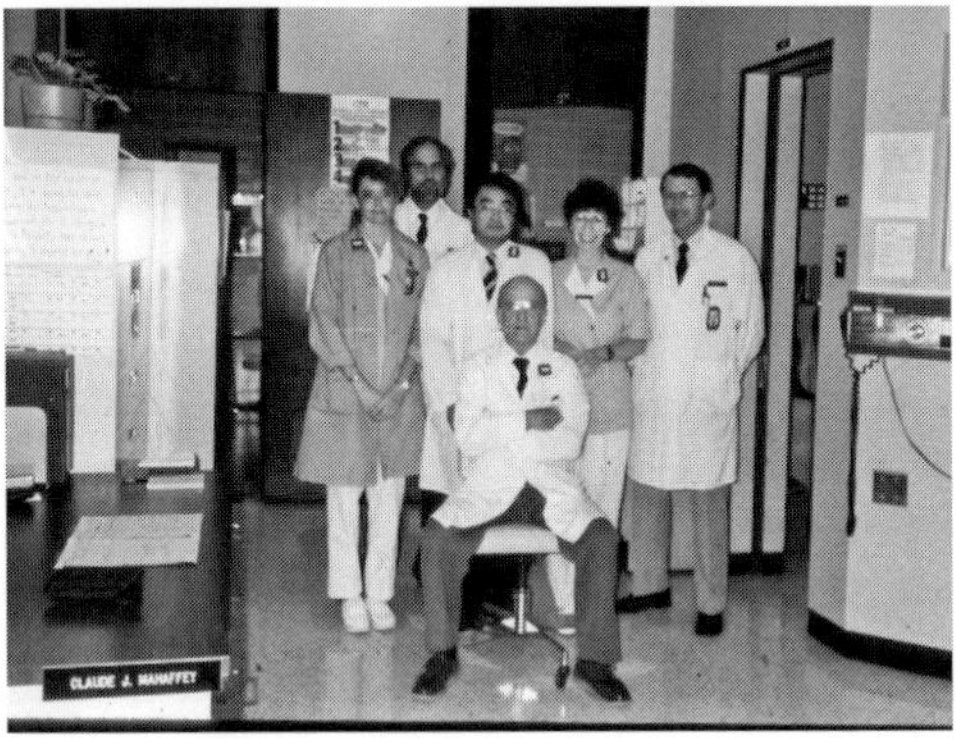

図 102　歯科放射線科のスタッフと

射線科の医師がＭＲＩで顎関節の研究をしているという記事を新聞で読み、直接訪ねて見学させてもらい、いろいろと教えて頂きました。このように、日本にいる頃と比べて時間の余裕はあるし、思い立ったら行動力さえあればいろいろできるという環境は非常に楽しかったです。

ＬＳＵＤの歯科放射線科では一度私がどれ位撮影技術があるのかをみるということで、「マニキン（撮影用のヒトの顎の骨が入っている人形）を使って、萌えている歯を全部撮影（口内法全顎Ｘ線撮影）してみなさい」となりました。"OK!" といってから十分もかからずに撮影し、現像してみせたら「パーフェクト！」ということで、それ以来撮影について何もいわれなくなりました。米国の歯科医師は、自分で撮影をあまり行わず、放射線技師の他に、数日間講習を受けた歯科衛生士やアシスタントとよばれる女性たちが撮影を行っていました。日本ではは患者さんのX線撮影ができるのは、医師、歯科医師と診療放射線技師の資格を持ったものに限られることを考えると随分寛大だと思いました。しかも講習を受ける日数も州で違い、簡単なところもあるとのことでした。自動車の運転免許も州単位で、私がいたルイジアナ州は実技試験は試験場の建物を一周すれば修了でしたが、テキサス州は実技試験が厳しく何度も不合格になる人がいるということでした。日本ではどこの大学の歯科放射線学教室にどんな人がいるなどはおおよそわかりますが、米国は何しろ国土が広いので、よくわからないこともありました（日本と違って移籍が多いこともあります）。

とにかく時間の経過がゆっくりしており、金曜日の午後になると教授から「何をしている。早く家に帰れ」といわれました。留学してきたのだから、何か成果をあげなくてはと考えるこちらの思惑とは違って、戸惑うこともあったのですが、次第に慣れていきました。

しかし、やはり日本人の気質（真面目さ？）を持っていたのか、アメリカで何かやって帰らなくてはまずいという気持ちはいつもあって、一カ月も経つとさすがに何かしなくてはとなり、観光気分を終わらせるために九月の週末、メンフィス（テネシー州）まで車で出かけました。目的は歌手の Elvis Presley の住んでいた Graceland というところを見に行くことでした。七～八時間かけてやっと到着し、二日間かけて見学して帰ってきました。南部の英雄とされる彼の邸宅としては思ったほどではなかったのですが、日本にいる頃から一度は行ってみたかったところを訪ねることができたのです。

二　研究をスタート

翌月曜日にサンシィー教授のところに行き、「何か実験を始めたいが、設備も分からないし、実験に使っていいものも分からない」と正直に話したら、「ここは新しい装置や、設備もないので私自身もX線フィルムの特性について実験し、論文を書いてきた。Kojiもとりあえずそれをやってみたらどうだ」ということになりました。当時一般に使われていたKodak社のデンタルフィルムD感度UltraspeedとE感度EktaspeedにX線を照射し、自動現像機の現像温度と現像時間を変えることによって、フィルムの感度とコントラストを求める（特性曲線を条件ごとに書いて）というものでした。時間はかかりますが、それ程難しい実験でもなく、必ず結果は出るので、さっそく取り組みましたが、現像機は診療をしている日には使えないので、土、日曜日の週末に来て一人で全部やらなければなりません。

日曜日に大学に入るには、届けを出して、当日大学にいる警官に入れてもらいます。数時間ひたすら、前もってX線を当てておいたフィルムを暗室で現像します。ある日、暗室から出てきたら真っ暗で何もみえません。一体どうしたのかと思ったら豪雨で建物全体が停電していたのです。ニューオリンズの豪雨は物凄くて、しかもそこら中にCanal（運河）という水路があり、すぐあふれ出すのです。止めておいた車が心配で、慌てて駆けつけたらハンドルの高さまで水が溜まっていて、ドアをあけると水が溢れ出しました。慌ててエンジンをかけてみると何とかかかったので、高台に移動させました。どうにか運転して家には帰れたのですが、その後、ガソリンスタンドでクリーニングしてもらってもなかなか匂いがとれず、しばらくは大変でした。

そんなこともありながら、毎週末を実験にあてて結果をまとめたところ、幸いきれいなデータが出たので教授と相談し、論文を書いて専門誌に投稿することになりました。実はアメリカに来る前に日本での珍しい症例の診断について、症例報告という論文を英語で書き、それを専門誌に投稿するつもりで持って来ていました。そちらも英語の修正を進め、前述の実験についても論文を書いて教授にみてもらい、苦労して二本の論文を雑誌に投稿しました。雑誌はORAL SURGERY ORAL MEDICINE ORAL PATHOLOGYというもので、米国歯科放射線学会（American Academy of Maxillofacial Radiology：ＡＡＯＭＦＲ）の学会誌になっていました。われわれ歯科放射線の世界では一流誌で、当時これに論文が載ればすごいことでした。私の所属する放射線学教室では、当時毎週金曜日に抄読会といって、できるだけ新しい専門誌に掲載された外国語の論文を翻訳し、そのエッセンスを放射線学教室のスタッフに報告する会を行っていたのですが、そこで最も使われていたのがこの雑誌に掲載された論文でした。今まで当教室から First name（論文の主著者、一番最初の名前の人）でこの雑誌に論文を載せた人はいないのです。査読者という、論文を読んでコメントや質問をする人が数人おり、それらの質問などに答えて納得してもらえれば、二本の論文とも受理（accept）されて雑誌に掲載してもらえます。日本から持って来た論文の審査はなかなか厳しく、いろいろな確認、加筆・修正を要求され、時間がかかりました。もう一本の論文は比較的スムーズに進みました。

数カ月経過したある日、Editor という論文審査の委員長から二本の論文について accept したという手紙が届きました。これらの論文は、"Automatic Processing : Effects of Temperature and Time Changes on Sensitometric Properties of Ultra-speed and Ektaspeed Films" のタイトルで一九九一年一月号、"Desmoplastic Fibroma of the Maxillary Sinus" のタイトルで一九九一年七月号にそれぞれ掲載されました。その後、日本に戻ってからも外国の雑誌に論文を投稿して受理されたことはありますが、最初に受理されたこの時の気持ちを今でも忘れることはありません。正直ほっとしました。

今思えば、インターネットも十分に使えない時代で、論文の審査もワードプロセッサーで打った物を郵便で委員長（Editor）に送り、Editorが審査委員（Reviewer）に郵送し、コメントをもらって修正点を私宛に郵便で送り、私は回答と修正した物をまた郵便で送り返すということを何回か繰り返してやっと受理となったわけで、大変な手間でした（その後はインターネットの普及によって、工程も随分早くなりました）。これで胸を張って日本に帰れると思いました。その後、同じくKodak社の増感紙と組み合わせて使用する口外法用X線フィルム二種を使って同様の実験を行い、得られた結果を"Automatic Processing：Effects of Temperature and Time Changes on the Sensitometric Properties of Light-Sensitive Films"という論文にして投稿し、同じ雑誌の一九九一年七月号に掲載されました。何と二年間の滞在中に三本の論文が米国の有名な学会誌に掲載されたのです。

これ以外にＬＳＵＤへ紹介して頂いた生理学の中本助教授から生理学教室で研究をしてみないかというお誘いがあり、時間はいくらでもあるので何でもやってみようと思い説明を受けました。中本先生はコーヒーなどに含まれるカフェインが生体に与える影響について研究されておられ、ラットを使って実験的に解明してみようと一九九〇年の秋からスタートしました。といっても、動物実験などしたことがなかったので、ラットの飼育方法から学ばなければならず、餌の作り方から始めいろいろ苦労しました。しかし慣れてくると、餌をしっかり与えているラットの毛艶が明らかに違ってくることが分かるようになり面白いことも多かったです。最初の実験は妊娠しているラットの餌にカフェインを混ぜて与え、生まれてきた子ども（実験群）の歯のエナメル質のでき具合を、普通の餌を与えた母親から生まれた子ども（コントロール群）のものと比較してみるというものでした。生後二二日経ったラットの歯でエナメル質中のカルシウム、リン、マグネシウムは酸に漬けた時の溶け出してくる量が明らかに実験群の方が多くなっていることがわかりました。すなわちカフェインをずっと摂っていた親から生まれた子どもの歯は酸に弱い、う蝕になりやすいということがわかりました。この生化学的な実験から次に放射線学的に同様の分析をしてみようと考え、「X線解析」という方法で行うことにしました。この装置はLSUDにはなかったので、中本先生が問い合わせてくれ、ニューオリンズ大学（University of New Orleans：UNO）の鉱物学研究室にあることが分かりました。

一九九〇年四月、一人で車を運転してUNOを訪ねました。そこで出会ったのが今では生涯の友となったファルスター（Alexander U. Falster）、通称エル（Al）でした。英語も南部の訛りが強かったのですが、快く実験協力を引き受けてくれました。今度の実験は同じようにして得たラットの歯を酸で溶かした状態をX線解析および電子顕微鏡で撮影して比較するものです。X線解析は私が担当することになり、エルから借りた英語の解説書を読んでやってみることになりました。日本でも全く経験のない実験を「英語で行う」のですから今考えてもよくできたものです。とにかく、実験群とコントロール群の歯の表面性状が実験群の方がラフ（荒く）になっていることがわかり、エルが撮影してくれた電子顕微鏡像でも同じ結果でした。これらの結果を一九九一年三月にメキシコのアカプルコで行われたIADR（International Association for Dental Research）および日本に帰国する前の同年六月にハンガリーのブタペストで行われた国際歯顎顔面放射線学会（IADMFR）という国際学会で発表し（**図103、104**）、その後論文にまとめ、当時一流誌だったArchives of Oral Biology（AOB）に投稿し、幸いにも受理されて、日本に帰国後の一九九一年八月に雑誌に掲載されました。

無我夢中で取り組んだ実験が実を結んだことももちろんですが、エルとは二五年以上未だに交流を続け、二〇〇〇年には日本に招待して京都や姫路城を訪ねましたが、彼との交流は今ではアメリカで得られた一番の財産と思っています（**図105**）。

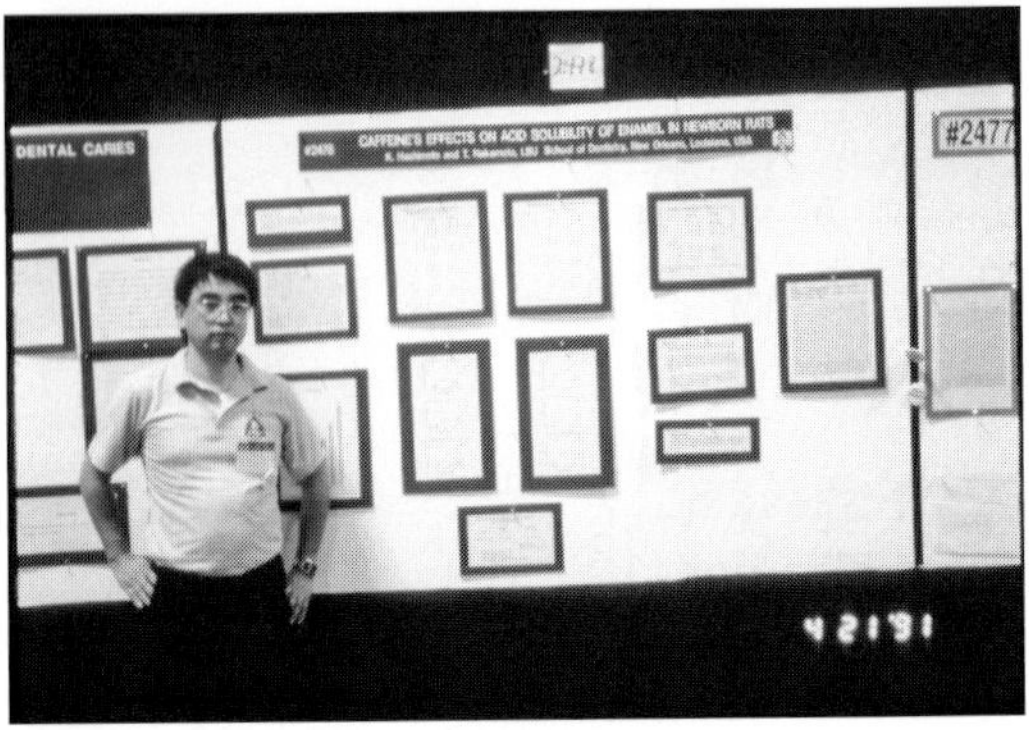

図 103　1991 年の IADR（アカプルコ）でポスター発表

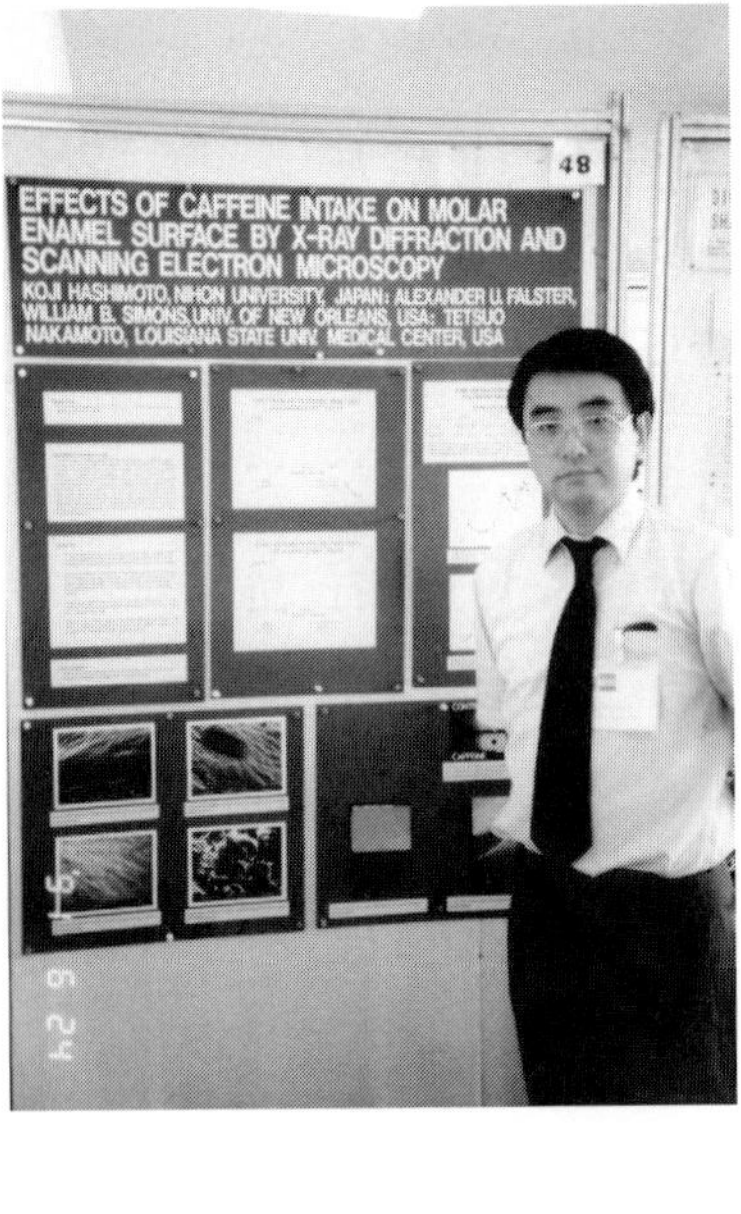

図 104
1991 年の IADMFR（ブタペスト）でポスター発表

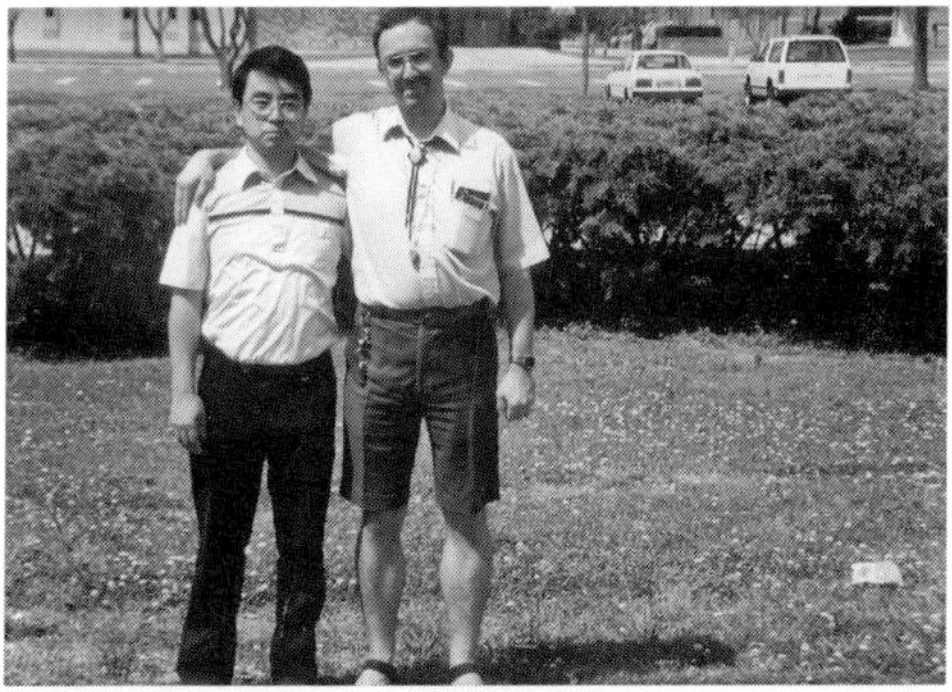

図 105　UNO にてエルと

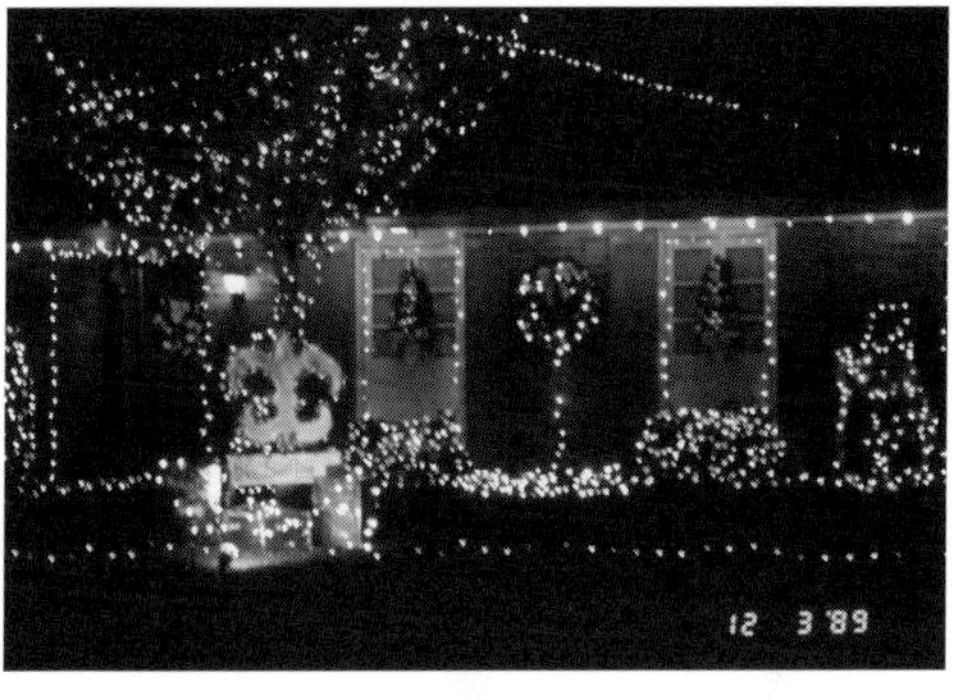

図 106　クリスマスのデコレーション

三　ニューオリンズで

多忙な日々を送りながらも、暇があればニューオリンズの街中や郊外に出かけて行きました。**図 106** は留学一年目に住んでいたニューオリンズ郊外のメタリー (Metairie) という町でみたクリスマスデコレーションです。それぞれ

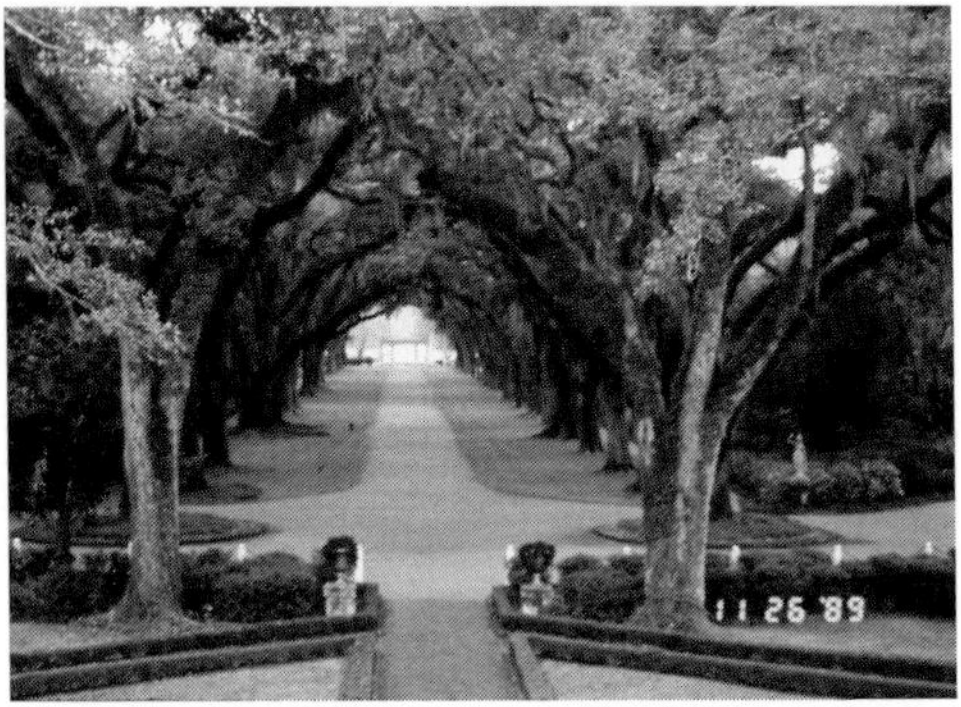

図 107　プランテーション

の家が思い思いのデコレーションを飾り、楽しいものでした。図107はニューオリンズ郊外の、綿花の栽培で昔大儲けをした金持ちの豪華な別荘（プランテーション）で、有名なローズタウンプランテーションというきれいで荘厳な建物です。また、毎年世界的に有名な祭り、マルディグラという楽しい催しもありました（図108）。

(一)　北米で最初に歯のＸ線写真を撮った人

またニューオリンズで有名なフレンチクォーターというところで、前述したように北米大陸で最初にＸ線写真を撮影した歯科医師ケルズ（Edmund Kells）は歯科医院を開業していたのですが、偶然にも彼の診療室で使われていた治療椅子やＸ線撮影装置がＬＳＵＤに寄贈され、病院一階の患者待合室に展示されていたのです（図109-①〜③）。

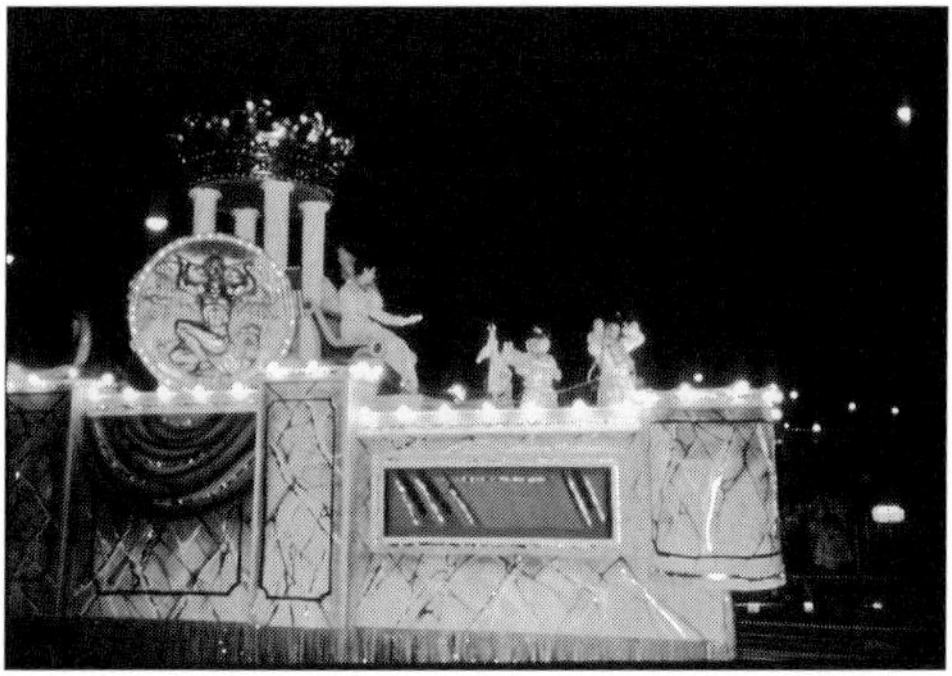

図 108　世界でも最大の祭りといわれるマルディグラ

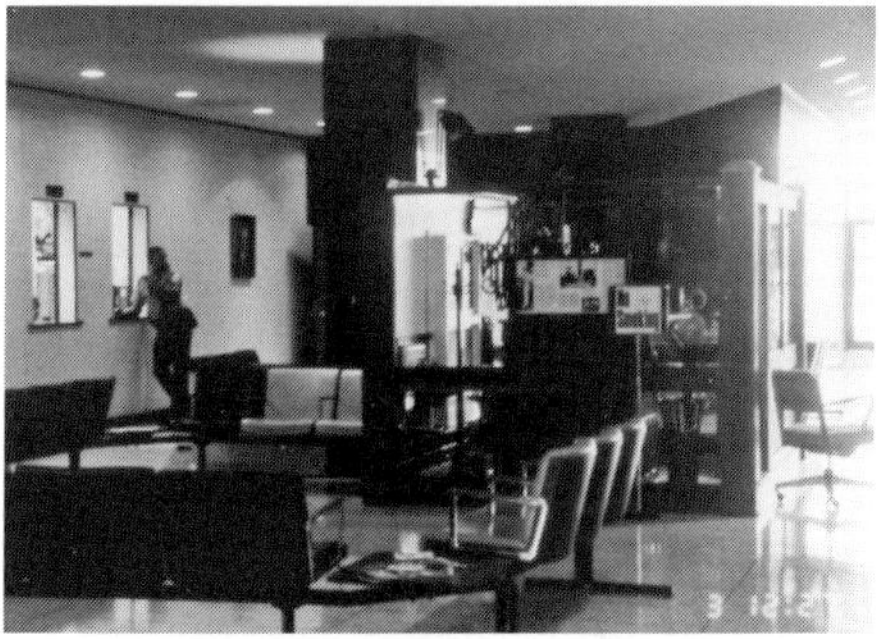

図 109-①　LSUD 待合室のケルズに関する展示

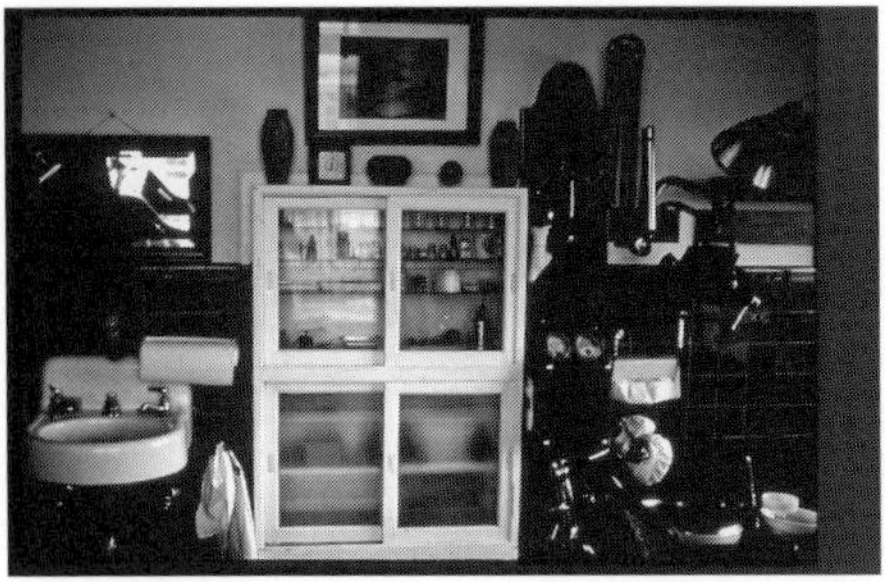

図 109-② ケルズ診療室備品

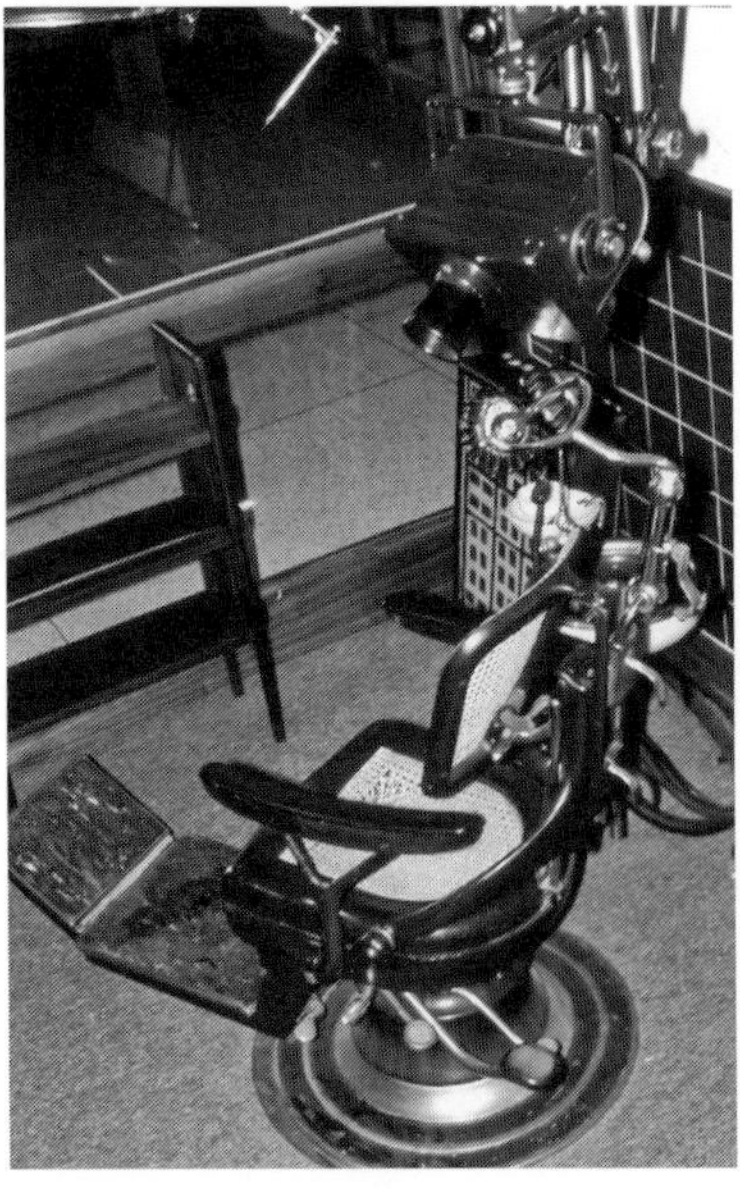

図 109-③ ケルズの使用していた X 線装置

さらに一九九〇年三月にテキサス州サンアントニオ市にあるテキサス大学歯学部歯科放射線学講座を訪問した時に、教授であったラングランド先生が以前はＬＳＵＤの歯科放射線学講座の教授だったため、フォーシェ先生と一緒に書いたケルズに関する論文の別刷りも頂きました。今思うと何か運命の糸に引かれるような感じでした。この講座の教授のラングレー先生は日本にいる頃から知っていましたが、非常に親切で、訪問の際も随分と便宜を図ってもらいました（**図110**）。その年の秋に日本から旧知の九州歯科大学の大庭教授が短期間留学してこられると聞き、私もその頃一カ月程滞在することにしました。

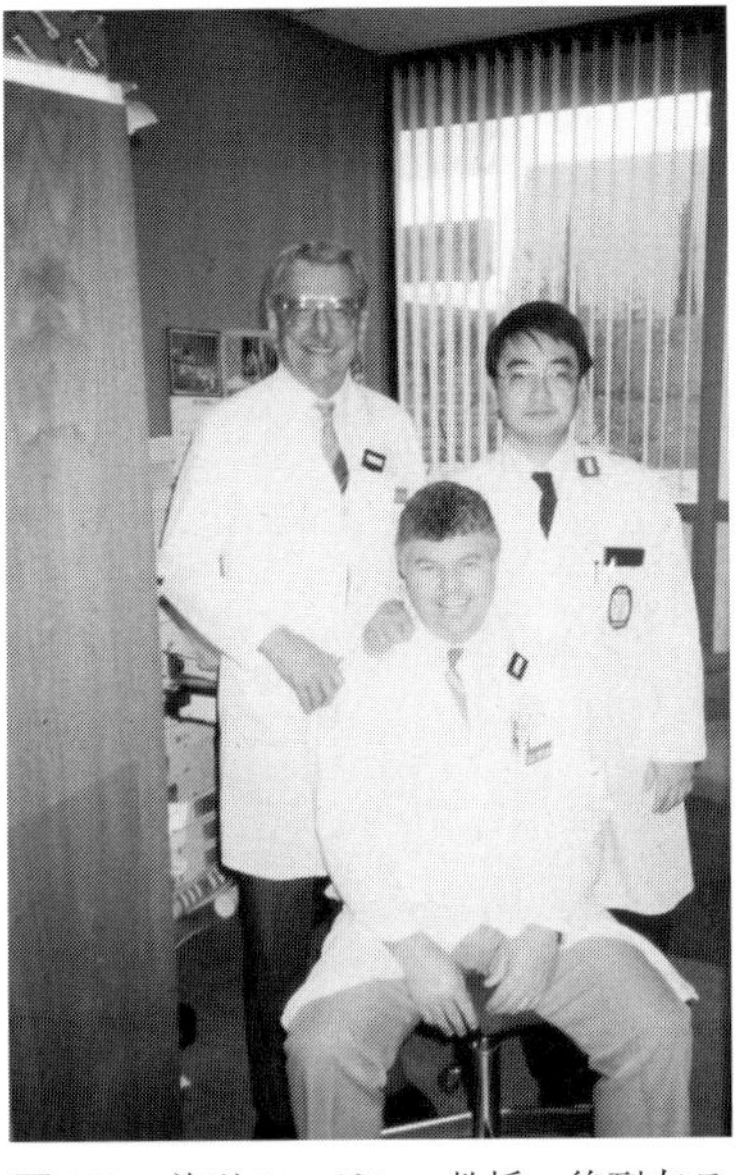

図 110　前列ラングレー教授、後列左ラングランド教授、後列右著者

(二) 米国歯科放射線学会で発表

一九九〇年一一月にボストンの北米歯科放射線学会（American Academy of Oral and Maxillofacial Radiology）で前述した"Automatic Processing：Effects of Temperature and Time Changes on Sensitometric Properties of Ultra-speed and Ektaspeed Films"を口頭発表しました。英語での発表は初めてではなかったのですが、同じ講座に所属する同僚も日本から参加して発表することになったので、失敗することはできず緊張しました。何とか終えましたが、これを端緒としてその後われわれの講座からこの学会に参加し発表する者が出てきたので良い結果となりました。私も帰国後、何回か参加しましたが、この学会以外にもヨーロッパ口腔顔面放射線学会（ＥＣＯＭＦＲ）、アジア口腔顔面放射線学会（ＡＣＯＭＦＲ）などにも積極的に皆が参加するようになりました。

(三) 歯科大学・歯学部を訪問

合わせて約二年間アメリカに滞在しましたが、その間にルイジアナ州立大学以外に、アラバマ大学、ミシシッピー大学、ジョージア大学、ベイラー大学、テキサス大学ヒューストン校の歯科放射線学講座や歯科病院の放射線科を訪問し、さらにテキサス大学サンアントニオ校には一九九〇年秋に一カ月滞在させてもらい、診療や講義を聞いたり、研究をさせてもら

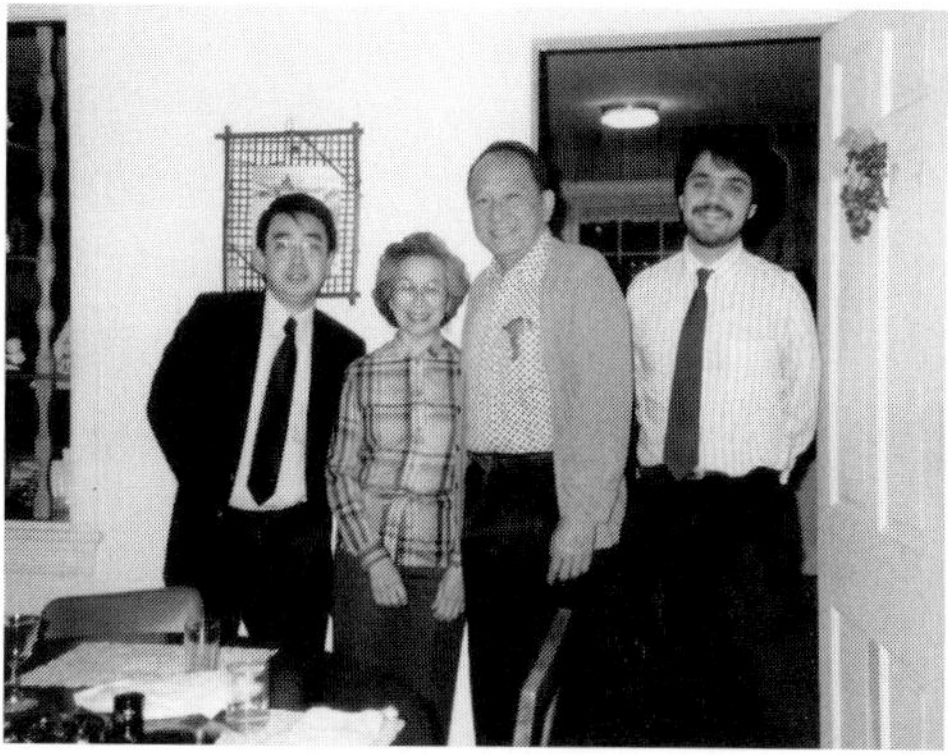

図 111　マンソンヒン先生（右から2番目）の自宅で

いました。アラバマ大学では世界的に著名なマンソンヒン教授に偶然会えたばかりか、自宅まで呼んで頂く幸運に恵まれました（**図111**）。すべて一人で車を運転し訪問したのですが、今考えるとよくそんなことができたと思います。どこでも親切に接してもらい、いろいろなところを見学させてもらいました。紹介者がいるとはいえ、非常に open mind であったと思います。ヨーロッパに留学したことはありませんが、同じように open に接してくれるかは分かりません。私の後は、われわれ講座からアメリカに留学した者はなく、皆ヨーロッパに留学しました（自由な雰囲気のアメリカへの留学は研究成果をあげるにも良いと思うのですが）。

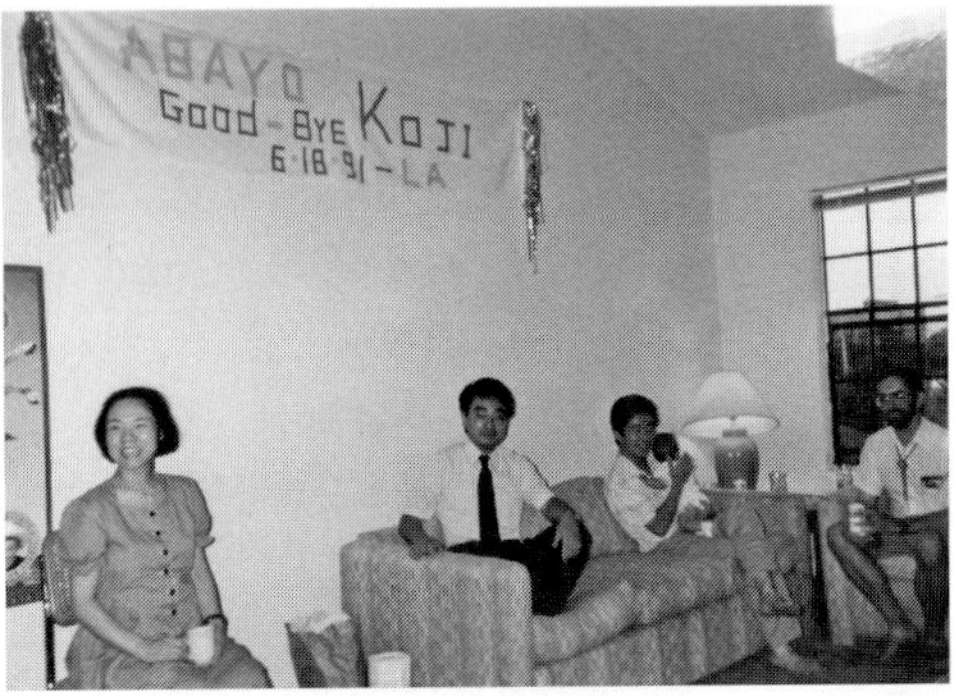

図 112　歓送会

㈣　ニューオリンズを去る

様々な経験をし、いろいろなところを走り回った二年間でしたが、一九九一年の七月末までには帰国しなければなりません。アメリカでは通常六月末には卒業式などがあり、年度が終わってしまいます。残り一カ月程度では実験もできないので、どう過ごすかを考えました。一九九〇年秋、テキサス大学サンアントニオ校に滞在していた時にラングレー先生から友人であるスウェーデンや、デンマークなどヨーロッパの大学の教授たちに一九九一年六月頃から一カ月程滞在させてくれるか問い合わせてもらったのですが、その時期はバケーションをとるので大学にはいないということでした。どうしようかと思っていたところ、ちょうど六月末にハンガリーのブタペストでの国際歯顎顔面放射線学会（ＩＡＤＭＦＲ）が開催され、われわれの講座からも何人か発表に行くと聞き、少し早いがその学会で発表をして、その後ヨーロッパを観光して日本に帰る事にしました。六月末にニューオリンズを発つことにして、日本への荷物の発送や、大学研究室の片づけなど忙しい日々を過ごしましたが、エルや日本から留学していた友人たちが歓送会（**図112**）を開いてくれたのはうれしかったです。出発当日もニューオリンズ空港まで見送りに来てくれました。飛行機がニューヨークへ向けて飛び立ち、上空からニューオリンズをみた時には、二年間の様々な出来事がよみがえり、さすがに感慨深いものがありました。

四　アメリカで本を出版

アメリカに留学したことで、専門書を出版することもできました。ラングレー教授は、ラングランド教授と共同で、歯科放射線の教科書を多数出版されていますが、私が日本大学での症例のX線写真をみせたところ、「それを新しく出す本に使いたいので、所見などを書いて欲しい」ということになり、当講座の荒木正夫講師（当時助手）から症例のX線写真を送ってもらい、英語で解説を書きました。当時はインターネットも十分に普及しておらず、X線写真などを日本から国際郵便で送ってもらったりと大変でしたが、それが立派な本として出版され（**図113-A、B**）、日本に帰国していた私に送られてきた時は本当に嬉しかったです。外国で本を出版することができたのですから。

このようなこともあって、いつかは日本人だけで専門書を外国で出版したいという夢を持ちました。アメリカでは幾つかの歯科大学を訪問しましたが、歯科放射線科をみて、日本の歯科大学の歯科放射線科は決して負けてはいないし、分野によっては日本の方が優れていると思いました。

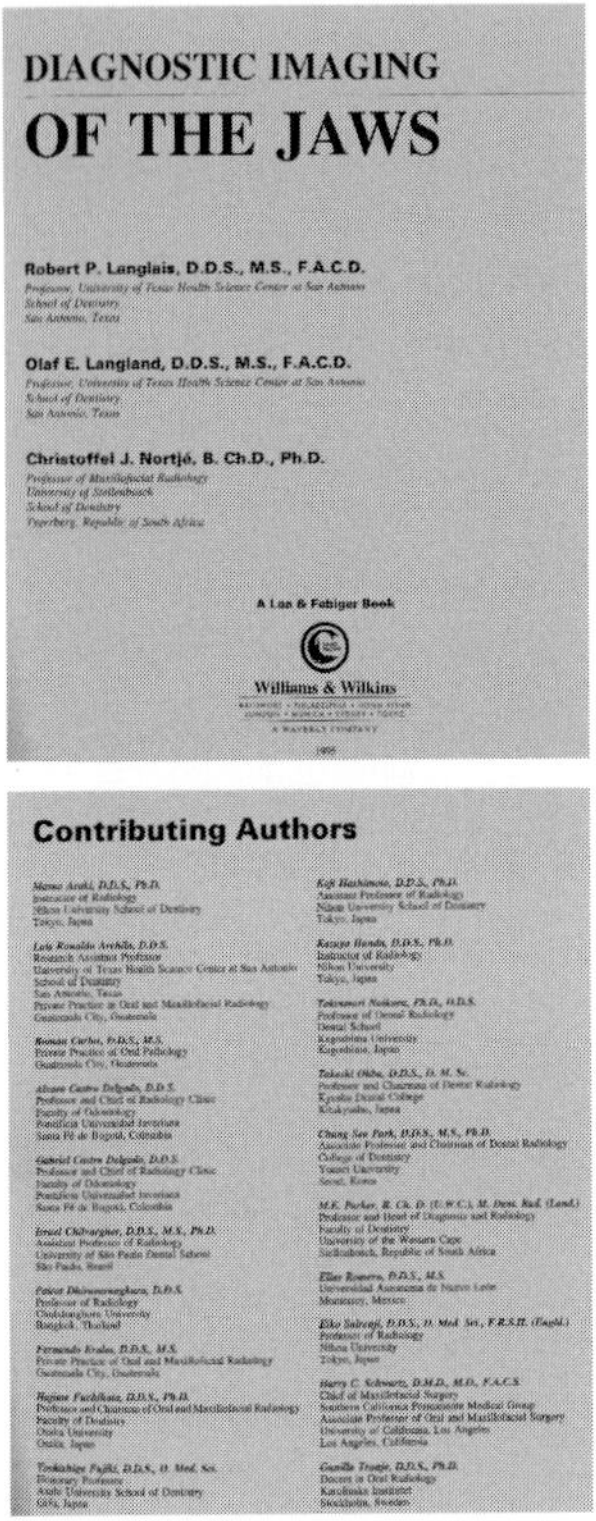
A

DIAGNOSTIC IMAGING
OF THE JAWS

Robert P. Langlais, D.D.S., M.S., F.A.C.D.
Professor, University of Texas Health Science Center at San Antonio
School of Dentistry
San Antonio, Texas

Olaf E. Langland, D.D.S., M.S., F.A.C.D.
Professor, University of Texas Health Science Center at San Antonio
School of Dentistry
San Antonio, Texas

Christoffel J. Nortjé, B. Ch.D., Ph.D.
Professor of Maxillofacial Radiology
University of Stellenbosch
School of Dentistry
Tygerberg, Republic of South Africa

A Lea & Febiger Book
Williams & Wilkins

B

Contributing Authors

図 113　アメリカで出版した本

こうした経験もあり、後日、日本に帰国後アメリカで日本人が書いた本を出版することができたと思います。

一九九一年、アメリカから帰

国する際にハンガリーのブダペストでＩＡＤＭＦＲがあり、発表をしてから日本に帰国することにしました。この時に、当時日本大学松戸歯学部病理学の山本浩嗣教授と鶴見大学歯学部歯科放射線学の小林　馨助教授から、放射線診断に関する本を出版したいので、良性腫瘍の部分を執筆するよう依頼を受けました。日本に帰国してすぐにとりかかり、「歯科放射線の臨床診断：画像診断と病理概説」というタイトルで一九九一年に出版されました（図114－A、B）。この本は患者さんの口腔内の所見、X線写真そして病理組織像を代表的な疾患それぞれについてセットで記載したもので、当時としては画期的なアイデアで三版まで改定出版され、非常に好評を得ました。

この本を一九九四年に韓国ソウル市で開催されたＩＡＤＭＦＲでラングレー先生にみせたところ非常に興味を持ってくれたようでした。彼は、トラックで大学に出勤してくるような気どりのない人で（図115）、私が何気なく、「この本を英訳してアメリカで出版してみたい」という話をしたところ真剣に考えてくれました。当然彼に相当協力してもらわないといけないことは明らかで、「Koji が書いた部分を英語に翻訳して、私に送って来なさい」といわれました。

日本に帰国後、編集の両先生にこの件を連絡したところ「すごくいい話だと思うが、本当

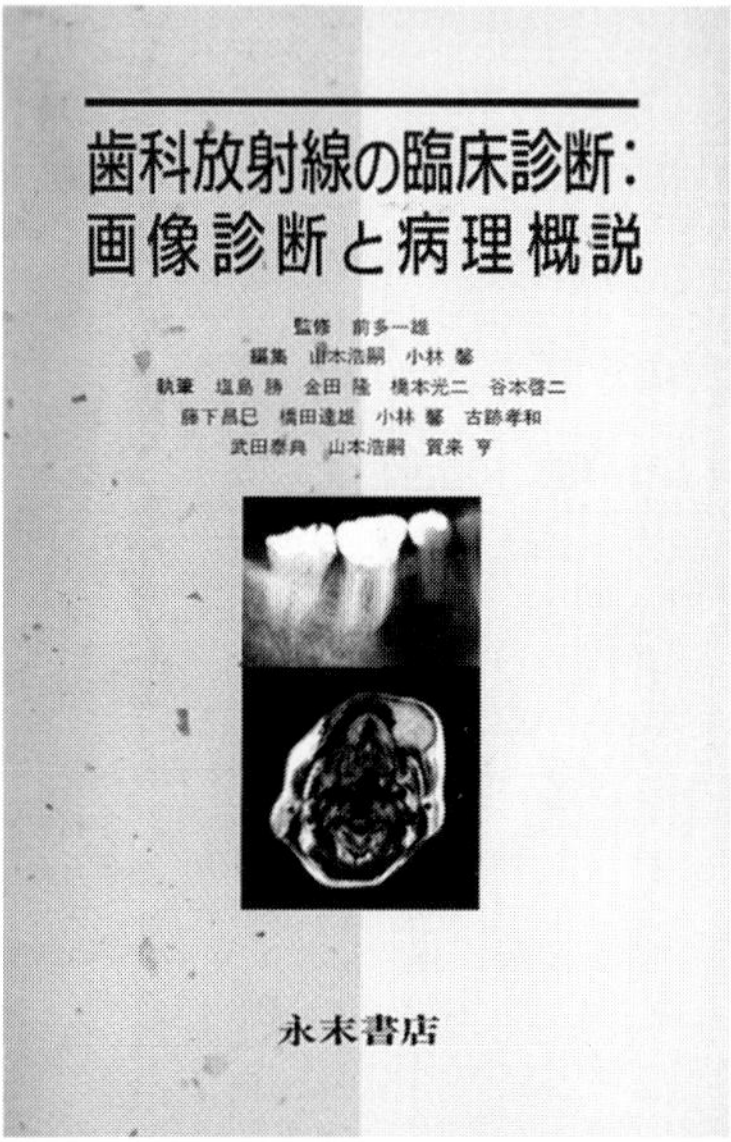

A

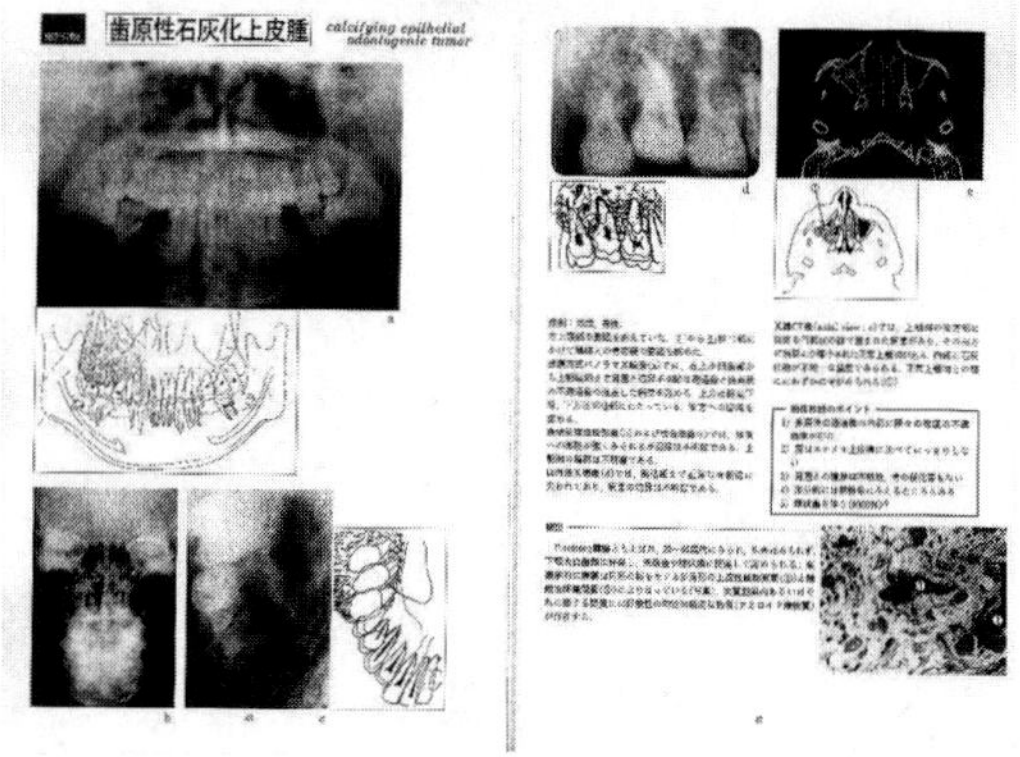

B

図 114　1991 年に出版された書籍[26]

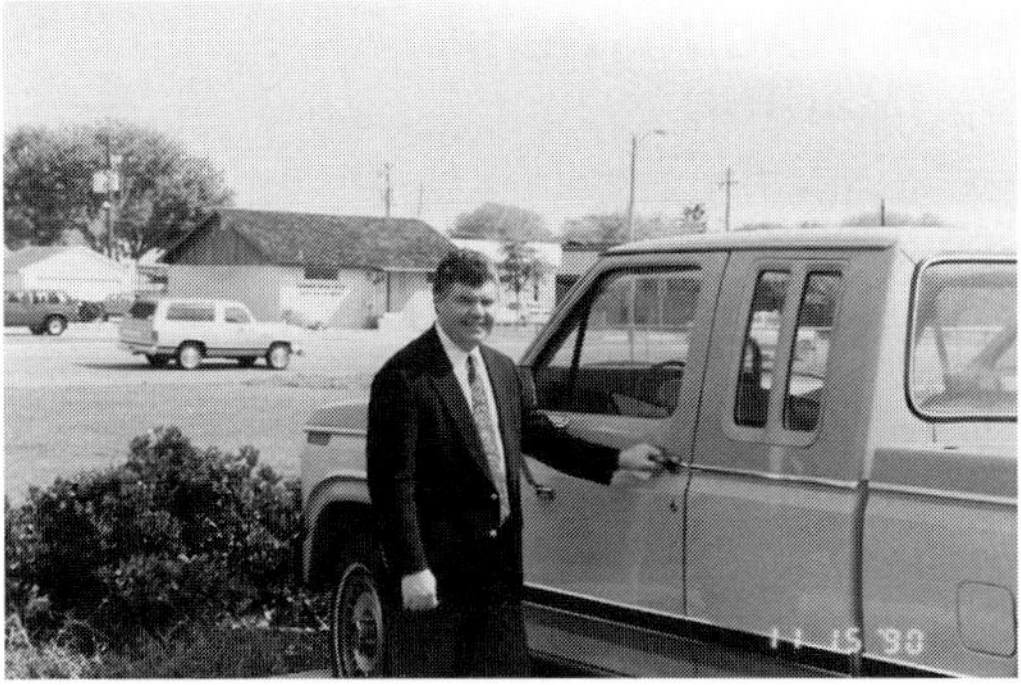

図 115　ラングレー先生

にできるのか？」ということでした。しかし、こちらも乗りかかった船で進めるしかないので、とにかくラングレー先生に英訳した部分をＦＡＸで送りました。しばらくして返事が届き、だいぶラフな翻訳だが何とかなるだろうということでした。各執筆担当者に連絡し、英訳を送ってもらうことをお願いしたところ、皆快く同意してくれました。問題は日本の出版社が版を提供してくれるかということでしたが、編集の先生方が熱心に交渉して下さり、Ｎ書店の担当Ｋさんもわれわれの希望を理解して、版を提供して頂けることになりました。そこから先は、今ではよく思い出せないのですが、各執筆担当者から送られてくる英訳をチェックしてラングレー先生に送る、その後彼が直してきたものを日本文の主旨が伝わっているかどうか確認するという作業を繰り返し、数年が経過してしまいました。

それでもラングレー先生が出版社を探してくれて"Thomas"という出版社が出版してくれることになりました。ただし出版にあたっては売れ行きを考えてアメリカでも有名なラングレー先生を筆頭著者にして欲しいという条件がありました。ラングレー先生が親身になってくれたから進めることができたのでわれわれもこの条件を受け入れ、また日本版の放射線部分を編集された鶴見大学の小林　馨先生（現教授）が「この英訳で苦労したのは橋本先生ですから」と英訳版の編集を私に譲ってくれました。小林教授には今でも感謝しています。

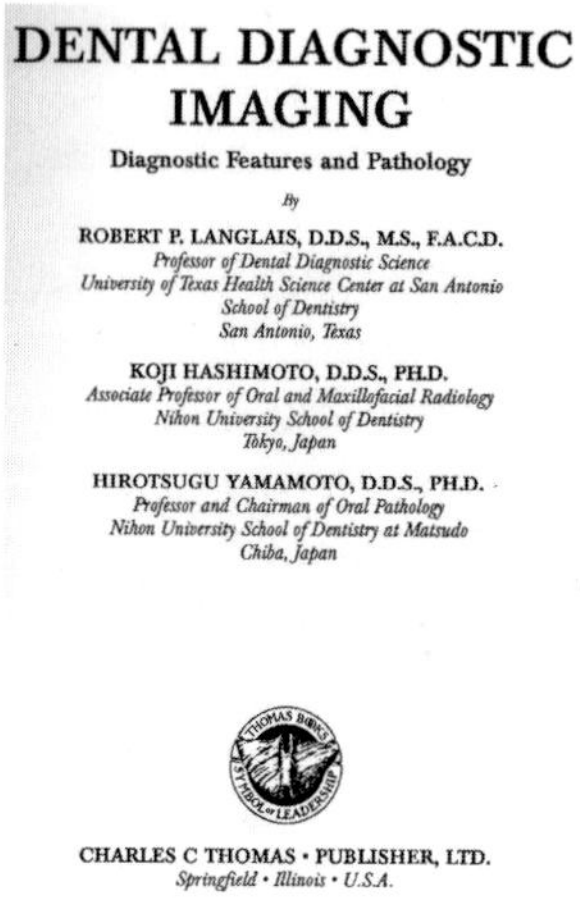
DENTAL DIAGNOSTIC IMAGING

Diagnostic Features and Pathology

By

ROBERT P. LANGLAIS, D.D.S., M.S., F.A.C.D.
Professor of Dental Diagnostic Science
University of Texas Health Science Center at San Antonio
School of Dentistry
San Antonio, Texas

KOJI HASHIMOTO, D.D.S., PH.D.
Associate Professor of Oral and Maxillofacial Radiology
Nihon University School of Dentistry
Tokyo, Japan

HIROTSUGU YAMAMOTO, D.D.S., PH.D.
Professor and Chairman of Oral Pathology
Nihon University School of Dentistry at Matsudo
Chiba, Japan

CHARLES C THOMAS • PUBLISHER, LTD.
Springfield • Illinois • U.S.A.

図 116-A　Thomas社より英語版が出版された

とにかく一九九七年のケンタッキー州ルイビルで行われた国際学会でラングレー先生から作成中の見本をみせられた時は夢のようでした。その後、日本に完成版が送られ（**図116-A、B**）、しかも少しではありましたが、Thomas社から印税をもらえた時には四年が経っていましたが、自分もここまでやれたという達成感とラングレー先生への心からの感謝の

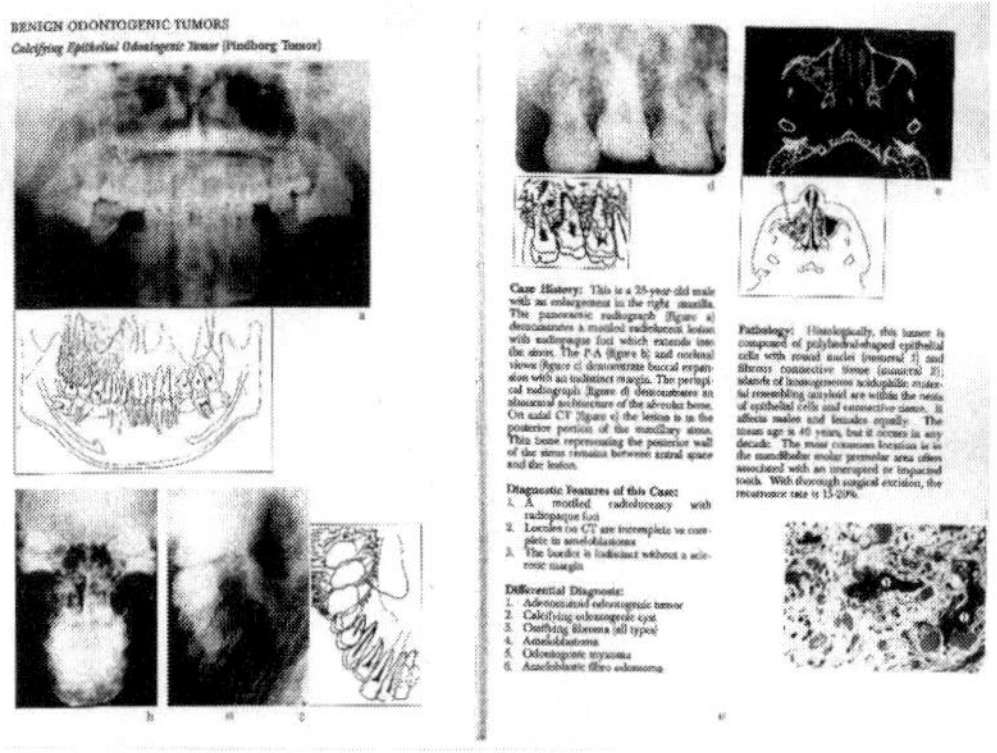

BENIGN ODONTOGENIC TUMORS

Calcifying Epithelial Odontogenic Tumor (Pindborg Tumor)

Case History: This is a 25-year-old male with an enlargement in the right maxilla. The panoramic radiograph (figure a) demonstrates a mottled radiolucent lesion with radiopaque foci which extends into the sinus. The P-A (figure b) and occlusal views (figure c) demonstrate buccal expansion with an indistinct margin. The periapical radiograph (figure d) demonstrates an abnormal architecture of the alveolar bone. On axial CT (figure e) the lesion is in the posterior portion of the maxillary sinus. Thin bone representing the posterior wall of the sinus remains between antral space and the lesion.

Diagnostic Features of this Case:

1. A mottled radiolucency with radiopaque foci
2. Locules on CT are incomplete vs complete in ameloblastoma
3. The border is indistinct without a sclerotic margin

Differential Diagnosis:

1. Adenomatoid odontogenic tumor
2. Calcifying odontogenic cyst
3. Ossifying fibroma (all types)
4. Ameloblastoma
5. Odontogenic myxoma
6. Ameloblastic fibro odontoma

Pathology: Histologically, this tumor is composed of polyhedral-shaped epithelial cells with round nuclei (numeral 1) and fibrous connective tissue (numeral 2); islands of homogeneous acidophilic material resembling amyloid are within the nests of epithelial cells and connective tissue. It affects males and females equally. The mean age is 40 years, but it occurs in any decade. The most common location is in the mandibular molar premolar area often associated with an unerupted or impacted tooth. With thorough surgical excision, the recurrence rate is 15-20%.

図 116-B　本文の頁より

気持ちで一杯でした。これもアメリカに留学したからこその成果でした。

その後、毎年一度行われるＡＡＯＭＦＲやＩＡＤＭＦＲで日本の同僚と共同で発表をしたり、海外の学会にも積極的に参加しました。現在その頃の外国の友人たちは大学をリタイアし、毎年クリスマスカードの交換はしていますが、直接会う機会もなくなり、私自身も二〇一六年三月で大学を定年退職しましたので、こうした学会への参加も次第に減っていくことになり、彼らと顔を合わせることもなくなっていくでしょう。

五　日本大学歯学部歯科放射線学講座の海外交流

私が所属していた日本大学歯学部歯科放射線学講座は、前述のように日本で最初の歯科放射線の教授が誕生したところでした。もちろん、大学院の学生になる時にそこまで知っていたわけではありませんが、入学した時の教授の故安藤正一教授が三代目の教授で、二代目は後に日大総長を長く勤められた故鈴木　勝先生という伝統ある講座でした。初代の教授は現在の東京歯科大学の前身である東京歯科医学専門学校から来られた照内　昇先生でした。照内先生については既に本書に記載してあります（93頁）。

安藤正一教授は　スウェーデンのルンド大学歯学部の歯科放射線学講座と交流を持たれていました。それは当時助手の故飯久保正雄先生がその講座に留学されていたからと思います。一九七七年にスウェーデンのマルメでＩＡＤＭＦＲが開催され、当講座からも安藤教授を始め多数参加しました。大学院二年目であった私も参加しましたが、私にとって初めての海外旅行であり、今でも強く印象に残っています。安藤教授は私が大学院に入学した時は六三歳で、大学の規程では六五歳で定年となりますので、残りの教授の期間は二年間なかったわけです。

のん気なものでそのことも知らずに大学院生となって平和に過ごしていた二年目のある

日、先輩の大学院生から「安藤先生も定年まであと一年ないのだから、研究テーマを相談しておかないといけないよ」といわれて大慌て。大学院生というのは指導教授が変わるとそれまで行っていた研究テーマも全く変わってしまうこともあり、ましてや私の場合は何も始めていないのですから、どうなることやら。そんな状態で学会から帰国し、意を決して（本当は恐る恐る）安藤教授に今後自分の研究テーマをどんなものにしたらいいか聞きに行きました。まさか直接的に「何を研究したらいいのでしょうか？」とも聞けませんので、とりあえず雑談のようなことから入って段々と研究テーマに近い方向に持っていき、「私も大学院二年目になりましたので、そろそろ自分のテーマを考えなければと思います。何かご示唆のようなものを頂けませんでしょうか？」とお聞きしました。

「橋本君、それはもう決まっていますよ」といわれ、「やはり教授ともなればそういうことはきちんと考えていてくれるのだ」と喜んだのもつかの間、「テーマは歯科放射線学ですよ」といわれました。ある意味では確かにそうだなと納得したような気になって帰って来ました（今となっては笑い話のような話ですが）。安藤教授の後任には西連寺永康教授が就任され、「橋本君、大学院は八年までいてもいいのですよ」などといわれながらご指導を頂いて、何とか四年で歯学博士となり大学院を修了しました。

前述のルンド大学とはその後も交流は続き、篠田宏司教授が日本歯科放射線学会の会長をされ、助教授の私が準備委員長となった二〇〇一年の学術大会では同講座のマドレーヌ・ローリン教授を招待し特別講演をしてもらいました。

私も海外で出会った歯科放射線の先生たちとは未だに交流があり、この本でもサンシィー教授は自分がＡＡＯＭＦＲのＨＰに掲載した、欧米での歯科口内法撮影の歴史を私が翻訳・加筆することを快く了解してくれました。既に亡くなられた方もおられますが、留学中、帰国後もお世話になった海外の先生方に心から感謝しています。

第七章　日本歯科放射線学会と関連学会の活動

一　日本の歯科放射線は

三崎によればレントゲン博士の母国では、ドイツ歯科レントゲン学術団体が一九一四年（大正三年）に設立されていますが、日本における歯科放射線の学会はそれよりずっと遅れて、一九五一年（昭和二六年）に一〇数名の会員で歯科放射線集談会が設立され、それが発展的に解消して、一九六〇年（昭和三五年）に日本歯科放射線学会が発足したようです。初代会長には花村信之氏（三楽病院歯科）が就任しました。花村氏は「臨床歯科放射線学」という本を一九五五年（昭和三〇年）に出版しています。現在日本歯科放射線学会では毎年春に行われる「総会・学術大会」で花村氏の功績を顕彰し「花村信之メモリアルレクチャー」という指名講演が行われています。日本歯科放射線学会は日本歯科医学会の分科会の一つであり、二〇〇四年（平成一六年）には特定非営利活動法人（ＮＰＯ法人）として法人格を獲得し、社会へ貢献できる学会を目指しています。年に二回の歯科放射線学会総会・学術大会と臨床画像大会という全国的な大会を開催しています。臨床画像大会は秋に行われ、これは従来の歯科放射線診断研究会が発展的に解散し、できたものです。他に北日本、関東、関西および九州と各地方会というものが開催されています。

私が初めて参加した放射線の学会は、一九七六年七月に水道橋の東京歯科大学で行われた歯科放射線関東地方会でした。レントゲン博士がX線を発見した金曜日の夕方（ドイツ語でレントゲン・アーベント）に行われていました。また、国際的な学会としては一九六八年にチリのサンティアゴで第一回の国際歯顎顔面放射線学会（ＩＡＤＭＦＲ）が開催され、以後三年ごとに各国で開催されてきました。第三回が日本の京都、第一二回が大阪、その後は二年ごととなり二〇一一年に第一八回が広島で開催されました。その他にも北米顎顔面放射線学会、ヨーロッパ顎顔面放射線学会、アジア顎顔面放射線学会などが数年おきに開催されています。最近では、認定医・専門医制度を取り入れ、認定医・専門医に関しては試験を実施して合格者に資格を与え、資格取得後も五年毎に読像した症例のレポート、学会等の参加状況、学会発表や出版した学術論文数などの項目について診査し合格者に更新を認めています。このように学会として歯科における画像診断の専門医の養成に力を入れています。会員数も二〇一六年三月末で正会員一、四五〇名を数えるようになりました。

私は日本大学大学院歯学研究科で、歯科放射線学専攻の大学院生になった時すぐに、日本

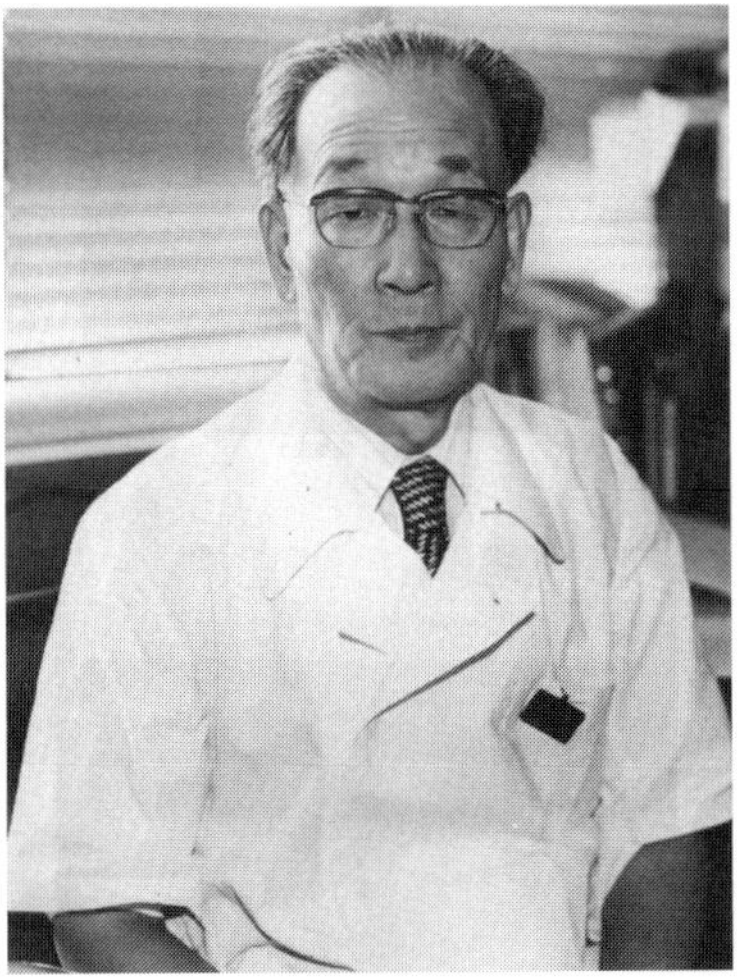

図 117　故 安藤正一教授[27]

歯科放射線学会に入会し会員となりました。何もわからず講座の先輩からいわれるままに入会手続きをしたのですが、当時学会事務局がわれわれの研究室にあり、教授の安藤正一先生（**図 117**）が専務理事をされていた事もあり、簡単に入会手続きができたのです。それから四〇年が経ちました。安藤教授は一九七二年（昭和四七年）から学会の専務理事を引き受けられました。私は後年まで知らなかったのですが、当時の日本歯科放射線学会は破産寸前で、一〇年以上にわたって学会の財政立て直しにご尽力されたということでした。現在の学会を考えると信じられないような話です。

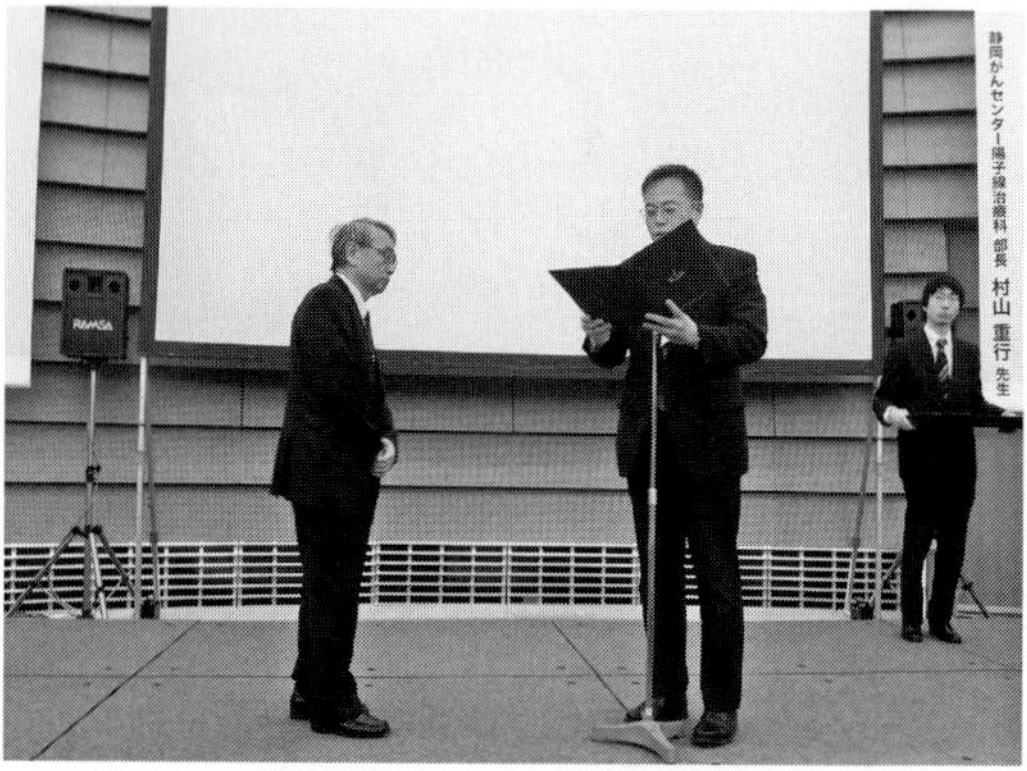

図 118　金田理事長より日本歯科放射線学会名誉会員章を授与される

昔は放射線を専門にしているというと、「影ばかりみている人」などといわれ、マイナーな診療科という感は拭えませんでしたが、デジタル画像の出現でやっと明るいところで診療ができる科の一つになってきたという感じです。特に歯科用ＣＴの出現は大きく、インプラントや、根尖病変の治療では精細な画像診断の重要性が認められ、智歯の抜歯や困難な根尖病変の治療の際は健康保険も適用できるようになりました。このように歯科放射線の存在が評価されてきたという事もあり、最近は学会でも女性歯科医師の参加や発表が増えています。二〇一六年六月の歯科放射線学会総会で名誉会員の称号を頂き（**図118**）、もう自分はそんな年齢になったのかと痛感しました。昔は「あの先生が名誉会員」

と思い、遠くからお顔を拝見するというような存在だったのです。自分はその資格があるのだろうかと思っています。

歯科医学に関連する他の学会が認定医・専門医という制度を実施し始めた頃、歯科放射線学会でも同制度が検討され始め、実施にあたって研修施設というものをまず決め、研修施設には専門医を養成するための指導医という資格の者がいなければならないということでした。日本歯科放射線学会が本制度をスタートしてすぐの一九九五年に、私も認定医・指導医の診査に応募し資格を取りました。指導医資格を取るためには、筆頭著者となっている学術論文が一〇編以上なければいけないという条件があり、当時としてはかなり厳しい要件であったと思われます。その後一〇年程前に認定医制度から専門医制度に変更されました。二〇一六年現在で一〇〇名程の指導医、一六〇名程の専門医が認定され、歯科放射線専門医は歯科医院等の広告に表示することが認められています。だからといって、専門医資格がある事により、例えば読像所見を書いた時に保険点数が高く認められるなどはありません。しかし、遠隔画像診断という、例えば歯科医院で撮ったパノラマや歯科用ＣＴの写真を大学病院の歯科放射線科にインターネットを通して送り、読像レポートを依頼する制度が健康保険で認められるようになりました。そのレポートを書く大学病院などの施設には専門医の資格を持っている者がいなければならないという方向のようで、専門医資格の生かせる方向が少しずつみえてきています。そうでもしないと、一般の歯科診療を行わず歯科放射線の診断を専門としていこうという若い人が次第にいなくなってしまう事も考えられます。

私は歯科放射線学会認定の専門医・指導医の資格を、二〇一五年末に五年間延長しました。歯科の中でも画像診断を四〇年専門としてきましたので、またそのような仕事に関われれば幸いです。現在医科では当たり前のように遠隔画像診断が行われ、医院や病院で撮像した画像が他の画像診断を専門とする医師のところにインターネットを通して送られ、診断をしてもらうということが日常的に行われています。歯科放射線においても私の所属する日本大学歯学部附属病院歯科放射線科が数年前から取り組み始め、契約した歯科医院から送られてくる画像について診断し、その結果（読像結果）をインターネットを介して返送しています。歯科においても数年前から、パノラマ写真や歯科用CT画像についての遠隔画像診断が健康保険で認められています。このような場で歯科放射線専門医がもっと活用されていくことを期待したいものです。

二　所属した診断に関する学会と活動

歯科領域で起こる病気の診断に関わる者として、関連する日本口腔外科学会、日本口腔科学会、日本口腔診断学会、日本顎関節学会、日本老年歯科医学会、日本画像医学会、日本口腔腫瘍学会、国際的な学会としては、国際歯顎顔面放射線学会（ＩＡＤＭＦＲ）、北米顎顔面放射線学会（ＡＡＯＭＦＲ）などに入会し発表を行ってきました。日本歯科放射線学会では歯科医師になった一年目の秋に、日本大学松戸歯学部歯科放射線学の尾澤光久教授が大会長の第一七回日本歯科放射線学会で口頭発表したのが最初でした。当時比較的新しい撮影法であったパノラマ撮影と口の中を一四枚のデンタルフィルムで撮影する全顎口内法X線撮影法の情報量について比較検討する内容でした。スライドを使って七分発表し、三分の質問を受ける時間がありました。今とは違ってスライドもコンピュータソフトで自由に作れる時代ではなく、一枚ずつ原稿を写真にとって青抜きスライドを作ったのです。講座の中で事前の検討会があり、皆の前で発表してコメントを頂いたり、批判を受け、その度に小さな修正でもスライドは作り直さなくてはならず、時間を取られ、発表内容をよく検討できませんでした。今のようにコンピュータソフトで即時に修正できるような時代ではなかったのです。

全国大会が春と秋にある以外に、地方ごとに地方会があり、歯科放射線学会では関東地方会が最も古く、その後関西地方会、九州地方会、北日本地方会などができて、そちらにも参加し発表をしました。特に顎関節学会はまだ研究会の頃に参加したのが最初で、時代の要請もあったのか大きく発展しました。X線では関節円板が観察できないので、磁気共鳴映像（MRI）装置を使用するのですが、日本大学歯科病院では現在まで設置ができていません。外部の画像センターに依頼して撮像し、読像レポートを書いてもらっていますが、自分たちの診療科に磁気共鳴映像装置の有無は、いろいろな症例を経験できるので大きいのです。

日本口腔診断学会は、日本大学歯科病院口腔診断科の故後藤　實先生（当時講師）に勧められて入会しました。あまり熱心な会員ではなく時々参加する程度でしたが、そのうち学会発表をするようになりました。画像を中心とした研究発表でしたが、実際に患者さんの口腔内をみて診断をされる先生方からはどうみえたのでしょうか。

日本画像医学会は画像診断を専門とする医師の学会で、歯科医師の参加は多くはなかったのですが、歯科と関係の強い耳鼻咽喉疾患の読像や診断の方法、胸部X線写真の読像など参考になることがありました。二〇〇四年には同学会で教育講演として、「パノラマX線撮影法」について話す機会を頂きました。関連する耳鼻科領域を専門とする先生方には関心をもって頂き、質問なども頂きました。また、自分の学位論文（博士論文）のテーマが上顎洞という鼻の周りにある四つの空洞（副鼻腔といいます）のうち、最も歯に近く歯科と関連がある上顎洞のパノラマX線写真による診断でしたので、日本鼻科学会（当時は日本副鼻腔学会）はずっと会員を続けています。この学会も、他の領域からみた歯科を知るためにもいろいろと役に立ちました。一般に歯科医師はいわゆる「歯科関係」の学会のみ参加する方が多いのですが、放射線を専門にしていたため様々な学会に入会し参加してきました。

前の章でも触れましたが、どの学会でも認定医という、学会が認める資格を設ける動きがあり、後に専門医になり、研修機関では指導医がいなければいけないなどの制度ができました。私は現在日本歯科放射線学会、日本顎関節学会、日本口腔診断学会の三つの学会で指導医、専門医あるいは認定医を取得していますが、五年毎に更新があり、学会出席、研究発表や論文作成など一定のノルマをこなさなくてはならず、結構大変です。しかし、認定医、専門医とキャリアアップしていく事を目標に励む事はよい事であり、医科放射線では画像診断を10年以上担当した、あるいは関係学会から示される2年以上の研修を修了した医師が属する保険医療機関は健康保険で点数算定が高くなるという制度もあり、こういった事が歯科でも取り入れられ、専門医の存在が評価されれば取得に対して励みになると思います。

前述のように海外の学会に初めて参加したのは一九七七年のスウェーデンのマルメ市で行

われた国際歯顎顔面放射線学会でした。大学院の二年生で、何も分からないまま講座の先輩たちと参加しました。日本人の発表は比較的多かったのですが、英語で発表し質疑応答をするので言葉のハンディは非常に大きいと感じたものです。後年自分が海外留学するなど夢にも思っていない時代でした。

その後、日本の学会でも発表をしてきましたが、年齢を重ね講師になった頃から次第に座長などを依頼されるようになりました。日本の学会では、一九七〇年代前半から画像診断について講師や助教授クラスの先生を中心とした歯科X線診断研究会という会ができ、学会などの堅苦しさはなく、自由に議論ができる会というふれ込みでした。大学院二年生の時初めて参加してみたところ、確かに自由活発に意見交換がなされていたのですが、一介の大学院生などが何かいえるような雰囲気でもなく大変な会という感じでした。ところがなぜか翌年発表をすることになり、「両側性の歯原性線維腫」という症例を発表したところ、当時関西の病理学の大御所から「これは腫瘍ではなく、嚢胞ではないですか?」などと夢にも思わないことをいわれて沈没しました。それでもめげることなくずっと参加していたら面白くなり、知識が得られる会で大変役に立ちました。

今から思うと珍しい症例を一例だけ報告する発表が多く、その症例の画像所見を検討し、どういう病名を選択していくかというプロセスを学べたような気がします。当時は歯科でCTが使われ始めた頃で、Modality といわれる診断手法（診断機器）がそれ程多くなく、だからこそデンタルX線写真一枚の所見について皆で考え、議論するような会の進め方でした。現在はMRIや歯科用CTなどModality が増え、一つひとつの画像をみていくというより、この画像はここをみればいい、ここをみるなら別の画像でとなったような気がします。また、新しい Modality を実際に設置し使用している施設とそうでない施設の差が大きく出てしまっているような気がします。

二〇一六年の歯科医師国家試験に胸部X線写真の読影所見を選択する問題が出題されました（歯科放射線科医が診断できる範疇を越えていると思われるのですが）。関連することに対して知識を持つ必要はありますが、診断をするとなるとどうでしょうか。医科の放射線科医がデンタルやパノラマX線写真の診断をするのでしょうか。

つづいて学生への歯科放射線学教育について触れますが、われわれの学生時代に比べて知ら（学ば）なければならないことが圧倒的に増えてきており、それに伴い歯科医師国家試験の合格率は全国平均で七〇％を切るような状態です。放射線ばかりでなく他の科目でも学ぶべき、知っておくべきことがどんどん増えています。

三　歯科大学・歯学部での放射線学教育

歯科放射線のカリキュラムは、現在歯科大学において、放射線特にX線の発生から性質などを学ぶ基礎放射線、臨床の場で行う各種X線撮影法とそれらを使用した画像診断、悪性腫瘍の放射線治療などを中心としています。以下に、日本歯科放射線学会の教育委員会による歯科放射線学教育の指針（二〇一三年版）を示します。

歯科放射線学教育の指針（二〇一三年度版）　編：日本歯科放射線学会教育委員会

＊マークは四年終了時（共用試験受験前）までに到達すべき項目

（コース）歯科放射線学

一般目標

歯科医療において放射線と画像検査を有効かつ安全に利用するために必要な知識、技能および態度を修得する。

㈠　放射線とその防護

一般目標

放射線を歯科医療で有効に利用し、それに伴うリスクを低減するために、放射線の性質、人体に対する影響を理解し防護の方法を修得する。

到達目標

［放射線の種類、性質および単位］

＊一．放射線の定義を説明できる。

＊二．放射線の種類を列挙できる。

＊三．電離放射線の発生と性質を説明できる。

＊四．照射線量、吸収線量、等価線量および実効線量を説明できる。

＊五．放射性同位元素および放射能を説明できる。

＊六．電離放射線測定の機器とその基本的原理を説明できる。

［放射線の生体に対する影響］

＊一．放射線影響の発現過程を説明できる。

＊二．放射線の細胞、組織および臓器に対する影響とその修飾因子を説明できる。

＊三．人体（胎児を含む）に対する放射線影響を分類し説明できる。

［放射線防護］

＊一．放射線防護の基本概念を説明できる。

＊二．人体に対する放射線被曝を分類し、説明できる。

＊三．放射線を用いた検査・治療の利益とリスクを説明できる。
＊四．患者の放射線防護を説明できる。
＊五．医療従事者の放射線防護を説明できる。
六．歯科エックス線検査時の患者および術者の防護を実施できる。

㈡ 歯・口腔顎顔面領域の画像検査

一般目標
歯・口腔顎顔面領域の画像検査を適切に選択し実施するために、検査の種類と特徴を理解し、必要な撮影技術を修得する。

到達目標
［エックス線画像形成］
＊一．画像形成過程の概略を説明できる。
＊二．エックス線の発生を説明できる。
＊三．エックス線の発生装置の構造と役割について説明できる。
＊四．エックス線投影の原則を説明できる。
＊五．被写体コントラストを説明できる。

＊六．フィルムおよび増感紙の構造と性質を説明できる。
＊七．撮影用器材を説明できる。
＊八．写真（画像）コントラストを説明できる。
＊九．エックス線像の解像度と粒状性を説明できる。
＊一〇．画質に関わる因子を説明できる。
＊一一．写真処理を説明できる。
一二．写真処理を実施できる。
[デジタルエックス線画像]
＊一．デジタル画像システムを説明できる。
＊二．ＩＰ（イメージングプレート）方式と固体半導体方式の特徴を説明できる。
＊三．ＤＩＣＯＭ、ＰＡＣＳについて説明できる。
四．デジタル画像処理ができる。
五．遠隔画像診断について説明ができる。
[画像検査のインフォームドコンセント]
＊一．画像検査のインフォームドコンセントができる。

［画像検査時の感染防止対策］
一．画像検査時の感染防止対策を実施できる。
［画像検査の品質保証計画］
＊一．品質保証計画を説明できる。
二．品質保証計画を実践できる。
［口内法エックス線撮影］
＊一．撮影法の種類と特徴を説明できる。
＊二．検査目的に適した撮影法を選択できる。
＊三．撮影の手順を患者に説明できる。
四．撮影装置を安全に操作できる。
五．撮影を実施できる。
＊六．撮影の良否を判断し、不良の原因と改善方法を説明できる。
［パノラマエックス線撮影］
＊一．撮影法の特徴と原理の概要を説明できる。
＊二．撮影装置について説明できる。

＊三．撮影法の適応を判断できる。
＊四．撮影の概要について患者に説明できる。
五．撮影装置を安全に操作できる。
六．撮影を実施できる。
＊七．撮影の良否を判断し、不良の原因と改善方法を説明できる。
［顎顔面頭蓋部のエックス線撮影］
＊一．撮影装置について説明できる。
＊二．撮影法の種類と特徴を説明できる。
＊三．撮影法の適応を判断できる。
［ＣＴ］
＊一．画像形成原理の概要を説明できる。
＊二．特徴を説明できる。
三．検査の適応を判断できる。
［歯科用コーンビームＣＴ］
＊一．画像形成原理の概要を説明できる。

＊二．特徴を説明できる。
三．検査の適応を判断できる。
［ＭＲＩ］
＊一．画像形成原理の概要を説明できる。
＊二．特徴を説明できる。
三．検査の適応を判断できる。
［超音波検査法］
＊一．画像形成原理の概要を説明できる。
＊二．特徴を説明できる。
三．検査の適応を判断できる。
［造影検査法］
＊一．造影検査法を列挙でき、原理と基本的特徴を説明できる。
二．造影法の適応を説明できる。
三．造影剤の副作用を説明できる。

〔核医学検査〕

＊一．シンチグラフィの画像形成原理の概要と特徴を説明できる。

二．シンチグラフィを列挙し、その適応を説明できる。

三．SPECT（シングルフォトンエミッション断層撮影法）、PET（ポジトロンエミッション断層撮影法）の概要を説明できる。

〔IVR〕

＊一．IVRの概要を説明できる。

＊二．特徴を説明できる。

(三)　歯・口腔顎顔面領域の画像診断

一般目標

適切な歯科医療を行うために、歯・口腔顎顔面領域の各種画像診断を修得する。

到達目標

〔画像診断総論〕

＊一．画像診断の役割について説明できる。

＊二．画像所見の基本的表現を説明できる。

＊三．画像情報を抽出できる。
＊四．画像情報を解釈できる。
五．画像所見を記述できる。

六．鑑別診断を列記できる。

七．画像診断を患者に説明できる。

［正常画像解剖］
＊一．口内法およびパノラマエックス線像における解剖構造を説明できる。
二．顎顔面頭蓋部エックス線検査、ＣＴ、ＭＲＩ、超音波検査、造影検査、核医学検査における主な解剖構造を説明できる。

三．歯・口腔顎顔面領域疾患に関連する全身の画像検査における解剖構造を概説できる。

［歯と歯周組織の疾患］
＊一．齲蝕の画像所見を解釈できる。
＊二．歯周疾患の画像所見を解釈できる。
＊三．根尖病変の画像所見を解釈できる。
＊四．歯の形態や構造の異常を表す画像所見を解釈できる。

＊五．歯と歯周組織の外傷の画像所見を解釈できる。

［口腔顎顔面領域の疾患］

＊一．病態と部位に応じた画像検査法が選択できる。
＊二．顎骨の炎症の各種画像所見を説明し、エックス線像を解釈できる。
＊三．骨折の各種画像所見を説明し、エックス線像を解釈できる。
＊四．顎骨の嚢胞、良性腫瘍および類似疾患の各種画像所見を説明し、エックス線像を解釈できる。
＊五．悪性腫瘍の各種画像所見を説明し、エックス線像を解釈できる。
＊六．上顎洞疾患の各種画像所見を説明し、エックス線像を解釈できる。
＊七．顎関節疾患の各種画像所見を説明し、エックス線像を解釈できる。
＊八．唾液腺疾患の各種画像所見を説明し、エックス線像を解釈できる。
九．顔面・頸部の軟組織疾患の各種画像所見を説明し、エックス線像を解釈できる。
一〇．口腔顎顔面領域疾患の各種画像所見を解釈できる。

［口腔インプラントの画像診断］

＊一．口腔インプラントに関する各種画像所見の特徴を説明し、エックス線像を解釈でき

る。

［全身と関連する画像診断］

＊一．歯と顎骨の加齢変化における各種画像所見の特徴を説明できる。

二．代謝・内分泌疾患による歯と顎骨病変の各種画像所見の特徴を説明できる。

三．歯と顎骨に関連する症候群の各種画像所見の特徴を説明できる。

四．薬剤に関連する顎骨病変の各種画像所見の特徴を説明できる。

五．摂食・嚥下障害と構音障害の各種画像所見の特徴を説明できる。

㈣　口腔顎顔面領域悪性腫瘍の放射線治療

一般目標

口腔顎顔面領域悪性腫瘍の放射線治療および治療患者の口腔管理の重要性を認識するために、放射線治療の基礎と実際を理解する。

到達目標

［放射線腫瘍学の基礎］

＊一．悪性腫瘍の組織構造と発育動態の概要を説明できる。

＊二．悪性腫瘍と正常組織の放射線感受性の違いを説明できる。

＊三．悪性腫瘍の病理組織型による放射線感受性の違いを説明できる。
四．放射線の治療効果と悪性腫瘍の大きさ、発生部位、進展度、分化度および患者の全身的要因との関連について説明できる。

［放射線治療と実際］

＊一．放射線治療の意義および目的を説明できる。
二．放射線治療の種類、特徴および適応を説明できる。

三．併用療法を説明できる。

四．治療成績に影響を及ぼす要因、予後およびＱＯＬ（注：Quality of life）の概要を説明できる。

五．放射線治療の副作用を説明できる。

［放射線治療患者の口腔管理］

一．治療前の口腔管理を説明できる。

二．治療中の副作用と口腔管理を説明できる。

三．治療後の副作用と口腔管理および歯科治療を説明できる。

これが日本歯科放射線学会会員で、大学で教育を担当している先生方が、歯学部を卒業する時点で学生に習得してほしい基準です。当然、歯科医師国家試験で出題される基準になります。この中で例えば放射線治療については、装置の導入に多大な費用がかかるため、歯科大学の付属病院でも行っているところは数校しかありません。それ以外の歯学部は大学に医学部があればそちらに依頼する、歯科大学は近隣の医科の病院に依頼するなどの形をとっています。そのため、本当に歯科的なもの（う蝕、歯周病や顎骨に発生する炎症、腫瘍など）の診断や治療に比べて、学生に十分な知識を供給し見学させるのはかなり大変です。しかも本年度の歯科医師国家試験には放射線治療や、胸部X線写真の所見なども出題され、医科的なことも単なる知識だけではなく、実際に画像診断をし、治療をすることまで含まれています。

それ以外でも、この一〇年近くの間、X線を受けるものとしてずっと使用してきたX線フィルムからイメージングプレートやCCD等を使用するデジタルX線撮影法が普及しつつあり、これらも学ばなければならず、歯科学生の負担は益々増えています。

実際のところ、歯科医師国家試験出題基準は歯科医院で患者さんに対して歯科治療を行うにあたって、修了しておかなければならない基準とされています。OSCE（客観的臨床能力試験）という実技をさせる試験とCBT（コンピュータを使用した知識を問う試験）が病院実習前の学生が合格しなければいけない試験として、多くの大学で四年生の終わりまでに行われています。二〇一六年春から日本大学歯学部では合格した学生にスチューデントドクターというネームプレートをつけさせて臨床実習を行わせています。国が学生に対して品質保証を始めたといえます。もちろん学生は放射線以外にもたくさんのことを修得していないと歯科病院で患者さんに対する実習ができないのです。

本書でも述べましたが、放射線の発生、性質、生体に与える影響などの基本的な問題から、それらを踏まえた画像の診断さらに診断後の処置などまで判断できるという方向に教育の基準はなっています。

歯科学生は専門的な科目のすべてに統一したカリキュラムが設定され、クリアすることを要求され、さらに歯科医師国家試験も合格基準が細かく設定され、年々大変になっています。

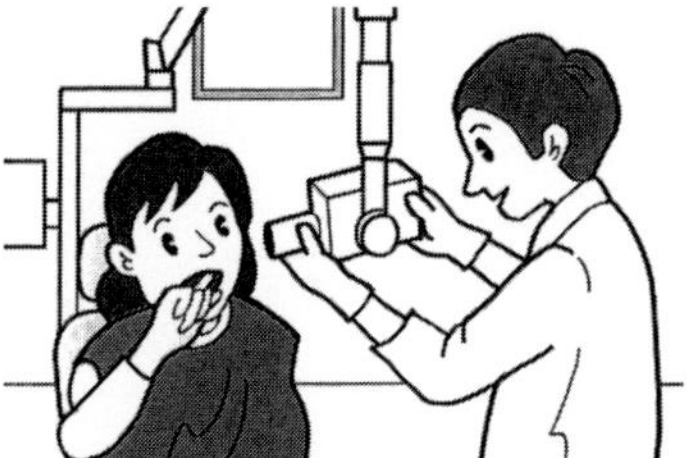

終わりに

本書は「はじめに」でもふれましたが日本大学歯学部を定年になる「二〇一六年を迎える頃に出版」という話を頂き、書き始めました。定年直前の一年間は、それ程忙しいこともないだろうし、定年前には出版できるだろうというつもりで始めたのですが、いざ書き始めてみると何から手をつけて、どう書いていけばいいのかわからなくなってしまいました。それまでに三〇冊程歯科関係の本を出させて頂きましたが、共同執筆ばかりで自ら単独で書いたことがなく（そんな機会はなかなかもらえないものです）、本書を読まれる方が歯科関係ばかりとは限らない、などどんな構成で進めればいいのか考えてしまいました。

そのうえ、忘れもしない二〇一五年二月の休日、家にいたらどうも具合が悪く、血圧を測ってみると上が一八〇㎜／Hg以上、下が一〇〇㎜／Hg以上で、自分で救急病院に行き、とりあえず降圧剤を処方してもらい帰宅しました。翌日、新装された日本大学病院循環器内科を受診、「念のために心臓のCT造影をしてみましょう」ということで受けてみたら、三本ある冠状血管の一本が九〇％詰まっていたため、入院してカテーテル検査となりました。

結果は血管の分岐部で石灰化が強くカテーテル治療では難しいかもしれず、バイパス手術を勧められました。実は私の父も同じ病気で三〇年前にバイパス手術を受け、予後が不良で手術した病院から退院できずに亡くなっており、特別症状もないので、どうするかかなり悩みました。しかし、手術を担当予定の血管外科の先生から、「三〇年前とは全然違っていますから」という説明を受けて、二〇一五年六月に手術を受けました。結局三本の血管にバイパスを作る手術となりました。幸い手術は成功し、退院後も一年間のリハビリは大学を定年後の二〇一六年六月まで続け、終了となりました。考えてみれば身をもって医科での画像診断を経験したので学ぶ事も多くありました。現在経過は順調で、この間本書の執筆作業はほとんど停止してしまいました。従来、原稿の締め切りには絶対遅れないことがモットーでしたが、最後に遅れてしまい、口腔保健協会の担当者には申し訳なく思っています。

定年前の二年程はいろいろありましたが、最後にこんなことが起こるとは、人生何があるか本当に分からないものですね。そのため、原稿を書けない言い訳ができてしまい、執筆は遅れに遅れたのですが、本音は今でも何をどのように書けばよかったのかという思いは消えません。歯科医師を対象とする本なら、専門用語でそのまま書けば良いところも、わかりやすく書かなければと思い、書いた物を読んでみると何を言いたいのかよくわからなくなってしまいました。

口腔保健協会からは二〇〇七年に「エックス線はこわくない！なぜ歯医者さんでエックス線写真を撮るの？」という一般の方向けの本を出版させて頂いた経験があるのですが、それよりも数段執筆が難しかったように思います。

できあがったものがどんな物になっているか、読まれた方にどれほどわかって頂けるか、これほど気になったことはありません。自分の勝手な思い込みで書いているところもあるかも知れず、読まれた方に何とかわかって頂ければ幸いです。

なお、第2章および第3章の執筆にあたっては図の作成も含め日本大学歯学部歯科放射線学講座川嶋祥史専任講師に多大なるご協力を頂きました。深謝致します。

最後に「はじめに」で書いたパノラマ写真一万枚の結果ですが、最低週二〇枚として、一カ月で約八〇枚、一年で一、一〇〇枚、四〇年でパノラマ写真を四万枚はみて来たと思います。その結果得られたのは、「このパノラマはどこか変だという感じが持てるようになり、追加の検査ができるようになった」というところでしょうか。ずばり、病名を決める事は……難しいですね。

出典・文献

(1) 安斎育郎：安斎育郎のやさしい放射能教室、合同出版、東京、一八、二〇一一

(2) 橋本光二、丸橋一夫、清水雅美：エックス線はこわくない！なぜ歯医者さんでエックス線写真を撮るの？、口腔保健協会、東京、一一、二〇〇七

(3) ドイツ・レントゲン博物館：日本放射線技師会雑誌、一九九五年八月号付録

(4) Dartmouth Science History http://www.crtsite.com/xray.pdf（2016.11.14 確認）

(5) 国会図書館ホームページ http://dl.ndl.go.jp/info:ndljp/pid/830480（2016.11.14 確認）

(6) 岡部圭吾（中澤康夫編）：診療放射線技師 画像診断機器ガイド、第三版、メジカルビュー社、東京、四三五 図五三・四四五 図八四、八五、二〇一五

(7) 清水谷公成：頭頸部、B舌癌．放射線治療学 改訂五版、南山堂、東京、一二三頁、二〇一四より許諾を得て転載

(8) 高島 力ほか監修、中田 肇ほか編：標準放射線医学、第六版、医学書院、東京、一八九、二〇〇一

(9) 京都大学医学部附属病院ホームページ http://radiotherapy.kuhp.kyoto-u.ac.jp/wp-content/uploads/2008/02/p24_fig05.jpg, http://radiotherapy.kuhp.kyoto-u.ac.jp/wp-content/uploads/2008/02/p24_fig06.jpg（2016.11.14 確認）

(10) 新潟県立がんセンター新潟病院ホームページ http://www.niigata-cc.jp/bumon/img/housyasenChir-you06_3L.jpg（2016.11.14 確認）

(11) 福井県済生会病院集学的がん診療センター——がん情報サイト——ホームページ http://www.fukui-saiseikai.com/gan/chiryou/image/tomo/zu_10.gif（2016.11.14 確認）

⑿ 大分岡病院ホームページ http://www.oka-hp.com/subject/cyber/images/image06.jpg（2016.11.14 確認）
⒀ 公益財団法人 医用原子力技術研究振興財団ホームページ http://www.antm.or.jp/05_treatment/images/treat_04a.jpg（2016.11.14 確認）
⒁ 公益社団法人 日本放射線技術学会ホームページ http://www.jsrt.or.jp/data/wp-content/uploads/2012/10/angio2.png（2016.11.14 確認）
⒂ 安藤正一：改訂新版 口腔X線診断学、医歯薬出版、東京、図六-一三、九-一、一〇-一一、一九七八
⒃ 全国歯科衛生士教育協議会編：歯科衛生士教本・歯科放射線、医歯薬出版、東京、一三四 図八-三五、八-三六、一九八五
⒄ 古本啓一ほか編：歯科放射線学、第四版、医歯薬出版、東京、六・四九・六三、二〇〇六
⒅ 後藤 實、橋本光二編：顎口腔の診査と診断、砂書房、東京、八一・八三、二〇〇三
⒆ 橋本光二編、篠田宏司監修：歯・顎顔面領域の画像診断法、第一版、口腔保健協会、東京、一九九八
⒇ Richard A. Glenner：80 years of dental radiography, J Am Dent Assoc. 90：549, 1975
(21) 日本大学歯学部放射線学教室編：日本大学歯学部放射線学教室五十年史、口腔保健協会、東京、一九七三
(22) 照内 昇：臨牀齒科レントゲン、六：一九三四
(23) 桑島永治：顎骨骨欠損の検出能に関する画像診断学的研究：口内ディジタルX線画像の検討、日大歯学、七四（五）：五二三〜五三二、二〇〇〇
(24) 元徳島大学歯学部 故上村修三郎教授原図、一九七九
(25) 橋本光二編著：パノラマ診断ミニマムリクアイアメント、砂書房、東京、四二・九八、二〇〇六
(26) 山本浩嗣ほか編：歯科放射線の臨床診断：画像診断と病理概説、第一版、永末書店、京都、表紙・四六・

四七、一九九一
(27) 日本大学歯学部放射線学教室編：安藤正一教授業績目録および特別講義抄、日本大学歯学部放射線学教室、一、一九七八

参考図書

山崎岐男『孤高の科学者 W・C・レントゲン』医療化学社、一九九五
大西正夫『放射線医療 CT診断から緩和ケアまで』中央公論新社、二〇〇九
舘野之男『放射線と健康』岩波書店、二〇〇一
高木学校『レントゲン、CT検査 医療被ばくのリスク』筑摩書房、二〇一四
飯田博美ほか『絵とき 放射線のやさしい知識』オーム社、一九八四
日本医学放射線学会『放射線Q&A』一九九五
舘野之男『画像診断 病気を目で見る』中央公論新社、二〇〇二
川上憲司監修『画像でわかる私のからだ』講談社、一九九六
早渕尚文ほか編『知りたい！ 医療放射線』慧文社、二〇〇八
近藤 誠『放射線被ばく CT検査でがんになる』亜紀書房、二〇一一
市川定夫『放射線は微量でもあぶない―ムラサキツユクサの証言―』日本消費者連盟、一九八七
中村仁信『低量放射線は怖くない』遊タイム出版、二〇一一
小出裕章ほか『原発・放射能 子どもが危ない』文藝春秋、二〇一一
土井雅広ほか編『虎の巻 低線量放射線と健康影響』医療科学社、二〇〇七

岩井一男ほか『もし患者さんから「放射線被曝」に関する質問を受けたら』DENTAL DIAMOND、六：一五二～一五七、二〇一一

橋本光二『原発事故による放射線被曝について』国際歯科学士会日本部会雑誌、四三（一）：一〇～一五、二〇一二

Kavas H. Thunthy : Early Pioneers of Oral and Maxillofacial Radiology,（2016.11.14 確認）http://c.ymcdn.com/sites/www.aaomr.org/resource/resmgr/aaomr_history/early_pioneers_of_oral_and_m.pdf

西連寺永康監修：標準歯科放射線学　第二版、医学書院、東京、一七・三七一～三七四、二〇〇五

榊原悠紀田郎：続歯記列伝、クインテッセンス出版、東京、一九七～一九八、二〇〇五

関根　弘ほか編：歯科医学大事典、医歯薬出版、東京、八三八～八三九、一九八七

Robert P. Langlais, Olaf E. Langland, Christoffel J. Notjé : Diagnostic Imaging of the Jaws, Williams & Wilkins, Baltimore 1995

Robert P. Langlais, Koji Hashimoto, Hirotsugu Yamamoto : Dental Diagnostic Imaging : Diagnostic Features and Pathology, Charles C. Thomas Pub., Springfield, IL, 1997

Berrington GA, Darby S : Risk of cancer from diagnostic X-rays : estimates for the UK and 14 other countries, Lancet, 363 : 345～351, 2004

Kells C. Edmund : Roentgen Rays, Dental Cosmos, 41 : 1014～1029, 1899

Price WA : The technique necessary for making a good dental skiagraph, Dental Items Interest, 26 : 161～171, 1904

参考Webサイト

放射線医学総合研究所 http://www.nirs.go.jp/
文部科学省 http://www.mext.go.jp/
国立国会図書館 http://www.ndl.go.jp/
日本メジフィジックス（株） http://www.nmp.co.jp/
広島大医学部 http://www.hiroshima-u. ac. jp/med
広島国際大学 http://www.hirokoku-u.ac.jp/
国立保健医療科学院 http://www.niph.go.jp/
高エネルギー加速器研究機構物質構造科学研究所 http://www2.kek.jp/imss/
福井県済生会病院 http://www.fukuisaiseikai.com/
浅ノ川総合病院 http://www.asanogawa-gh.or.jp/
独立行政法人国立病院機構　東京医療センター http://www.ntmc.go.jp/
自治医科大学附属さいたま医療センター http://www.jichi.c.jp/center/
福岡市民病院 http://www.fcho.jp/shiminhp/
日本歯科放射線学会 https://www.jsomfr.org/

OH ブックス 16

歯科における放射線の役割
— 一万枚のパノラマ写真から学んだ —

2017 年 3 月 25 日　初版 1 刷発行

著　者　橋本光二

発　行　一般財団法人 口腔保健協会
〒170-0003　東京都豊島区駒込 1-43-9
電話　(03) 3947-8301
振替　00130-6-9297
http://www.kokuhoken.or.jp/

印　刷　三報社印刷

製　本　愛千製本

乱丁・落丁の際はお取り替えいたします.

ISBN978-4-89605-331-9